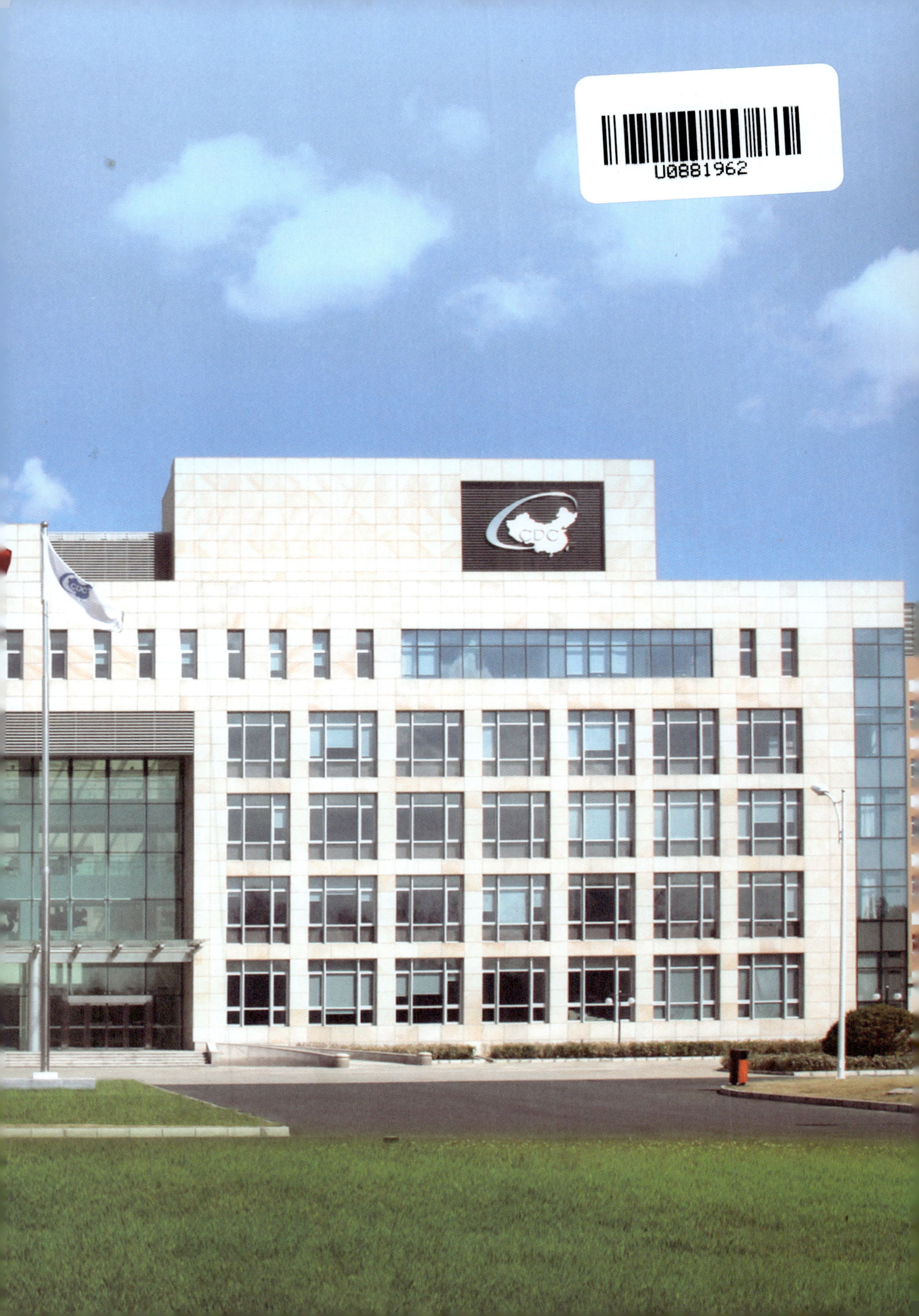
CDC

中国疾病预防控制中心年鉴

2022年

中国疾病预防控制中心 编著

国家开放大学出版社 · 北京

图书在版编目（CIP）数据

中国疾病预防控制中心年鉴．2022 年 / 中国疾病预防控制中心编著．—北京：国家开放大学出版社，2023.7

ISBN 978-7-304-11807-5

Ⅰ.①中… Ⅱ.①中… Ⅲ.①疾病预防控制中心-中国-2022-年鉴 Ⅳ.①R197.2-54

中国国家版本馆 CIP 数据核字（2023）第 113543 号

中国疾病预防控制中心年鉴（2022 年）

ZHONGGUO JIBING YUFANG KONGZHI ZHONGXIN NIANJIAN（2022 NIAN）

中国疾病预防控制中心　编著

出版·发行：国家开放大学出版社

电话：营销中心 010－68180820　　总编室 010－68182524

网址：http://www.crtvup.com.cn

地址：北京市海淀区西四环中路 45 号　　**邮编**：100039

经销：新华书店北京发行所

策划编辑：辛　颖　　**版式设计**：何智杰

责任编辑：张子翱　　**责任校对**：张　娜

责任印制：武　鹏　沙　烁

印刷：北京鑫益晖印刷有限公司

版本：2023 年 7 月第 1 版　　2023 年 7 月第 1 次印刷

开本：787mm×1092mm　1/16　**插页**：6 页　　**印张**：15.75　　**字数**：345 千字

书号：ISBN 978－7－304－11807－5

定价：137.00 元

（如有缺页或倒装，本社负责退换）

意见及建议：OUCP_LN@ouchn.edu.cn

2022 中国疾病预防控制中心年鉴

编写委员会

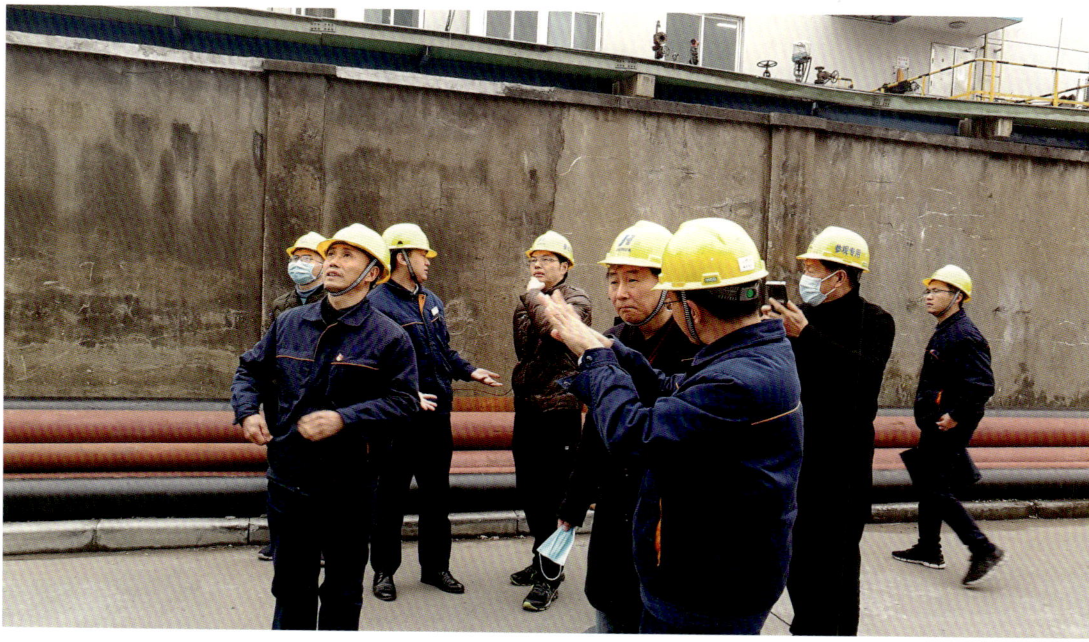

2021 年 1 月 4 日，受国家卫生健康委员会卫生应急办公室委派，中国疾病预防控制中心职业卫生与中毒控制所孙承业研究员、蒋绍锋副研究员赴浙江省衢州市处置巨化集团有限公司氟聚厂“1 · 4”中毒事故。

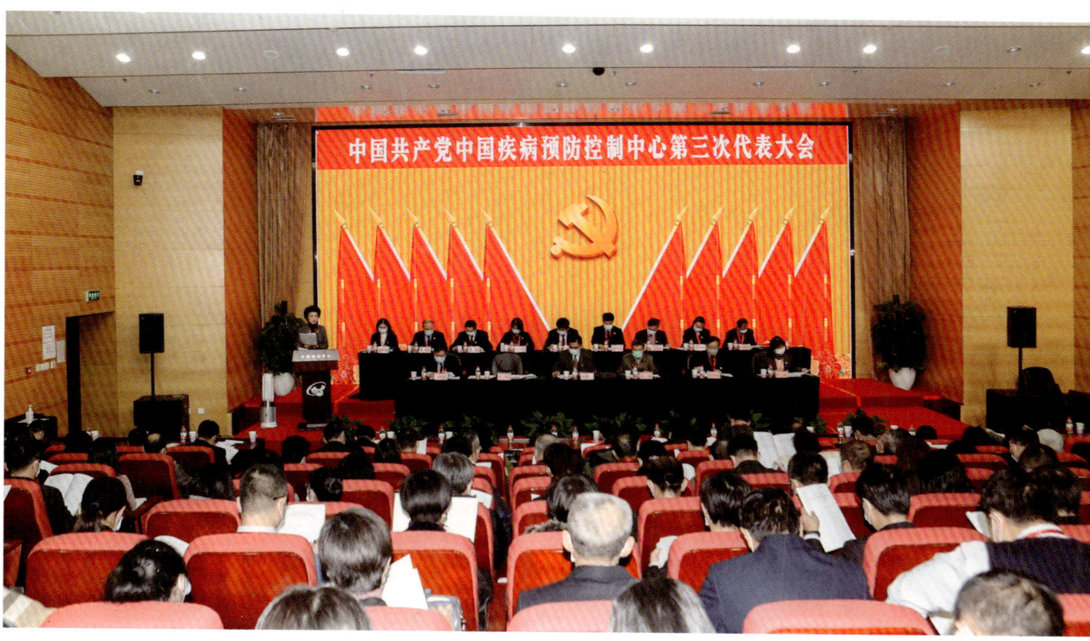

2021 年 1 月 11 日，中国共产党中国疾病预防控制中心第三次代表大会召开。

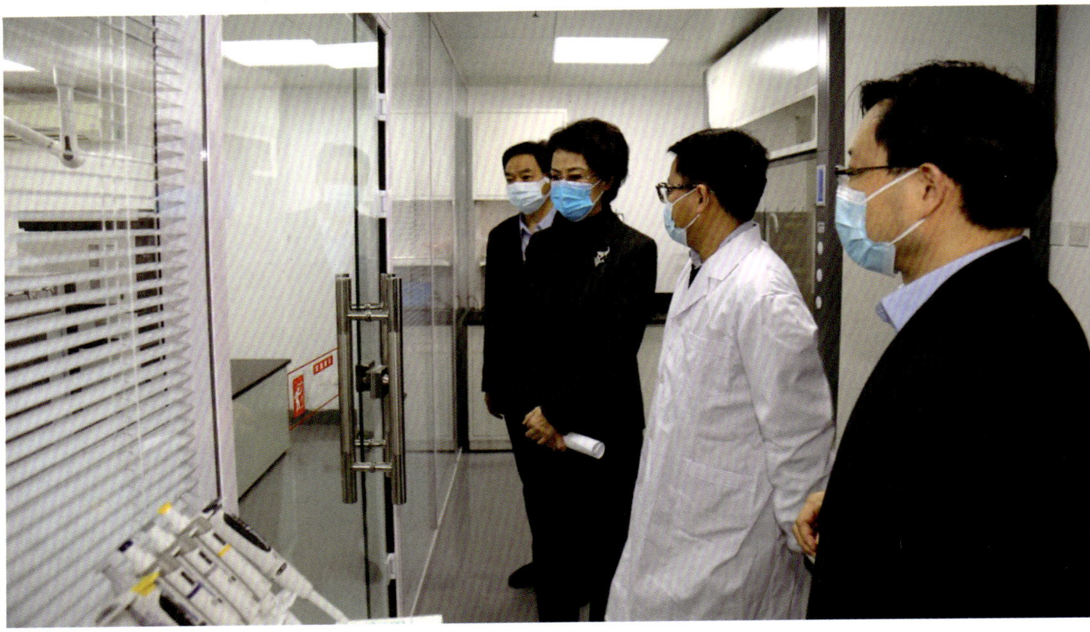

2021 年 2 月 9 日，中国疾病预防控制中心党委书记卢江参观中国疾病预防控制中心环境与健康相关产品安全所代谢组学实验平台。

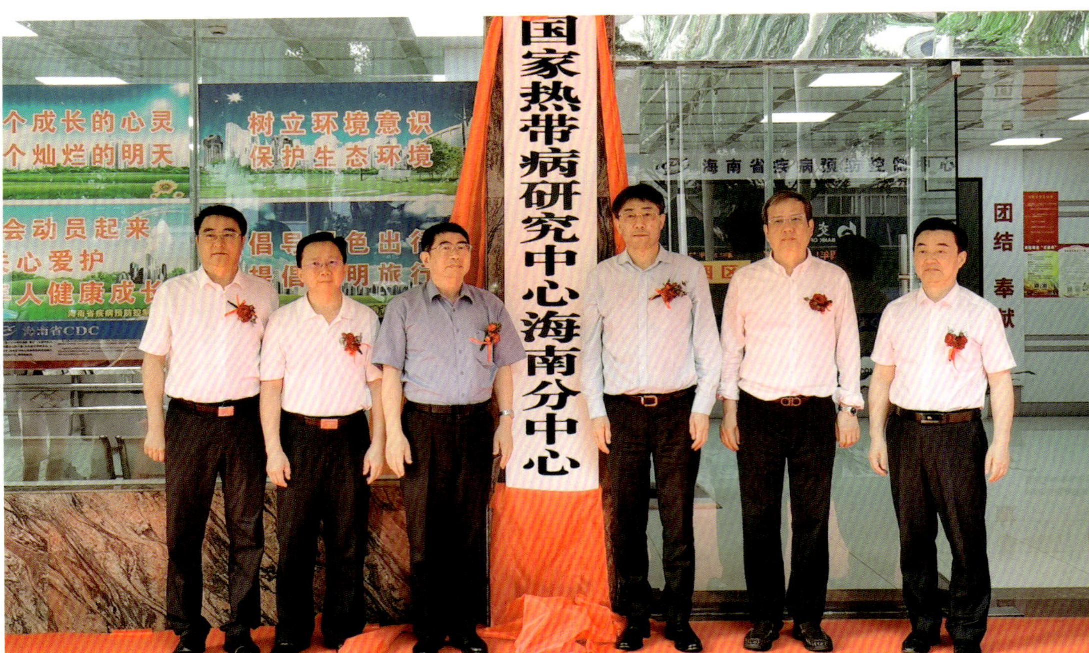

2021 年 3 月 29 日，国家热带病研究中心海南分中心在海南揭牌成立，海南省人民政府王路副省长、中国疾病预防控制中心高福主任、国家卫生健康委员会疾病预防控制局贺青华一级巡视员、国家卫生健康委员会科技教育司刘登峰监察专员、海南省卫生健康委员会周长强主任、中国疾病预防控制中心寄生虫病预防控制所周晓农所长共同揭牌。

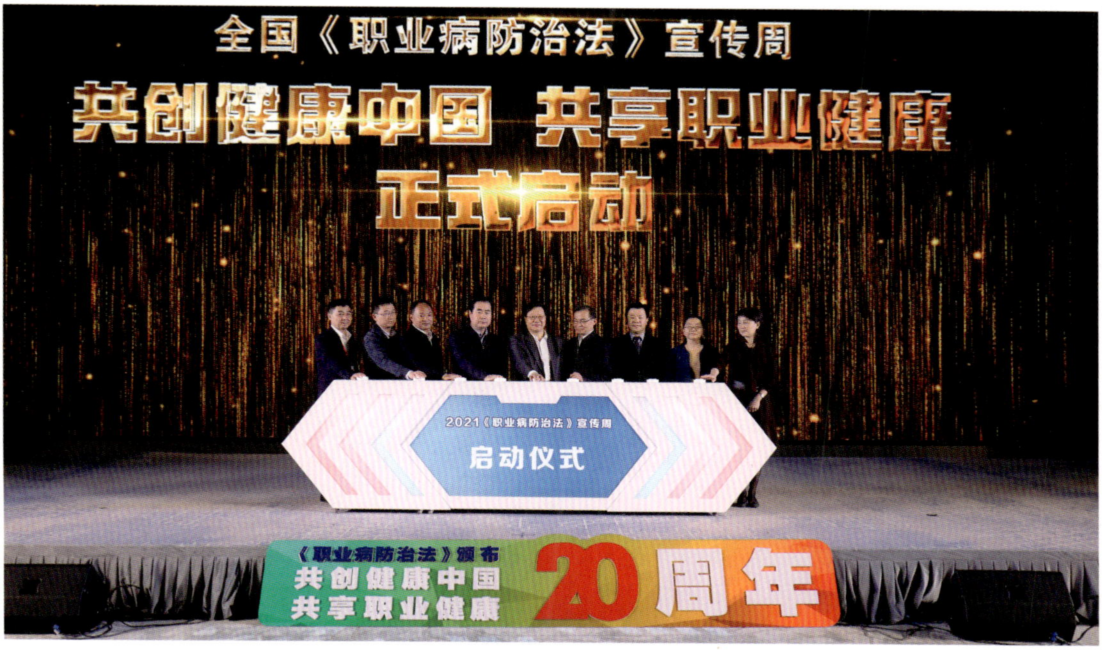
全国《职业病防治法》宣传周
共创健康中国 共享职业健康
正式启动
2021《职业病防治法》宣传周
启动仪式
《职业病防治法》颁布
共创健康中国
共享职业健康
20周年

2021 年 4 月，全国《职业病防治法》宣传周启动仪式现场。

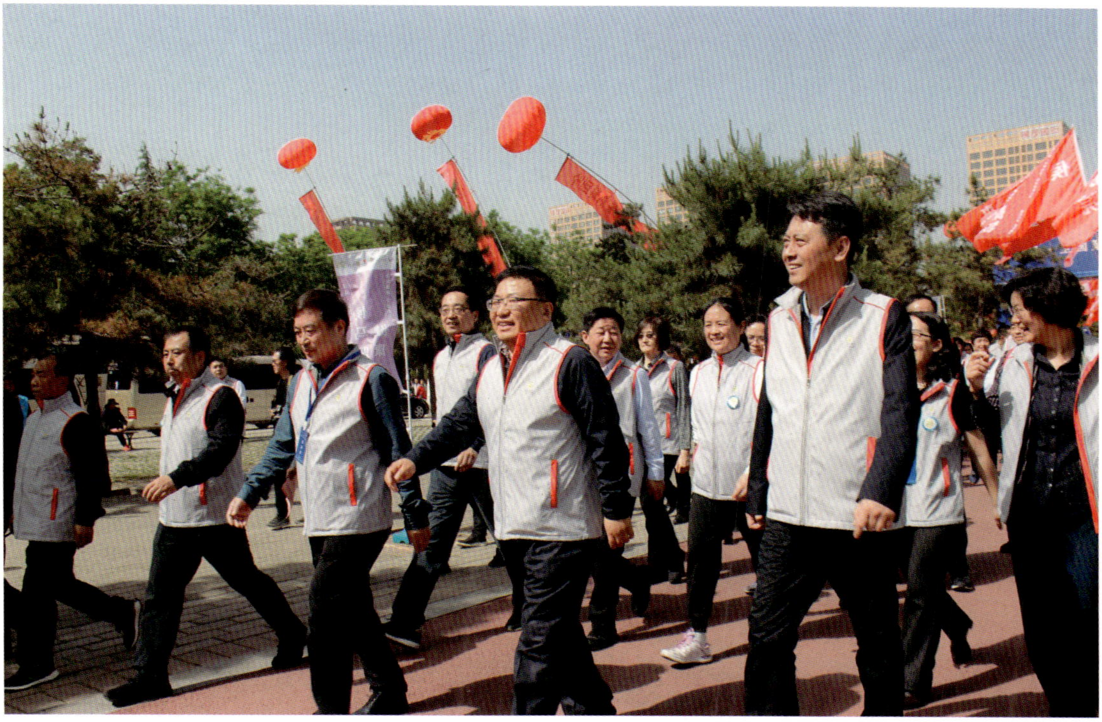

2021 年 4 月，第六届“万步有约”健走激励大赛启动，各界代表共同进行实地健走。

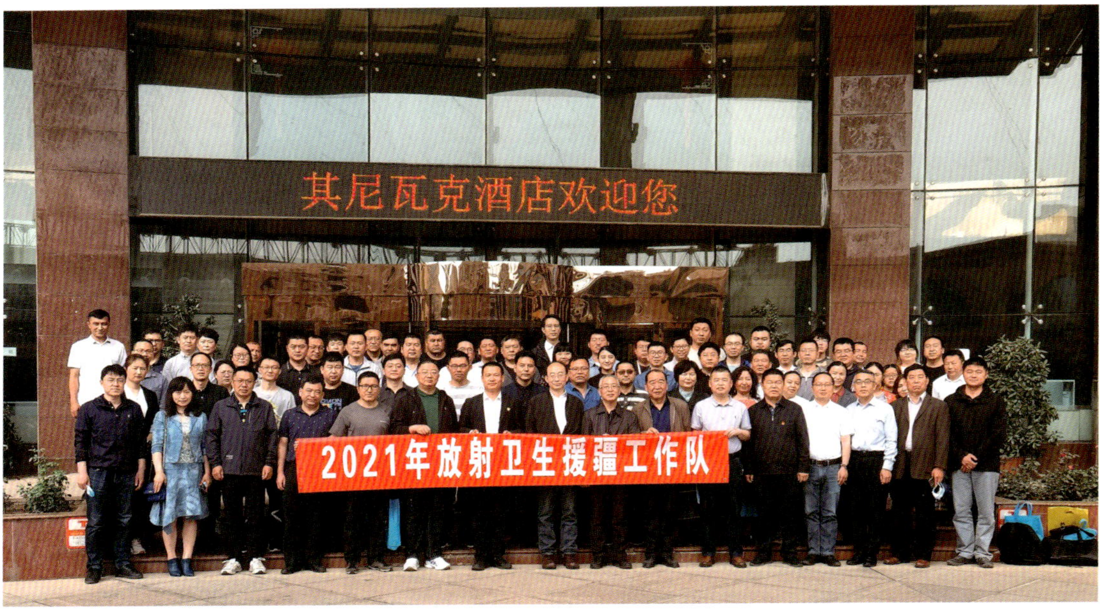

2021 年 **5** 月 **6** 日至 **13** 日，中国疾病预防控制中心辐射防护与核安全医学所派出专家与其他省份专家共同组成放射卫生援疆工作队，赴南疆喀什地区和克孜勒苏柯尔克孜自治州开展“组团式”放射卫生监测、培训带教和走访调研工作。

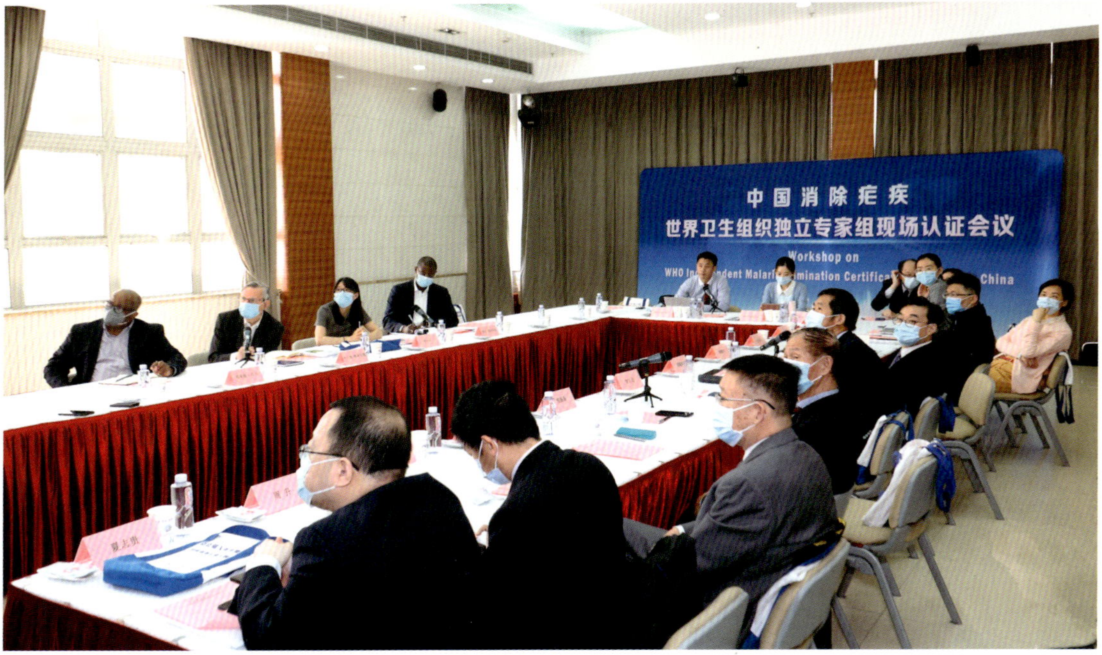

2021 年 **5** 月 **16** 日，中国消除疟疾世界卫生组织独立专家组现场认证会议在中国疾病预防控制中心寄生虫病预防控制所召开，专家组考察了寄生虫病预防控制所国家参比实验室、查阅了疟疾防控资料。**2021** 年 **6** 月 **30** 日，世界卫生组织宣布中国获得消除疟疾认证。

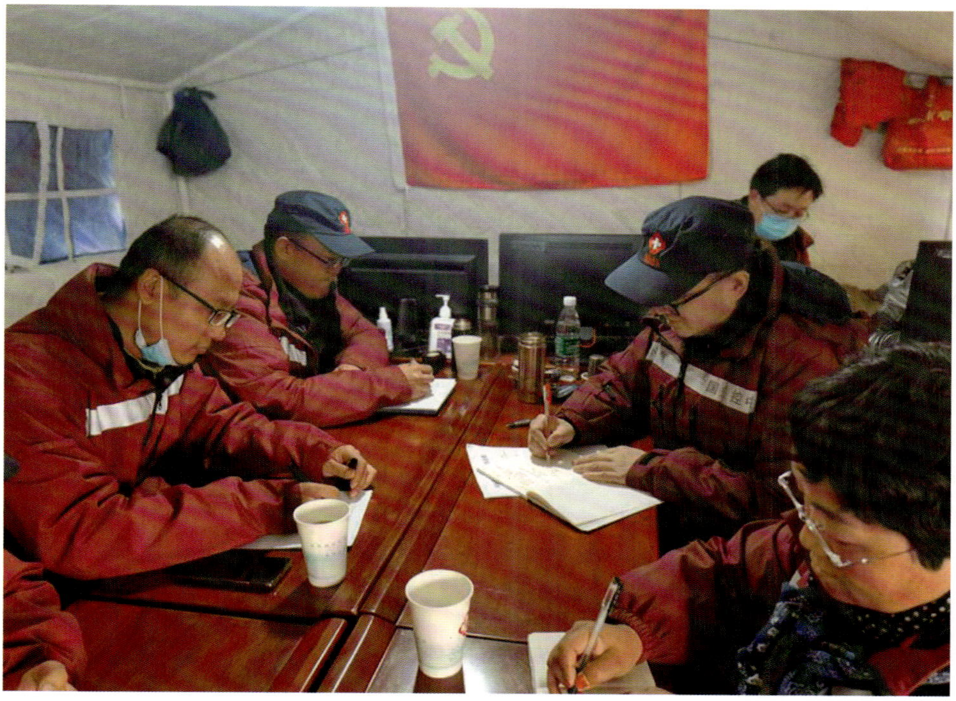

2021 年 5 月 22 日，青海省果洛藏族自治州玛多县发生 7.4 级地震，中国疾病预防控制中心鼠疫布氏菌病预防控制基地、中国疾病预防控制中心健康传播中心和中国疾病预防控制中心病毒病预防控制所派出多人组成赴青海灾后防疫专家组，鼠疫布氏菌病预防控制基地专家由鼠疫流行病研究室副主任鞠成担任。图为专家组在指挥部召开灾后防疫党员学习部署会。

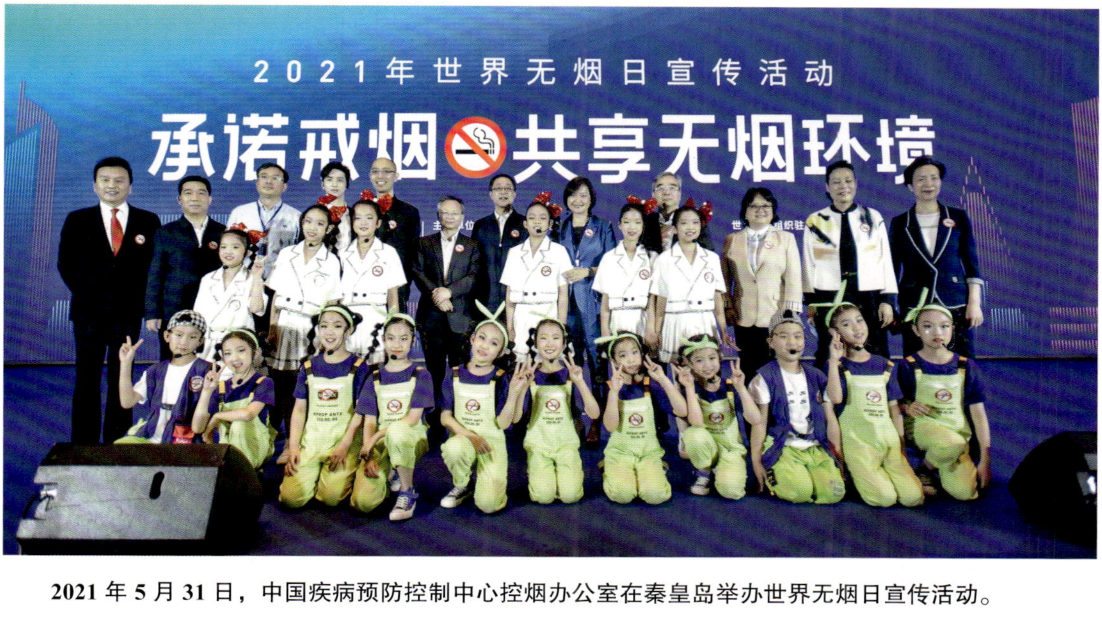
2021年世界无烟日宣传活动
承诺戒烟 共享无烟环境

2021 年 5 月 31 日，中国疾病预防控制中心控烟办公室在秦皇岛举办世界无烟日宣传活动。

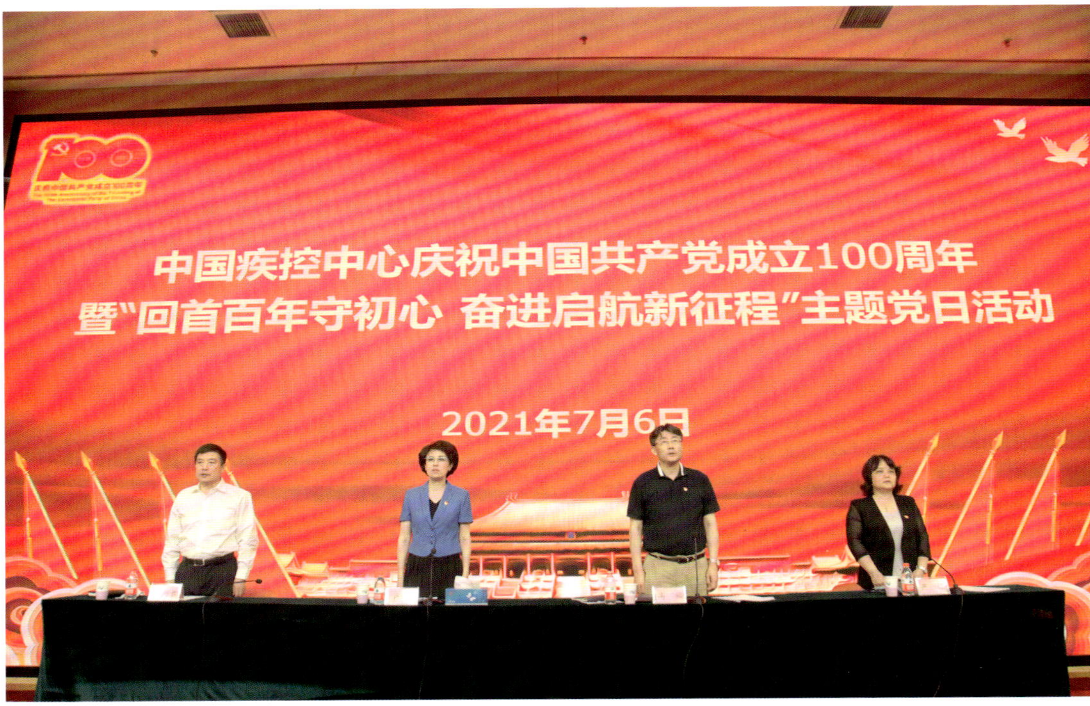

2021 年 7 月 6 日，中国疾病预防控制中心举办庆祝中国共产党成立 100 周年暨“回首百年守初心 奋进启航新征程”主题党日活动。

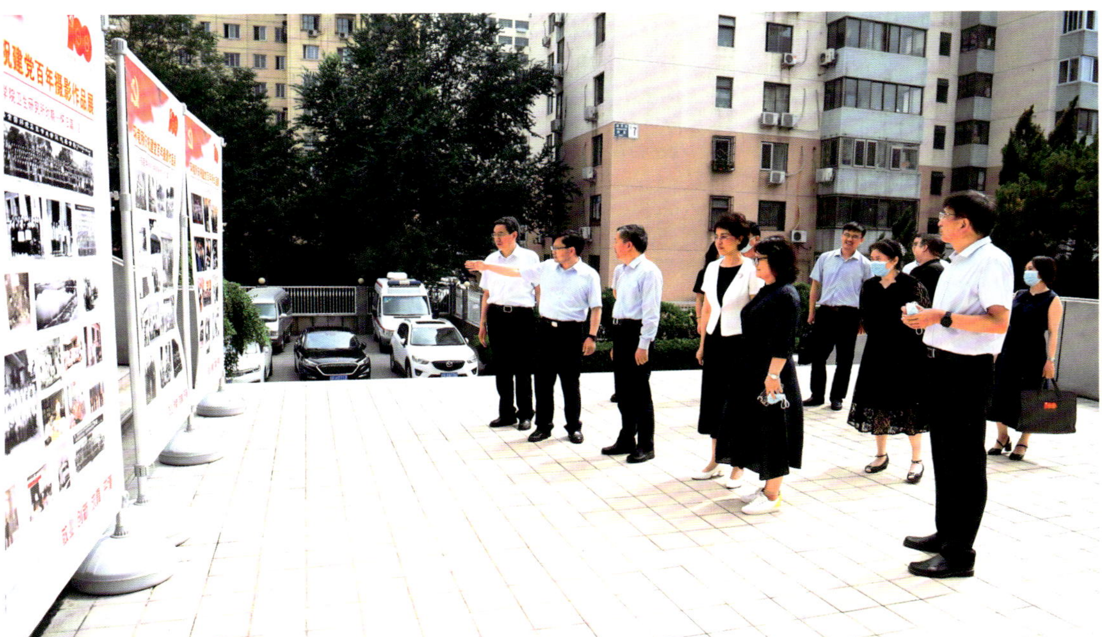

2021 年 7 月 14 日，国家疾病预防控制局副局长沈洪兵院士莅临中国疾病预防控制中心环境与健康相关产品安全所督导党史学习教育并开展工作调研。

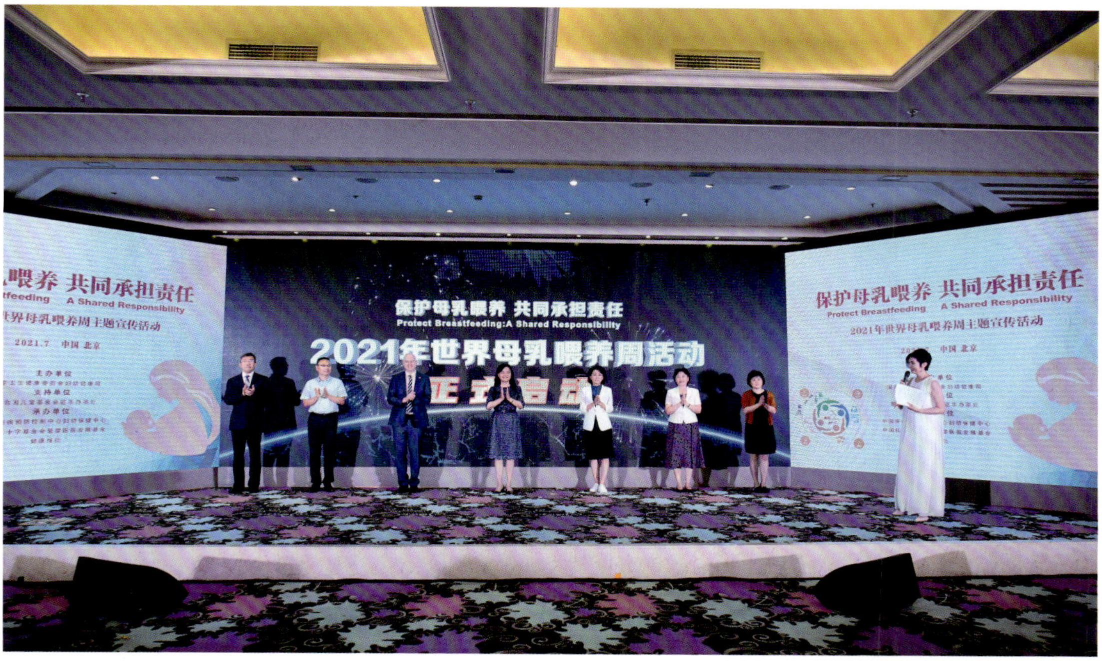
保护母乳喂养 共同承担责任
Protect Breastfeeding:A Shared Responsibility
2021年世界母乳喂养周活动
保护母乳喂养 共同承担责任
Protect Breastfeeding A Shared Responsibility
2021年世界母乳喂养周主题宣传活动

2021 年 **7** 月 **27** 日，**2021** 年世界母乳喂养周主题宣传活动在北京举行，由国家卫生健康委员会党组成员、国家中医药管理局党组书记余艳红与联合国儿童基金会驻华办事处有关代表，以及国家卫生健康委员会妇幼健康司、国务院妇女儿童工作委员会、中华全国总工会有关负责同志共同启动。

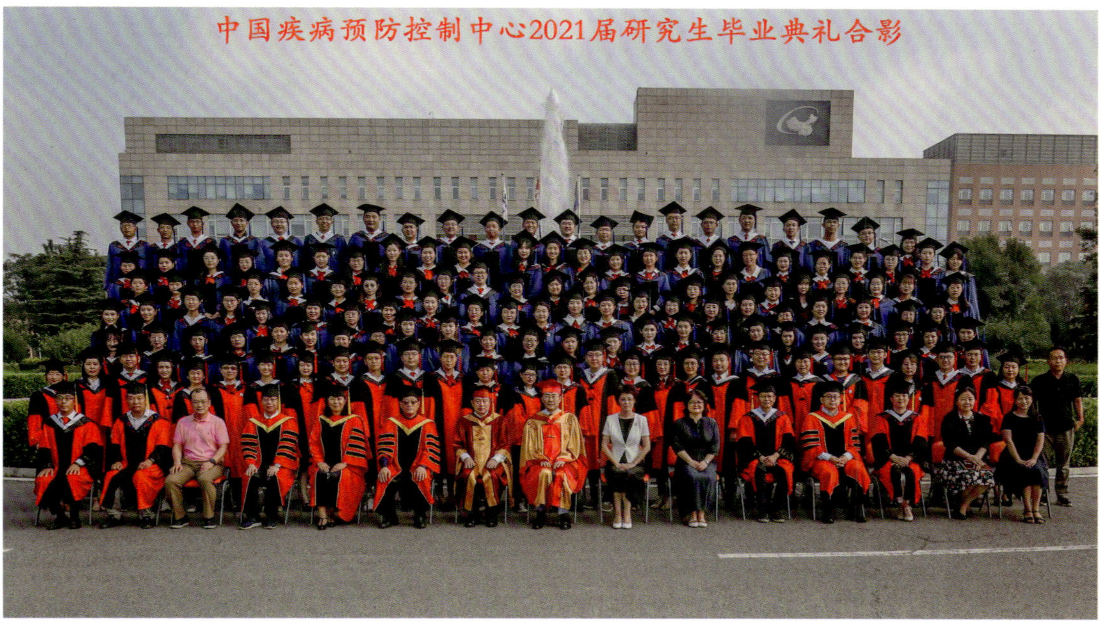
中国疾病预防控制中心2021届研究生毕业典礼合影

2021 年 **7** 月 **7** 日，中国疾病预防控制中心举办 **2021** 届研究生毕业典礼暨学位授予仪式。

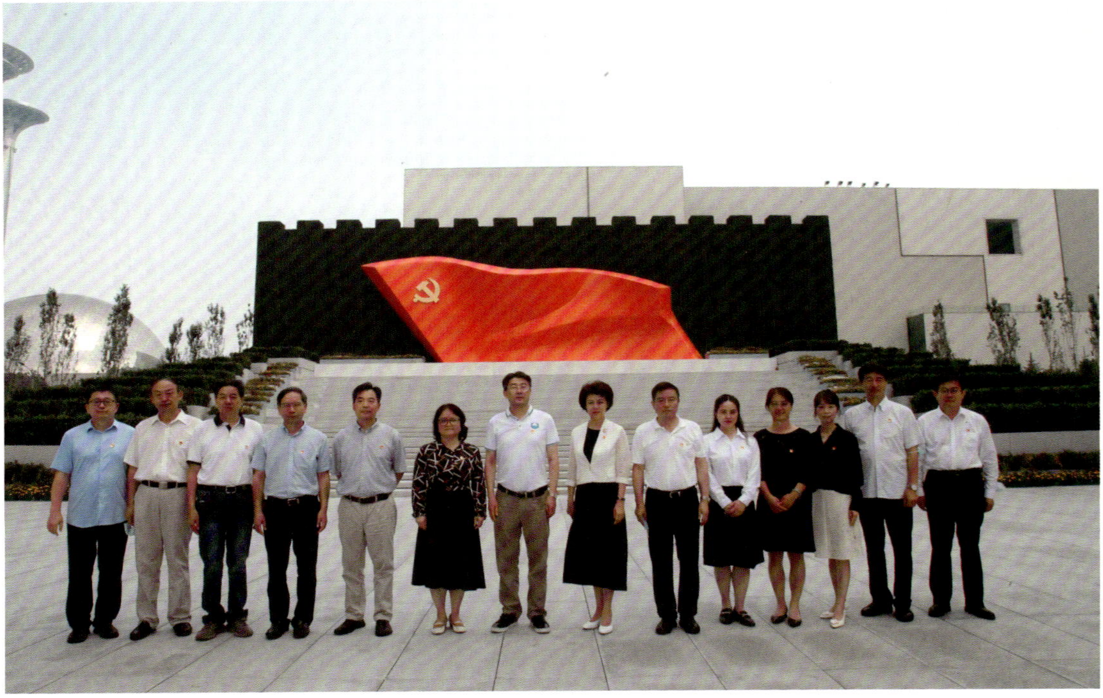

2021 年 7 月 24 日，中国疾病预防控制中心党委委员到中国共产党历史展览馆参观。

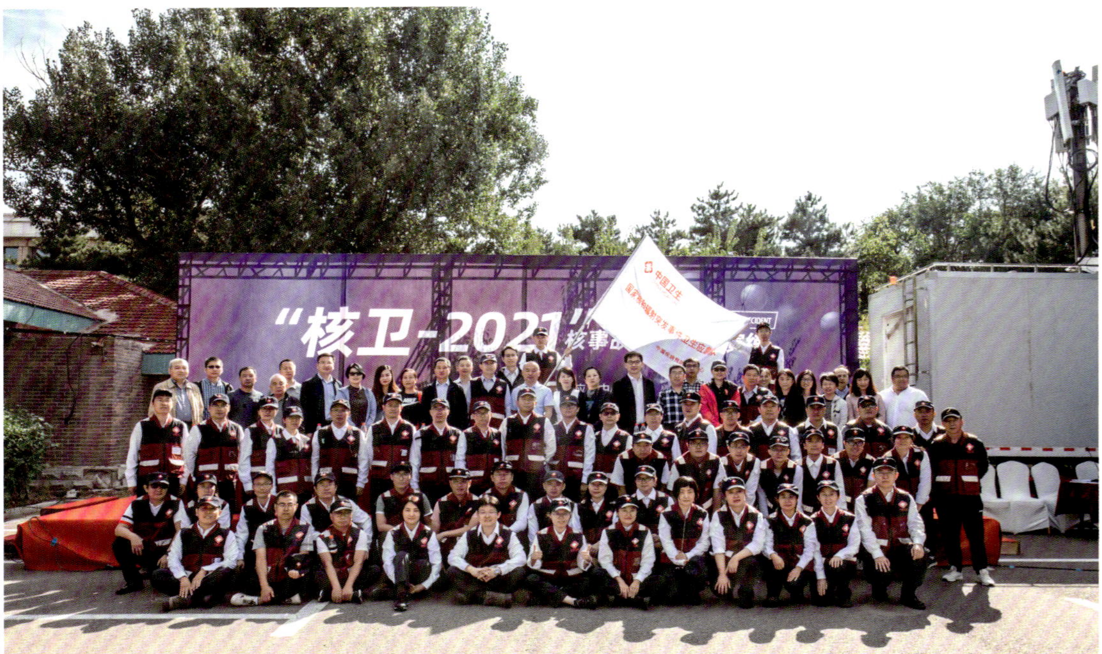

2021 年 9 月 17 日，“核卫 –2021”核事故卫生应急演练在内蒙古自治区包头市举行。

目 录

第一部分 工作进展

第二部分　直属单位工作概况

第三部分　挂靠单位工作概况

第四部分　人事人物

第五部分　大事记

第六部分　附录

第一部分
工作进展

传染病控制

【持续印发《新型冠状病毒肺炎[①]防控方案》（第七版和第八版）】新型冠状病毒肺炎（简称新冠肺炎）疫情出现以来，新型变异株不断出现，防控形势严峻复杂。为指导各地做好新冠肺炎疫情防控工作，全面落实“外防输入、内防反弹”的防控策略，适时应对处置新冠肺炎疫情，对《新型冠状病毒肺炎防控方案》不断进行修订，持续印发第七版和第八版方案，为各地有效处置新冠肺炎疫情提供技术支持和参考。

【组织开展传染病监测预警、风险评估、疫情应对工作】组织完成流感、手足口病、布鲁氏菌病、炭疽、登革热、狂犬病、流行性出血热、发热伴血小板减少综合征、包虫病、黑热病等传染病监测、风险评估、疫情分析、专题报告撰写和疫情应对工作。2021年8月至9月，组织4批11人次专家赴山西、安徽、山东、内蒙古指导炭疽疫情处置工作。通过中国疾控中心微信公众号、知名网络媒体开展丰富多彩的科普工作。

【印发《2021年中国传染病监测报告》】《中国传染病监测报告》已连续编纂20年。该报告是中国疾病预防控制中心（简称中国疾控中心）对每年全国法定传染病大疫情监测数据和以设点为基础的全国重点传染病和病媒生物监测数据的年度综合分析报告，是由中

① 2022年12月26日，国家卫生健康委员会（简称国家卫生健康委）发布公告，将新型冠状病毒肺炎更名为新型冠状病毒感染。

国疾控中心传染病管理处（简称传染病处）牵头组织，联合中国疾控中心传染病预防控制所（简称传染病所）、病毒病预防控制所（简称病毒病所）、寄生虫病预防控制所（国家热带病研究中心）（简称寄生虫病所）、性病艾滋病预防控制中心（简称艾防中心）、卫生应急中心、信息中心、结核病预防控制中心（简称结控中心）、免疫规划中心、性病控制中心、麻风病控制中心、鼠疫布氏菌病预防控制基地（简称鼠布基地）、儿少 / 学校卫生中心，共 13 个单位（部门）业务人员共同编制完成。该报告重点分析了法定传染病和重要非法定传染病在人群、时间、地区三个方面的动态分布，也包含了对传染病宿主、媒介与传染来源，病原体的类别、变异、毒力、耐药性等的分析结果，是对每年全国传染病监测工作的系统总结，同时也对工作中存在的问题进行了剖析，并提出了相应的建议，使各级政府和卫生行政部门、疾病预防控制机构及医疗机构及时了解我国传染病发生发展的规律，以及流行因素的变化及其影响，为制定传染病防治措施和效果评价工作提供了依据。

【完成国家科技重大专项“自然疫源性传染病病原流行规律与症候群监测技术平台集成研究”结题工作】“十三五”传染病防治重大专项于 2021 年 6 月底结题，作为本课题的牵头单位，联合子课题单位中国疾控中心传染病所、病毒病所、寄生虫病所，以及中国科学院微生物研究所、复旦大学、四川大学、上海市浦东新区疾控中心和深圳市疾控中心共同完成了“自然疫源性传染病病原流行规律与症候群监测技术平台集成研究”项目（课题）目标、任务、考核指标和其他研究内容。该课题通过对发热呼吸道等五大重要症候群 2009—2021 年连续 12 年的持续监测数据进行分析，首次系统揭示了我国重点地区 2009—2021 年不同症候群病原谱构成及其病例临床特征和流行病学规律，并探索分析了各症候群患者的病原合并感染模式，以及气象、社会人口等因素与症候群病原学流行特征的关联关系；系统揭示了包括鼠疫、登革热、布鲁氏菌病、隐孢子虫、棘球绦虫等以自然疫源性传染病相关症候群为基础的重要细菌、病毒、寄生虫等基因变异、变迁特征和流行规律；揭示了新冠肺炎、禽流感等新发、突发传染病病原体流行传播的机制与变迁规律；更新完善了新发、突发病原的检测、分析技术体系，增强了未知病原鉴定技术与能力，为我国新发、突发传染病疫情防控提供了技术支撑和人员保障。

【修订更新常规传染病防控指南、防控方案等技术文件】2021 年，组织修订《炭疽防控技术指南》，于 11 月下发至全国。按照国家免疫规划专家咨询委员会会议决议《狂犬病疫苗增加简化 4 针免疫程序建议》，定稿《狂犬病暴露预防处置工作规范（2021 版）》，上报国家卫生健康委疾病预防控制局（简称疾控局）。组织专家对常规传染病技术指南、规范等进行修订更新，编写《中国流感疫苗预防接种技术指南（2021—2022）》《炭疽防控技术方案》《狂犬病疫情与防控工作进展报告（2021 年）》等。

【持续推进流感防控专题工作】2020 年，牵头成立流感疫苗效果评价网络，在 4 个监测点开展评估工作，2021 年，新增 5 个监测点，目前全国共计 9 个监测点同步开展流感疫苗效果评价工作，其成为我国首个多中心流感疫苗效果评估监测项目。完成 2020 年度流感疫苗接种覆盖率调查、2021 年度流感疫苗需求量评估和接种政策调查工作，编写《2021—2022 年流行季流感疫苗接种潜在需求量估计结果的报告》和《关于 2021—2022 年流行季全国流感疫苗接种政策与覆盖人群分析的报告》，为合理安排流感疫苗生产及供应提供依据。

【编写印发《北京 2022 冬奥会和冬残奥会突发公共卫生事件应急处置预案（第一版）》】为保障北京 2022 年冬季奥林匹克运动会（简称北京冬奥会）和冬季残疾人奥林匹克运动会（简称冬残奥会）顺利举办，依托中华人民共和国科学技术部（简称科技部）“科技冬奥”专项（2021YFF0306002），积极参与制定了《北京 2022 冬奥会和冬残奥会突发公共卫生事件应急处置预案（第一版）》，相关方案于 2021 年 8 月 18 日通过北京 2022 年冬奥会和冬残奥会组织委员会（简称北京冬奥组委）和严格进京管理联防联控协调机制印发，相关研究成果为北京冬奥会和冬残奥会疫情防控工作提供了重要科学依据和技术支持，为保障北京冬奥会公共卫生安全作出了重要贡献。

【组织开展重点传染病调研工作】2021 年 4 月至 5 月，传染病相关工作人员赴内蒙古、新疆、山东 3 省（自治区）开展布鲁氏菌病（又称布氏菌病，简称布病）防控工作调研，深入了解相关传染病防控工作存在的问题，并和省市县各级工作人员现场研讨解决办法。7 月、10 月，组织专家赴湖北、安徽、河南、山东 4 省开展发热伴血小板减少综合征防控工作调研。9 月，组织专家赴内蒙古、辽宁、安徽、山东、山西、河北 6 省（自治区）开展炭疽、布病防控工作联合调研。

【组织开展重点传染病培训工作】2021 年 8 月，组织开展全国疾控系统炭疽防控技术视频培训。同月，协助国家卫生健康委联合中华人民共和国农业农村部（简称农业农村部）召开两系统全国炭疽工作会，部署炭疽防控工作要求，并开展疫情处置和防控技术培训。

【开展人畜共患病联防联控工作】2021 年 9 月，与中国动物疫病预防控制中心联合召开人畜共患病联防联控工作会，对重点人畜共患病疫情形势开展风险评估，研讨联防联控对策。同月，与中国动物疫病预防控制中心建立重点人畜共患病月度通报机制。10 月，与中国动物疫病预防控制中心联合修订人畜共患病目录。

【开展促进狂犬病消除专项工作】2021 年，组织开展全国狂犬病防控工作。5 月，联合动物疫病预防控制机构撰写狂犬病疫情和防控工作现状白皮书，于 12 月上报国家卫生健康委。作为中华预防医学会狂犬病预防控制工作委员会秘书处挂靠单位，联合相关学会于 5 月在南昌召开全国狂犬病学术年会，来自动物疫病预防控制机构、疾控机构、科研院所及临床机构等的 1 000 余名代表参加会议。6 月，组织各省疾控中心开展狂犬病防控工作现状调查。9 月，牵头联合中国疾控中心病毒病所、中国动物疫病预防控制中心、中国人民解放军军事医学科学院军事兽医研究所、中国兽医药品监察所及天津市疾控中心在《中国疾病预防控制中心周报（英文）》（*China CDC Weekly*）上出版世界狂犬病日专刊，报道我国在动物和人间狂犬病流行病学、病原学监测、疫苗研发、犬伤暴露门诊监测等方面的科研进展。

【完成“一带一路”相关研究工作】2021 年 6 月，完成“‘一带一路’国家和地区重要传染病传播风险和监测预警技术研究”子课题 3 子任务 2“东盟地区重要传染病传播风险和检测预警技术研究”结题工作。组织该课题组在《疾病监测》杂志“‘一带一路’传染监测”专栏发布 5 篇文章。继续在内蒙古、山东和新疆 3 省（自治区）共 6 个项目旗县开展布病不良治疗结局发生率和影响因素专题调查。

【积极参加全球卫生治理工作】2021 年 2 月，参与《生物多样性公约》缔约方大会第十五次会议筹备工作座谈会。2021 年 2 月至 4 月，担任国际原子能机构“人畜共患病综合行动计划”国家协调员。从 2021 年 3 月起成为世界卫生组织、联合国粮食及农业组织、世界动物卫生组织联合抗击狂犬病论坛工作组成员，并定期参加工作例会。

【开展重点传染病项目技术支持工作】协助国家卫生健康委、国家疾控局完成布病、流行性出血热、狂犬病、登革热等重要传染病“十三五”项目防控进展报告，配合准备审计相关材料，协助编制“十四五”项目预算、考核指标和工作任务。

【为扩大免疫规划成人疫苗子项目的实施提供技术支持】为国家扩大免疫规划流行性出血热、炭疽及钩端螺旋体病疫苗三个成人疫苗子项目的实施提供技术支持，包括组织完成 2020 年流行性出血热疫苗使用情况调查，协助国家卫生健康委完成 2021 年流行性出血热疫苗经费测算、需求调查、生产协调、价格协商和相关采购技术支持工作等。

（张彦平、郑亚明、王丽萍、陈秋兰、常昭瑞、孙军玲、彭质斌）

卫生应急

【新冠肺炎疫情应急响应工作】2021 年，派出队伍赴辽宁等 22 个省（自治区、直辖市）参与近 30 起聚集性疫情应对工作；向国务院联防联控机制综合组和国家卫生健康委提交应对新冠肺炎疫情的各类专题报告、分析报告、简报等近 1 000 份；承接各类新冠病毒核酸采样任务 700 余次；派出可移动式生物安全三级实验室（简称移动 P3 实验室）赴河北邢台南宫市开展新冠病毒检测任务；为全国各级疾控机构 2 500 余人提供视频培训；获得省部级及以上先进集体及先进个人荣誉称号；等等。具体工作如下。

（1）派出队伍赴辽宁等 22 个省（自治区、直辖市）参与近 30 起聚集性疫情应对工作，累计派出 293 人次，在现场工作近 5 800 人 / 天。派出“世界卫生组织 – 中国全球新冠溯源研究第一阶段中国溯源调查中方专家组”赴武汉参与现场溯源研究工作。

（2）向国务院联防联控机制综合组和国家卫生健康委提交应对新冠肺炎疫情的各类专题报告、分析报告、简报等近 1 000 份。报送新冠肺炎疫情应对工作进展 46 期（总 390 期）、日报 319 期、态势简报 46 期、输入病例疫情分析报告 30 余期、全球重点新发传染病疫情态势分析报告 12 期、新冠病例基因测序结果 212 份，以及新冠相关各类疫情分析报告和专题分析 240 余份。

（3）编写《病毒是怎么侵入的——新冠肺炎本土聚集性疫情案例汇编》《中国疾病预防控制中心关于进口冷链产品相关新冠肺炎疫情溯源研究及相关建议的报告》《新冠病毒灭活疫苗对德尔塔变异株保护效果的报告》《进口高风险非冷链集装箱和货物外包装表面预防性消毒与防护技术指南》《关于做好秋冬季新冠肺炎疫情防控工作的指导意见》《秋冬季新冠肺炎疫情防控应对实操指南》，修订《新型冠状病毒肺炎防控方案（第八版）》《重点场所重点单位重点人群新冠肺炎疫情常态化防控相关防护指南（2021 年 8 月版）》《公众和重点职业人群戴口罩指引（2021 年 8 月版）》等重要技术方案及文件近 30 项。

（4）承接各类新冠病毒核酸采样任务 700 余次，完成血清学样本分析检测 2 000 余份、病毒基因组测序 300 余份、本土和输入病例病毒基因组序列比对分析 5 700 余例。派出移动 P3 实验室赴河北邢台南宫市开展新冠病毒检测任务。援塞拉利昂项目专家组承担当地新冠肺炎实验室检测及培训工作，累计检测新冠疑似样本 5.2 万人份，为 1 300 名归国人员提供核酸和抗体检测。

（5）赴广东、云南、河南疫情现场开展我国新冠病毒灭活疫苗的保护效果调查。赴云南省德宏傣族景颇族自治州（德宏州）陇川县开展腺病毒载体新冠病毒疫苗接种实施和疑似预防接种异常反应调研。

（6）开发新冠肺炎流行病学调查系统，提高我国新冠肺炎疫情现场流调的效率和质量。建立新冠防控工作成效评价指标体系，完善常态化防控措施，为修订防控方案提供科学依据。建立全球疫情数据分析和风险评估平台，为全球各区域和国家的新冠肺炎疫情风险研判提供科学依据。

（7）组织开展应对新冠肺炎疫情防控国家专家队全员培训、《新型冠状病毒肺炎防控方案（第八版）》全国疾控机构视频培训、应对聚集性疫情全国应急培训等，为全国各级疾控机构 2 500 余人提供视频培训。组织获批 15 项新冠肺炎疫情应急科研课题，组织评审新冠相关论文 20 余篇，在《中国疾病预防控制中心周报（英文）》杂志编发新冠肺炎疫情防控专刊 20 期。多渠道筹措资金，建立完善的应急物资和装备轮储机制，保障防控任务顺利开展。

（8）2021 年，累计获得省部级及以上先进集体荣誉称号 5 项、先进个人荣誉称号 10 人次。

【重大活动卫生保障工作】 2021 年，成立中国疾控中心重大活动保障专家组，并组织专家对中华人民共和国全国运动会（简称全运会）、中国国际服务贸易交易会（简称服贸会）、中华人民共和国学生运动会（简称全国学生运动会）、世界中学生运动会、博鳌亚洲论坛、联合国教科文组织世界遗产委员会会议（简称世界遗产大会）、中国进出口商品交易会（简称广交会）、联合国气候变化大会、全国少数民族文艺会演、联合国全球可持续交通大会、全国律师代表大会等 17 项重大活动提供保障，并对 40 余项疫情相关防控方案、预案及指南等提供了修订和完善建议。做好庆祝中国共产党成立 100 周年、穆斯林斋月等活动生物反恐人员值班备勤。

【北京冬奥会保障工作】 与北京、河北及周边 6 省（直辖市）疾控中心建立北京冬奥会风险评估机制，定期对辖区传染病等公共卫生事件对北京冬奥会赛事筹办和举办期间可能构成的公共卫生风险开展专题评估。参与冬奥赛区疾控与应急工作技术评估方案制定与现场调研及评估，参加北京冬奥组委运动会服务部与国际奥林匹克委员会的工作会议，参加国家卫生健康委北京冬奥会传染病和突发公共卫生事件风险防范应对专班工作。派专家参与北京冬奥组委（首钢园）医疗防疫组、北京冬奥会和冬残奥会医疗专家组工作。

【监测预警与风险评估】 按时、保质完成重点传染病疫情及突发公共卫生事件系统及媒体的常规监测分析。2021 年，共完成突发公共卫生事件监测周报 52 期、月报 12 期、季报 4 期、年报 1 期，完成全球重点新发传染病疫情态势报告 12 期、节假日健康提示 3 期，开展风险评估日会商 216 次、月度评估 12 次。及时组织开展北京冬奥会、云南省大理白族自治州（大理州）漾濞彝族自治县（漾濞县）和青海省果洛藏族自治州（果洛州）玛多县地震、河南洪涝灾害、四川泸县地震、山西洪涝灾害等专题风险评估近 20 次，编写卫生应急快报 76 期。

【新冠肺炎流调溯源专班工作】根据国家卫生健康委指示，成立新冠肺炎流调溯源专班，主要开展流行病学综合研判、信息汇总、传播链分析、基因测序结果分析等工作。2021 年 10 月中旬，全国多地发生聚集性疫情后，专班迅速进入应急工作状态，第一时间发现本土报告疫情，第一时间与相关省份联系了解疫情概况，第一时间整理疫情资料并向上级报告，持续跟进各地疫情进展，实时研判疫情风险及态势变化，每日下午 4 时召开全员例会，次日凌晨 2 时前完成每日简报，早上 8 时前报给国家卫生健康委和国家疾病预防控制局①（简称国家疾控局）。同时，作为国务院联防联控流调溯源专班成员与相关部委对接，及时针对感染者、风险点位、风险时间等防控和流调溯源需求提出具体排查协查建议，为精准防控决策提供参考，避免过度防控造成损失。

【新发和再发传染病防控】

1. 人感染新亚型流感防控

2021 年，全国共报告 40 例人感染禽流感病例，其中 23 例人感染 H5N6 禽流感病例、16 例人感染 H9N2 禽流感病例，并确诊了全球首例人感染 H10N3 禽流感病例。持续开展疫情动态风险评估，及时与动物卫生部门和世界卫生组织等国际组织开展定期交流，组织完成了人感染 H7N9 禽流感防控工作总结和人感染 H7N9 禽流感科技总结报告。为进一步做好人感染动物源性流感病例的发现、报告、诊断、调查和感染控制的规范管理，完善了《人感染动物源性流感预防控制技术指南（试行）》，已由国家卫生健康委发布。

2. 鼠疫防控

2021 年，全国累计在内蒙古、甘肃、西藏、青海、四川、宁夏、新疆和新疆生产建设兵团的 32 个县（市、区、旗）及 1 个团场发生动物鼠疫疫情，共报告 1 例来自宁夏的人感染病例。针对全国鼠疫监测结果，以及近两年内蒙古动物间鼠疫高发疫情和蒙古国人间鼠疫疫情，开展我国秋冬季鼠疫疫情风险评估。4 月和 9 月，分别在广东湛江和北京举办两期鼠疫现场快速检测和实验室监测标准化技术培训班。

3. 西尼罗病毒病监测

2021 年，共采样西尼罗热和西尼罗脑炎 / 脑膜炎综合征监测病例标本 1 070 份、蚊媒标本 7 563 份。5 月，在新疆喀什地区召开西尼罗病毒病监测工作启动会，对 2021 年西尼罗病毒病监测工作进行培训和安排。

---

① 国家疾病预防控制局是国家卫生健康委管理的国家局，于 2021 年 5 月 13 日正式挂牌。

【其他各类突发公共卫生事件应对】2021 年 5 月，启动云南大理州漾濞县和青海果洛州玛多县地震灾害三级应急响应。派专家参与宁夏石嘴山人感染鼠疫、新疆青河塔克什肯口岸海关中检出鼠疫阳性材料、上海Ⅲ型疫苗衍生脊髓灰质炎病毒（vaccine-derived poliovirus，VDPV）、内蒙古兴安盟戊型肝炎、北京猴 B 病毒疫情、山东等省炭疽疫情应急处置。开展云南大理州漾濞县和青海果洛州玛多县地震灾害、河南洪涝灾害、四川泸州地震调查处置和灾后卫生防病工作。参与浙江衢州巨化集团有限公司氟聚厂含氟有机混合气体吸入中毒、河南宇锐化工科技有限公司刺激性气体泄漏中毒、广州毒鼠强中毒、北京肉褐鳞环柄菇中毒事件等应急处置，协助近 400 起毒蘑菇中毒事件处置。两次向复旦大学附属华山医院紧急调拨核辐射损伤救治应急药品，用于治疗铊中毒患者。

【应急准备与应急能力建设】

1. 举办各类应急培训和演练

2021 年 4 月，在贵州遵义举办中国疾控中心重大自然灾害卫生应急先遣队（简称自然灾害先遣队）综合培训演练。7 月，在贵州贵阳举办全国突发中毒事件卫生应急信息平台培训班。9 月，在内蒙古锡林郭勒盟举办 2021 年中国疾控中心国家突发急性传染病防控队鼠疫移动监测应急演练。9 月，在内蒙古包头举行“核卫 –2021”核事故卫生应急演练。10 月，在安徽大别山区开展洪涝灾害模拟场景联合演练。10 月和 11 月，分别参加国际原子能机构举办的国际核应急三级公约演习（ConvEx-3）和“东盟 10+3 国家公共卫生应急桌面演练”。12 月，举办自然灾害卫生应急管理技术和食品安全事故流行病学调查技术线上培训班。

2. 加强各类突发公共卫生事件应对准备

完成包括埃博拉、马尔堡等 10 余种境外烈性传染病核酸与血清学检测试剂制备、储备和质量控制工作。组织全国 42 家省级疾控中心、中毒救治基地及中毒救治指定医疗机构开展米酵菌酸和百草枯、敌草快中毒应急检测实验室比对工作。完成第二期突发中毒事件卫生应急信息平台升级改造和验收。指导辽宁、吉林、黑龙江、安徽、海南、新疆 6 省（自治区）开展核辐射紧急医学救援基地建设。完善全国核辐射卫生应急救援网络。开展江苏连云港、广东阳江核电站周围居民健康监测和认知调查。

3. 扎实开展食品安全相关工作

做好食物中毒类突发公共卫生事件的监测分析，共向国家卫生健康委报送季报 4 期、年报 1 期。组织专家撰写并修改食品安全事故流行病学调查技术培训的教材。

4. 做好突发环境因素事件应急准备

对突发水污染事件、高温中暑事件、非职业性一氧化碳中毒事件等环境因素事件开展监测分析。针对高发季节、春秋开学季、节假日、重要活动的重点时段及时开展专题风险评估，并提出风险防范建议。2021 年 6 月至 8 月，开展高温中暑事件的风险评估，承担高温中暑病例报告信息系统的管理和维护工作。

5. 开展自然灾害相关工作

2021 年 4 月，组织 40 名中国疾控中心自然灾害先遣队队员开展综合培训演练。定期参加应急管理部国家减灾中心组织的年度、季度、月度全国自然灾害灾情会商会，及时掌握全国阶段性自然灾害灾情概况并进行下一阶段灾害趋势预测。及时在中国疾控中心官网建立“云南漾濞、青海多玛地震”“河南洪涝灾害”“四川泸州 6.0 级地震”热点专栏，对灾情信息、疾控动态、技术方案、健康宣教等核心信息进行实时更新。全年安排中国疾控中心自然灾害先遣队队员值守 2 000 人次。

6. 中华预防医学会卫生应急分会工作

2021 年 4 月，为提高全国各级疾控机构传染病预测预警能力，培养和储备具有疫情趋势研判能力的疾控队伍，做好应对新发突发传染病的技术储备，中华预防医学会卫生应急分会联合深圳市预防医学会、深圳市疾控中心举办新发突发传染病数学建模前沿与实践培训，全国各省约 70 人参加了此次培训。根据中华预防医学会的要求，为探索如何增强早期监测预警能力，中华预防医学会卫生应急分会撰写了《新发传染病的早起识别与预警》综述，主要对国内外新发传染病监测、预警的现状及局限性进行梳理总结，为新发传染病早期预警和监测提出建设思路及对策，以期助力我国新发传染病早期监测预警的能力建设和提升。

【规范性技术文件的制定】下发《尼帕病毒病预防控制技术指南》。完成《中华人民共和国突发公共卫生事件应对法》起草任务。开展《国家突发公共卫生事件应急预案》《核事故场内医学应急准备与响应》修订工作。编写《核与辐射事故应急医学救援教程》《我国鹦鹉热衣原体感染流行情况信息分析专报》等。

（李群、施国庆、王琦）

结核病预防控制

【制定技术性文件和方案，规范防治工作】正式发布、出版《中国结核病防治工作技术指南（2021年版）》《中国结核病防治工作技术考核手册》《中国结核病防治生态图集》《中国结核病患者关怀手册》《为了健康的呼吸——中国结核病防治纪实》《结核病研究进展报告（2020）》等系列规范和书籍。

【开展“十三五”规划评估，构思“十四五”规划】

（1）制定《“十三五”全国结核病防治规划》终期评估报告框架及验收工作方案，组织完成6省终期评估现场验收复核工作，完成终评报告并上报国家卫生健康委。构思和起草《“十四五”全国结核病防治规划》，组织专家多次论证后提交国家卫生健康委。

（2）2021年9月17日至18日，在北京组织召开“十四五”全国结核病防治规划研讨会，会议邀请了国家卫生健康委疾控局有关领导，以及结核病防治、临床和实验室等领域专家，还特别邀请了部分省、地（市）、县（区）级和基层医疗卫生机构的专家和专业骨干，参加会议的还有中国疾控中心结控中心的各部门主任及有关人员，研讨会共计70余人参与讨论。

（3）2021年10月15日，在北京召开《“十三五”全国结核病防治规划》终期评估报告修订研讨会，会议邀请了国家卫生健康委疾控局结核病防控处（简称结防处）李中杰处长，以及部分省份结核病所长和专家，参加会议的还有中国疾控中心结控中心各部门主任及有关人员，共计30余人参会。

【召开2021年全国结核病防治工作会议】2021年7月6日，全国结核病防治工作会议在北京召开。国家卫生健康委疾病预防控制局（简称疾控局）副局长周宇辉、中国疾控中心副主任刘剑君等领导出席会议开幕式。全国各省（自治区、直辖市）及新疆生产建设兵团疾控中心（结核病防治所）分管主任和结防科长，省级结核病定点医院分管院长和结核病诊疗负责人，计划单列市疾控中心分管主任和结防科长、定点医院院长及“三区三州[①]”疾控中心（结核病防治所）分管主任和结防科长等共计190余人参会。

---

① 三区三州的“三区”是指西藏自治区和青海、四川、甘肃、云南四省藏区及南疆的和田地区、阿克苏地区、喀什地区、克孜勒苏柯尔克孜自治州四地区；“三州”是指四川省凉山彝族自治州、云南省怒江傈僳族自治州、甘肃省临夏回族自治州。

【强化综合质量控制工作】

（1）2021年，利用已成立的国家级结核病防治综合质量控制（简称质控）专家团队组织策划20期结核病防治综合质控云讲堂，40名专家参与授课，累计观看近70万人次。组织举办全国结核病诊疗质控培训班，开展综合质控工作调研，部署建立全国结核病综合质量控制网络。

（2）2021年7月16日至17日，在浙江绍兴举办全国结核病诊疗质控培训班。中国疾控中心副主任、全国结核病防治综合质量控制专家指导委员会领导小组组长刘剑君，中国疾控中心结控中心主任赵雁林，北京医院呼吸与危重症医学科主任、国家呼吸专科质量控制中心常务副主任李燕明，浙江省疾病预防控制中心副主任蒋健敏，绍兴市卫生健康委副主任邵国利等领导出席培训班开幕式。全国各省级结核病定点医院、结核病防治机构结核病诊疗质控科长、业务骨干等共计80余人参加培训。

（3）开展实验室质量控制和能力验证工作，积极推进全国结核病实验室网络质量管理工作，对全国31个省（自治区、直辖市）下发药敏试验熟练度测试菌株，覆盖500余个省、地、县结核病实验室；全国共2 634家结核病实验室参加结核病分子生物学检测能力验证，完成2 926套质控品，能力验证合格率为98.2%；接收4家机构的结核病实验室星级评定申请，组织专家完成相关文件评审工作，准备实施现场评审。

【开展重点人群、重点地区结核病防控】

（1）进一步加强学校结核病疫情防控工作，2021年累计完成学校结核病疫情周报51期、月报12期，跟踪、指导、处置5起学校结核病突发公共卫生事件，其中现场指导、处置2起。制定《2022年冬奥会和冬残奥会结核病防控保障方案》。继续实施密切接触者筛查国家级试点项目、探索提高贫困地区肺结核发现水平项目等，出版《耐多药结核病患者关怀服务操作手册》《监管场所结核病防治技术指南》。

（2）2021年6月1日至2日，在江苏省南京市召开2021年全国学校结核病防治工作会议。本次会议采取线上和线下相结合的方式，参加现场会议的人员包括全国各省（自治区、直辖市）疾控中心和结核病防治所负责学校结核病防控的人员近40人。同时，部分省、地（市）、县（区）级疾控中心和结核病防治所相关工作人员近600人线上参会。

【召开全国耐药结核病防治工作研讨会】2021年4月21日至22日，全国耐药结核病防治工作研讨会在湖南省长沙市召开，来自全国29个省（自治区、直辖市）分管耐药防治工作的所长、科长、骨干共计50余人参加研讨会。

【召开全国 TB/HIV[①] 双重感染防治工作研讨会】2021 年 7 月 8 日至 9 日，全国 TB/HIV 双重感染防治工作研讨会在青海省西宁市召开，来自全国各省（自治区、直辖市）疾控中心结核病防治和艾滋病防治的 40 余名专业防治人员参加会议。

【加强结核病监控工作】完善全民健康保险体系下的新型结核监测系统，积极推进与区域信息平台和机构信息系统的对接工作，从病案式管理转为“以病人为中心”的档案式管理，为实现大数据、多病种数据共享建立基础。

【开展结核病健康促进工作】

（1）组织“3・24”世界防治结核病日全国主题宣传现场活动，发布宣传片、画册、资源库，表彰优秀科普作品等，同时参与北京卫视《生命缘》电视栏目录制，与腾讯等媒体合作开展宣传，通过图文和视频总结活动期间的宣传成果。制作并发行国家结核病公益宣传片，发布《中国结核病防控健康教育资源库》，持续开展“一网一微”官方平台宣传倡导；指导全国各省健康教育活动；开发各类科普作品。全国已发展 100 余万公益宣传志愿者，宣传辐射力、影响力不断扩大，品牌效应不断扩大。

（2）2021 年 7 月 29 日，全国结核病防治健康促进工作会议在陕西省西安市隆重召开，国家疾控局结防处格茸卓玛副处长、中国疾控中心刘剑君副主任、陕西省卫生健康委疾控处张军科副处长、陕西省结核病防治研究所张天华所长等领导出席会议并讲话，来自全国各省（自治区、直辖市）及陕西省各地市结核病防治健康促进工作负责人和业务骨干 60 余人参加会议。

【开展科学研究、技术创新和国内外项目合作】

（1）探索“互联网＋医疗”人工智能技术模式应用到结核病防治工作，加快提高结核病防控科技力量和储备能力。组织实施“十三五”重大专项等课题结题工作，继续开展结核病患者关怀项目、梅里埃三期项目、礼来项目等国内外合作项目。

（2）2021 年 10 月 21 日，国家“十三五”科技创新成就展在北京展览馆开幕。此次成就展以“创新驱动发展　迈向科技强国”为主题，重点展示我国深入实施创新驱动发展战略、建设创新型国家所取得的重大成果。中国疾控中心结控中心王胜芬研究员牵头负责的国家“十三五”科技重大专项“结核病多重组合诊断技术的多中心评估”课题的 8 项新技术 / 产品经过科技部严格筛选，成功入展。

---

① TB/HIV 是指结核病（tuberculosis，TB）与人类免疫缺陷病毒（human immunodeficiency virus，HIV，也称艾滋病病毒）。

【结控中心专家被任命为中国驻塞拉利昂大使馆一等秘书】2021 年 11 月，中国疾控中心结控中心夏愔愔研究员由国家卫生健康委党组任命，任中国驻塞拉利昂大使馆一等秘书。

【开展援疆、援藏及健康扶贫工作】

（1）在四川凉山彝族自治州（凉山州）、新疆喀什地区举办两期线下结核病防治对策和实践操作培训班，针对新疆南疆四地州举办一期线上培训班，累计培训当地结防工作人员 200 余名。参与西藏自治区实验室诊断技术培训授课。先后派遣欧喜超和苏伟作为第十批中国共产党中央委员会组织部（简称中组部）援疆干部前往中国疾控中心南疆工作站开展工作。

（2）2021 年 7 月 7 日，西藏、新疆疾控中心及省级定点医院领导、专家及三区三州的结核病防治人员共计 20 余人一同前往北京市昌平区结核病防治所进行学习交流。参观交流后，三区三州各位代表一同来到中国疾控中心昌平园区，参加由结控中心组织召开的三区三州结核病防治工作会议。

【开展新冠肺炎疫情现场防控工作】2021 年，中国疾控中心结控中心先后派出 7 人、15 人次参与河北、福建、江苏、辽宁、河南、广西、甘肃、内蒙古、吉林、陕西、云南等地新冠肺炎疫情现场防控工作，前线工作时间累计达到 300 余天。2 人参与国务院联防联控机制新冠肺炎疫情大督查，1 人参与武汉新冠肺炎溯源工作，6 人参与国家卫生健康委新冠肺炎流调专班工作。

（赵雁林、陈明亭、张慧、王前、王嘉）

免疫规划

【承担国家新冠病毒疫苗疑似预防接种异常反应应急处置专家指导组联络工作】2021 年 1 月，参与起草《关于成立国家新冠病毒疫苗疑似预防接种异常反应应急处置专家指导组的通知》，该通知由国务院联防联控机制下发。中国疾控中心免疫规划中心李克莉作为联系人之一，多次组织专家组向省级疑难复杂疑似预防接种异常反应（adverse event following immunization，AEFI）病例调查诊断和鉴定工作提供技术指导。

【根据新冠病毒疫苗疑似预防接种异常反应监测报告需求维护改造监测系统】自 2021 年 1 月起，针对新冠病毒疫苗疑似预防接种异常反应监测报告需求，不断改进全国监测系统，首次开发使用手机短信发送死亡、严重病例信息，以便及时获悉并追踪重点关注病例信息。

【开展国家免疫规划疫苗集中采购】2021 年，协助北京、上海、河北、浙江、贵州等省（直辖市）追加采购国家免疫规划疫苗 163.8 万剂。制订全国 2022 年国家免疫规划儿童用疫苗采购计划和使用计划，2022 年 31 个省（自治区、直辖市）和新疆生产建设兵团共委托采购 14 个儿童用疫苗品种，疫苗采购数量合计 1.8 亿支。为配合资产管理处制定采购文件，整理了由国家药品监督管理局提供的 2019 年 11 月 1 日至 2021 年 10 月 31 日的国家免疫规划疫苗批签发数据，转报资产管理处，为组织实施采购工作做好技术支撑。

【参与起草《新冠病毒疫苗疑似预防接种异常反应监测和处置方案》】2021 年 1 月，根据新冠病毒疫苗接种实施和监测工作要求，参与起草《新冠病毒疫苗疑似预防接种异常反应监测和处置方案》。3 月，国务院联防联控机制发布《关于分阶段做好各类人群新冠病毒疫苗接种工作的通知》，将《新冠病毒疫苗疑似预防接种异常反应监测和处置方案》作为附件发布实施，保障了新冠病毒疫苗疑似预防接种异常反应监测处置工作的开展。

【开展新冠病毒疫苗疑似预防接种异常反应专项监测】2021 年 3 月，作为国家卫生健康委新冠病毒疫苗接种工作专班政策和监测报告组，进一步成立新冠病毒疫苗疑似预防接种异常反应专项监测分析工作组，开展日报、周报、月报等分析，及时发现可疑信号，与国家卫生健康委、药品监督管理相关部门召开沟通例会，共同开展风险评估等工作。

【我国疑似预防接种异常反应监测工作通过世界卫生组织对我国疫苗国家监管体系（NRA）中期评估】2021年4月12日，赴四川省疾控中心指导开展我国疫苗国家监管体系（National Regulatory Authority，NRA）职能评估疑似预防接种异常反应监测处置准备工作。11月24日，我国疑似预防接种异常反应监测工作通过世界卫生组织中期评估，为2022年正式评估打下基础。

【组织开展新冠病毒疫苗上市后免疫持久性专题研究】2021年1月至9月，组织申报中心结余资金课题和科技部应急专项课题，在山西、山东、浙江、湖北、海南和深圳启动新冠病毒疫苗免疫持久性观察，完成新冠灭活疫苗接种后1～12个月的免疫持久性研究报告并上报国家卫生健康委和疫苗研发专班。6月至12月，组织北京大学、山西医科大学、暨南大学等10个课题合作单位共同申报国家重点研发计划“病原学与防疫技术体系研究”专项“新冠灭活疫苗应用与免疫策略”项目并获批正式立项，项目总经费为1 793万元，同时在湖北、陕西和云南启动新冠灭活疫苗序贯加强免疫研究。

【乙肝[①]重大专项课题通过课题结题综合绩效评价】2021年6月至10月，按照《传染病防治重大专项“十三五”延期至2021年6月底结题课题综合绩效评价工作的通知》的要求，组织开展“中国成人高危人群和社区人群乙肝疫苗优化免疫策略研究”“中国慢性病毒性肝炎流行现状研究”两个重大专项课题任务自评价、财务审计和档案整理及移交等综合绩效评价工作，顺利通过课题的结题验收。

【开展新冠病毒疫苗免疫策略技术支持工作】2021年，追踪国内外新冠病毒疫苗研发进展，收集整理国内外不同技术路线疫苗研发及真实世界研究数据，先后起草并报送《新冠疫苗接种单位环境标本监测相关工作技术建议》《新冠病毒疫苗接种技术指南（第一版）》《有新冠病毒疫苗接种史的新冠病毒感染者情况初步分析报告》《河北省南宫市3～17岁年龄组人群新冠疫苗接种建议的报告》《新冠病毒疫苗序贯加强免疫的论证意见的报告》《新冠病毒灭活疫苗对德尔塔变异株保护效果的报告》《基于河南疫情现场开展的新冠病毒灭活疫苗对德尔塔变异株保护效果评估的报告》等系列工作技术报告供相关部门决策参考。

【应对上海Ⅲ型疫苗衍生脊髓灰质炎病毒循环疫情】2021年1月分离自上海嘉定区环境污水样本中的疫苗衍生脊髓灰质炎病毒（VDPV）与7月分离自上海长宁区1名健康儿童粪便标本的VDPV相关，按照世界卫生组织病毒分类要求判定为VDPV循环。4月17日

① 乙肝全称乙型病毒性肝炎。

和4月19日，上海市疾控中心和中国疾控中心分别组织免疫规划专家开展风险评估，并通过世界卫生条例通道向世界卫生组织报告此事件。8月3日和11月3日，中国疾控中心免疫规划中心分别派员参加国际卫生条例应急委员会会议并介绍事件进展。通过开展一系列调查处置相关工作，事件发生后未再检出新VDPV。11月，世界卫生组织在第三十届脊髓灰质炎国际卫生条例应急会议后将中国从脊髓灰质炎病毒“感染并有传播风险”的名单中去除。

【召开中国维持无脊灰①证实专家委员会2021年度会议】2021年8月25日，中国维持无脊灰证实专家委员会2021年度会议在中国疾控中心召开。委员们审阅《2021年度中国维持无脊灰工作进展报告》后，对我国消灭脊灰工作进展报告中的疾病监测、病毒封存、疫苗免疫等内容进行了讨论；针对Ⅱ型脊灰疫苗相关病毒及潜在感染性材料封存这一重点关注的问题，形成专家建议并上报国家卫生健康委。

【开展含百白破成分疫苗基础免疫策略优化研究】2021年，与中华预防医学会立项，与江苏省、浙江省、广东省和云南省疾控中心及中国食品药品检定研究院等单位开展含百白破成分疫苗基础免疫策略优化研究，研究结果将为我国含百白破成分疫苗基础免疫程序优化并及早保护小月龄儿童提供重要的数据支撑。

【修订《预防接种工作规范》】2021年，在《预防接种工作规范（修订稿）》的基础上，广泛征求各省卫生健康委、疾控机构、中国疫苗行业协会等部门的意见，并对收集的1 000多条修改意见和建议，组织专家再次讨论完善后，形成《预防接种工作规范（上报稿）》，上报国家卫生健康委疾控局。

【增设接种单位，保障新冠病毒疫苗接种实施】接种单位为受种者提供预防接种服务。2020年12月15日，启动新冠病毒疫苗大规模接种，协助国家卫生健康委制定新冠病毒疫苗接种单位设置方案、接种工作现场准备工作方案等一系列技术文件，规范了接种单位的建设标准和接种工作的现场组织实施。2021年5月至6月，全国接种单位日平均提供2 000万剂次新冠病毒疫苗接种，日最高接种量接近2 500万剂次，为完成大规模人群接种提供有力保障，创造了疫苗接种的“中国速度”。

【免疫规划信息系统助力新冠病毒疫苗接种】2021年，逐步完善国家信息系统新冠病毒疫苗模块并推动各省完成适应性改造。在全民健康保障信息化系统下，初步建立国家免

---

① 脊灰即脊髓灰质炎。

疫规划信息系统。在新冠病毒疫苗大规模接种工作中，使用该信息系统收集了紧急使用和大规模接种期间的接种信息，超 28 亿剂次（截至 2021 年 12 月 31 日）。在大规模接种前期，针对该信息系统开发了分疫苗、分企业、分年龄、分人群、分日期和未完成全程接种人数等统计功能；为进一步提高数据质量，在该信息系统中增加了基本信息、接种信息和数据完整性等异常信息统计查询功能，并组织各省进行数据质量核查；随着加强免疫方案的实施，在该信息系统中上线加强免疫（包括同源加强免疫和序贯加强免疫）统计功能。在本次新冠病毒疫苗大规模接种工作中，该信息系统的完善大大提升了信息录入的效率，加快了疫苗接种的进程，帮助国家及时了解各省接种进展，确保接种任务按时完成，为接种政策的制定和实施提供了重要数据支撑。

【启用移动预防接种车】由中国疾控中心指导设计的移动预防接种车设有等候区、预检区、接种区、冷链区及应急处置区等单元。在新冠病毒疫苗大规模接种期间，29 个省份使用移动预防接种车，为一些特殊人群提供就近就便接种服务，共为 500 万余人提供接种服务，打通疫苗接种服务“最后一公里”，受到各级领导、接种医生和受种者的好评。移动预防接种车经中国轻工业联合会组织多位院士和专家评估，被认定为国际领先。2021 年，牵头制定的《预防接种车基本功能标准》由中华预防医学会于 2021 年 6 月 1 日发布实施。

（尹遵栋、安志杰）

公共卫生政策研究

【整体谋划中国疾控中心改革与中国预防医学科学院筹建工作】

（1）总结形成国内、国外重点研究院所科研管理模式报告各 1 份，组织专家和领导对中国疾控中心改革提出意见和建议。

（2）就中国预防医学科学院筹建方案和设立模式咨询相关领域的 36 位专家，赴 6 家直属单位听取主要负责人和业务骨干的意见和建议。

（3）组织召开不同层面的研讨会，对中国预防医学科学院改革方案进行多轮修改完善，经中国疾控中心领导同意，该方案已上报国家疾控局分管领导。

【推进“十四五”疾控事业高质量发展规划工作】

（1）组织中国疾控中心专家编写《“十四五”高质量医疗卫生服务体系建设实施方案》《“十四五”疾控事业高质量发展规划重点研究问题和工作建议》。

（2）配合国家卫生健康委疾控局编写《“十四五”期间“外防输入、内防反弹”一揽子工作计划建设方案》。

（3）根据最新政策，完善《中国疾病预防控制中心“十四五”发展规划》。

【开展全国疾控体系改革专题调研工作】

（1）完成《疾病预防控制体系改革地方进展》报告。

（2）配合国家卫生健康委疾控局赴两省参与全国公共卫生人才现场调研，撰写专题调研报告，相关材料已报中组部。

（3）2021 年 10 月，赴两省开展全国疾控体系改革进展现场调研，协助国家卫生健康委疾控局撰写相关调研报告。

【开展公共卫生政策研究与工作交流】

（1）完成 2020 年立项课题，包括对外委托课题 2 项、中心结余资金课题 1 项、社科基金合作课题 1 项。

（2）推进疾控、公共卫生领域的研究合作，包括中国卫生经济学会 2021 年度重点课题 1 项（获一等奖）、对外委托课题 2 项、合作课题 1 项。

（3）积极开展项目申报 2 项，发表资源配置、卫生政策等主题学术论文 8 篇，包括 1 篇 SCI 文章。

【承担政策支撑与宣贯工作】

（1）编印《中国新闻》“积极接种新冠疫苗　共筑免疫健康屏障”两会专刊，进行高层政策倡导。

（2）配合国家卫生健康委规划发展与信息化司（简称国家卫生健康委规划司）相关政策工作，编写《中国疾控中心推动健康中国建设进展报告》，参与边境地区卫生应急能力提升建设研究。

（3）完成中国疾控中心内部疾控事业发展相关工作，承担“疾控 20 年”文字总结和大事记梳理工作，配合开展全国省级疾控中心中央转移支付需求测算和“公共卫生创新计划”项目申报等。

（4）承担中国疾控中心领导重要会议和其他报告材料起草工作，包括上级领导来中国疾控中心调研的报告材料 3 份、中国疾控中心领导对外进行政策交流的材料 10 余份，以及中国疾控中心 2021 年重点工作报告。

【强化工作体系建设与政策法律储备研究】

（1）引入法律专业人员 1 名，完善工作体系建设。研究国家疾病预防控制专家委员会筹建工作。

（2）编写公共卫生政策动态月刊 12期，供相关专家和领导参阅。

（3）开展美国疾控中心资金运行情况、2020 年两会公共卫生类提案分析与答复汇总、“医防协同”相关概念产生和应用情况、我国公共卫生法律体系等研究，并形成相应工作报告。

（4）做好公共卫生法律支撑工作，参与《中华人民共和国突发公共卫生事件应对法（草案征求意见稿）》意见征求工作。

【参与新冠肺炎疫情防控工作】

（1）抽调人员加入新冠肺炎疫情一级响应框架工作组，组织选派 200 余名专家赴一线工作。

（2）选派人员作为疫情分析组专家，带队赴河北邢台开展疫情防控工作。

（3）协助整理 2020 年中国疾控中心派出专家信息并形成信息库。

（4）编印《新型冠状病毒肺炎疫情政策动态》周刊共计 52 期。

（王园）

网络安全与信息化

【开展信息化支撑新冠肺炎疫情防控工作】

（1）全面梳理应急响应工作情况，形成《中国疾病预防控制中心关于信息化支撑新冠肺炎疫情防控工作的报告》，报国家疾控局，获国家疾控局主要领导批示。

（2）根据业务需求完善信息系统，开展新冠病毒疫苗接种信息纳入健康码管理、免疫规划子系统新冠病毒疫苗接种数据备份—扩充设备、新冠病毒核酸检测信息与地方核酸系统数据交换接口建设等项目。

（3）全力保障中国疾病预防控制信息系统、免疫规划信息系统等核心信息系统稳定运行。

（4）根据联防联控大数据专班安排，开展大数据比对分析并将比对结果反馈各省。

（5）为应急组专家提供新冠肺炎应急响应文献专题服务 365 期，推送 371 篇相关英文文献信息及全文。

【推进全民健康保障信息化工程疾控信息系统竣工验收】推进全民健康保障信息化工程疾控信息系统建设工作，编写相关技术文档，登记资产，协助国家卫生健康委统计信息中心完成竣工验收。

【编写《国家流调溯源协同信息平台建设方案（讨论稿）》】组织编写《国家流调溯源协同信息平台建设方案（讨论稿）》，从建设背景、建设目标及原则、业务功能需求、建设内容、技术架构、实施路径、组织实施、经费预算等方面提出技术解决方案，报国务院应对肺炎疫情联防联控机制疫情防控组。

【编写《国务院一体化平台新冠疫情数据查询接口服务灾备建设方案》】按照国家卫生健康委关于完善健康码管理工作协调会议精神，编写《国务院一体化平台新冠疫情数据查询接口服务灾备建设方案》，从建设需求、建设方案、预算概况等方面提出技术解决方案，报国家卫生健康委规划司。

【实施中国疾病预防控制信息系统异地灾备中心建设项目】继续开展灾备中心建设，灾备设计方案通过专家评审。与湖北省疾控中心签订工作协议。

【调整中国疾控中心网络安全和信息化工作领导小组】根据中国疾控中心信息化工作需要，调整中国疾控中心网络安全和信息化工作领导小组，明确领导小组和领导小组办公室的组成人员及职责，以及具体的议事制度。

【开展业务信息系统及数据中心运行维护工作】维护约 588 台（套）机房设备、69 条虚拟专网、45 条同步数字体系（synchronous digital hierarchy，SDH）专线、11 条互联网线路、2 对裸光纤。开展四层机房不间断电源（uninterruptible power supply，UPS）设备更新、集装箱机房电路改造等工作，基础设施得到进一步优化。保障中国疾病预防控制信息系统、协同办公平台、中心网站等系统安全稳定运行。

【起草《中国疾病预防控制信息系统管理办法（征求意见稿）》】加强中国疾控中心一体化信息管理，起草《中国疾病预防控制信息系统管理办法（征求意见稿）》并广泛征求中国疾控中心直属各单位和总部各处室的意见。

【部署应急响应视频会议系统】改造 6 个会议室和 1 个监控室，安装视频会议系统设备 53 台、音频系统设备 61 台、网络设备 130 余台，同时利用该项目更新中国疾控中心无线网络，共安装 209 台无线发射器，覆盖综合楼全部会议室和办公室。

【改造数据中心】中国疾控中心昌平园区 4 层西侧机房改造通过初验后正式投入使用，办公自动化（office automation，OA）系统及职业病、突发公共卫生事件和鼠疫等重要信息系统相继被迁入改造后的机房。

【修订数据共享与使用管理办法】为规范中国疾控中心的数据资源管理，修订《中国疾病预防控制中心数据共享与使用管理办法（2021 年版）》并征求中国疾控中心直属各单位的意见。

【开展数据共享与情报服务工作】公共卫生科学数据中心注册用户已达 13.4 万人，2021 年度新增数据约 2 GB，提供数据服务 7 312 次。开展基于云桌面的新冠肺炎数据共享工作，云桌面数据共享 137 人次，审核数据文件 3 611 个。引进和维护 21 个科技文献数据库。“公共卫生学术热点追踪”微信公众号 2021 年度共发布 64 期 256 篇内容。

【推广应用流行病学动态数据采集平台（EDDC①）】2021 年，利用 EDDC 建立调查系

① EDDC 即 epidemiological dynamic data collection platform。

统 7 个，制作数据采集表单 21 张，共采集数据 1.5 万余条。

【开展网络安全制度建设工作】依据《中华人民共和国网络安全法》，按照等级保护相关管理标准，梳理中国疾控中心网络安全管理规范和制度，对现有制度进行优化和重新修订，牵头编写并发布《中国疾病预防控制中心外包软件安全开发管理办法》《中国疾病预防控制中心公有云服务租赁安全管理办法》《中国疾病预防控制中心信息系统安全建设管理办法》。

【开展重要信息系统的定级备案、等级保护测评工作】对 4 个三级信息系统（中国疾病预防控制信息系统、职业病及健康危害因素监测信息系统、协同办公系统、应急作业管理信息系统）、1 个二级信息系统中心网站进行等级保护测评，对中国疾控中心 6 个二级信息系统（病原微生物保藏信息管理系统、国家病原微生物资源库信息平台、国家慢性病综合防控动态监测与评估系统、境外疫情数据分析及风险评估平台、生物医学与环境科学网站、中国疾病预防控制中心周报网站）进行定级备案。

【开展重保和攻防演练工作】全国两会、“建党 100 周年”、国庆等重保时期实行每日“零报告”制度，开展网络安全自查自纠和风险评估工作，对重点保卫目标进行网络安全事件应急演练，以及网络安全扫描与检测。参加新冠肺炎疫情应急工作，完成各类应急事件处置并落实网络安全整改措施，发布安全预警通报，保障网络和信息安全。开展关键基础设施系统保障系列工作，包括风险评估、安保技术支持、现场值守及应急演练等。2021 年 4 月，受国家卫生健康委委派，参加公安部组织的重要信息系统网络安全攻防演练。

【完成常规监测预警及系统保障工作】完成中国疾控中心及直属单位网站安全监控与扫描，同时落实中国疾控中心及直属单位网站安全漏洞整改工作（含公安部、国家卫生健康委、北京市公安局、北京市国安局下发的安全漏洞扫描结果和整改通知）。

【开展网络安全执法检查工作】开展公安部、国家卫生健康委部署的 2021 年度网络安全执法检查工作。

【开展网络安全培训】2021 年 5 月 17 日至 21 日，受邀参加在新疆维吾尔自治区疾控中心举办的基层信息技术骨干人才培训班，进行 4 个学时的网络安全培训。5 月 24 日至 30 日，受邀参加在山东潍坊举办的基层信息技术骨干人才培训班，进行 8 个学时的网络安全培训。9 月 26 日至 30 日，受邀参加在西藏自治区疾控中心举办的中国疾病预防控制信息系统培训班，进行 4 个学时的网络安全培训。

【开展科研教学工作】

（1）作为课题、子课题牵头单位，承担国家科技重大专项、国家重点研发计划、国家自然科学基金等在研课题近 10 项。2021 年，完成“卫生信息技术”“医学信息检索与利用”两门研究生课程教学任务。1 名硕士研究生通过答辩毕业。

（2）开展基于多元网络和大数据的网络安全态势模型建立应用及态势感知平台建设相关结题验收工作。开展研究生教学工作，完成“网络安全”课程组织及昌平校区和潘家园校区两个研究生班各 32 课时的教学工作。

（苏雪梅、万明、赵自雄、赵嘉、傅罡、张英杰、赵梓辰、郭杰）

公共卫生管理

【完成国家卫生健康委职业健康司委托的“超大工程”任务】2021 年，受国家卫生健康委职业健康司委托，历经 7 个月时间，组织两个直属单位和近百名专家完成全国 79 家职业卫生技术服务机构甲级资质延续（含变更、增加业务范围）技术评审工作，获得国家卫生健康委职业健康司和中国疾控中心领导好评，得到技术服务机构认可。

【推进学校卫生监测模块信息系统建设并开展培训】2021 年 6 月 1 日，推动全民健康保障信息系统学校卫生监测系统上线，并于 10 月 15 日组织全国 31 个省（自治区、直辖市）及新疆生产建设兵团学校卫生监测工作骨干进行线上培训。

【推动直属单位科研工作】2021 年 3 月至 5 月，中国疾控中心公共卫生管理处（简称公卫处）与科技处牵头，组织 6 家直属单位共同撰写科研项目建议书，并协助报送上级单位。

【开展近视防控适宜技术试点对口指导工作】中国疾控中心、北京市疾控中心与对口指导的上海、江苏、浙江、广东 4 省（市）建立了“2+4”近视防控工作模式，对第一批 33 个试点区（县）开展了近视防控对口指导与调研工作。2021 年 11 月 26 日，开展了第二批试点线上培训，开启了第二批试点对口指导工作。

【助推青海省职业卫生工作】2021 年 9 月 14 日至 15 日，2021 年青海省职业卫生业务骨干培训班在西宁市举办，本次培训由中国疾控中心与青海省卫生健康委共同举办。青海省省级与市（州）级疾控中心、职业病防控相关单位和职业健康检查医疗机构等 59 家单位的 100 余名学员参加了培训，此次培训在加强青海省职业病防治能力建设、推动青海省基层职业卫生工作整体水平的提升方面发挥了重要作用。

【不断开展风险评估与处置工作】开展在海产品样品中检测出天然放射性核素钋 –210 超标问题的后续工作策划及研讨。参与中国疾控中心新冠肺炎流调与溯源专班工作。参与浙江巨化集团有限公司氟聚厂含氟有机混合气体吸入中毒事件卫生应急处置、河南宇锐化工科技有限公司刺激性气体泄漏中毒事件调查工作。

【落实业务管理与技术支撑】在疾控体系改革之际，组织公共卫生版块业内专家及领导研究提出健康危害因素防控体系建设策略与建议，并征集国家基本公共卫生服务项目储备库推荐项目。

【开展算法研究，强化科研能力】2021 年，开展碘 –131 在儿童青少年甲状腺内竞争富集及其辐射剂量率模型算法研究，申报国家自然科学基金和北京市自然科学基金有关项目。

（丁库克、唐小哲、张荔、林琳、刘瑶）

慢病与老年健康管理

【继续开展中国慢性病防控能力调查】在 2009 年、2010 年、2012 年、2014—2015 年和 2018—2019 年分别开展 5 次全国慢性病防控能力调查，该调查在系统梳理国内外慢性病防控能力调查指标的基础上，建立了我国慢性病防控能力评估指标体系。该调查覆盖全国省市县三级 3 000 多家疾控中心和 3 000 家基层医疗卫生机构。该调查开创了我国慢性病防控能力评估的先河，对多次调查数据进行横向和纵向分析，可为制定慢性病防控政策提供依据，也可为深化医改评估工作提供参考。2021 年，中国疾控中心慢病和老龄健康管理处（简称慢病处）完成第五次中国慢性病防控能力调查报告初稿，结合前四次调查数据，对近十年我国慢性病防控能力变化情况进行对比分析，同时进一步梳理能力调查指标体系，精简调查内容，为搭建第六次慢性病防控能力调查系统做好前期准备工作。

【开展慢性病综合防控体系机制探索研究】2021 年，依托《"健康中国 2030"规划纲要》，在"慢性病防控体系试点工作"项目和世界卫生组织双年度项目"中国基层慢性病防控体系评估指标研究"的基础上，深入开展慢性病综合防控体系机制探索研究，搭建慢性病综合防控体系机制指标体系，选择四个试点地区，通过问卷调查进一步探索慢性病综合防控体系建设解决方案。

【构建区域健康老龄化促进指数和老年健康服务体系建设状况评估指标】2021 年，利用专家咨询法构建指标体系，并利用层次分析法为各指标赋予权重，最终建立了由人居环境、医疗服务、公共卫生、护理养老和保障体系 5 个一级指标和 21 个二级指标构成的区域健康老龄化促进指数。依据国家卫生健康委等 8 部门联合印发的《关于建立完善老年健康服务体系的指导意见》，利用德尔菲法和层次分析法，建立了由 6 个一级指标和 16 个二级指标构成的老年健康服务体系建设状况评估指标。

【开展促进健康老龄化政策研究】为推动健康老龄化，积极开展老年健康服务公共卫生应对机制与策略研究和老年人新冠肺炎防控研究，完成《老年健康服务公共卫生应对机制与策略研究研究报告》和《老年人新冠肺炎疫情防控：中国实践》，为有关政策决策的制定提供了参考。

【组织实施老年人失能（失智）预防干预试点项目】2021 年 3 月至 12 月，组织 15 个试点县（区）开展老年人失能（失智）预防干预试点项目，对所有干预县（区）进行慢性病自我健康管理、膳食营养、适宜运动等老年人失能（失智）防控健康教育，对失能（失智）高风险的老年人进行心脑血管疾病及危险因素管理、膳食管理、体重管理、放松训练、抗阻训练、八段锦运动锻炼等综合干预，形成失能（失智）干预技术工具包，为在全国推广积累宝贵经验。

【举办全国慢病防控与老龄健康技术培训班】2021 年 7 月 6 日至 7 日，在山西临汾举办全国慢病防控与老龄健康技术培训班，就健康中国行动、国家基本公共卫生服务、慢性病管理，以及老年心理健康、认知障碍、健康老龄化评估等重要领域研究进展与工作技术进行培训，全国各省疾控系统相关专家和业务骨干共 100 余人参加培训。

【推进全民健康生活方式行动】全民健康生活方式行动国家行动办公室积极推进全民健康生活方式行动整体工作及“三减三健”等专项活动的开展。截至 2021 年 12 月底，该行动已覆盖全国 96.59% 的县区，建设健康加油站 / 健康小屋、健康食堂、健康餐厅、健康超市、健康单位、健康学校、健康社团、健康社区、健康家庭、健康步道、健康主题公园、健康街区 12 类健康支持性环境 8.94 万余个，招募与培训健康生活方式指导员 89.4 万余人次。

【发布“三好”促健康联合倡议】2021 年 9 月 1 日，全民健康生活方式行动国家行动办公室在第 15 个全民健康生活方式日联合多个学术机构、高校和社会团体共同发布“三好”促健康联合倡议，倡导儿童青少年主动养成健康的生活方式，做到饮食好、运动好、睡眠好，不但要拥有健康的身体，还要形成独立健全的人格、自信自强的品质、和谐稳定的人际关系，为美好未来打下坚实的基础，助力健康中国建设。

【启动“促进合理膳食　助力乡村振兴”维爱公益行动】2021 年 12 月 27 日，作为指导单位，与人民网 · 人民健康、北京康盟慈善基金会在北京共同启动“促进合理膳食　助力乡村振兴”维爱公益行动，该行动通过走进贵州、河南、河北、甘肃等多个省份的乡村振兴帮扶县，针对农村儿童、青少年人群，以线上线下相结合的方式开展营养宣传教育和膳食指导，引导乡村家庭养成良好的饮食和生活习惯，推动合理膳食理念深入乡村，促进农村儿童营养健康水平不断改善，助力乡村振兴。

【开展国家基本公共卫生服务慢性病管理项目评估工作】2021 年，在广西、湖北、江西、江苏、浙江、新疆、四川、云南 8 个省（自治区）组织开展第四轮国家基本公共卫生服务慢性病管理项目评估调查。梳理总结前三轮调查数据及资料，完善调查信息收集流程。通过跟踪调查和队列研究，动态了解我国基层慢性病防控工作开展情况，评估国家基本公共卫生服务中慢性病管理项目的开展现状和效果，促进基层慢性病防控能力提升。

【开展中英减盐行动家庭主厨减盐干预项目终末调查工作】2021 年，在全国 6 个省开展中英减盐行动家庭主厨减盐干预项目终末调查工作，并组织开展培训，完成该项目总结报告，为中国社区家庭减盐干预措施的建立和推广提供科学依据。

（石文惠、殷召雪、王静雷、高欣、司向、朱晓磊、张晓畅、杨一兵）

流行病学应用与实践

【参与新冠肺炎疫情防控应急工作】2021 年，流行病学办公室副主任殷大鹏参加吉林省通化市，甘肃省嘉峪关市、张掖市和天水市等地区，以及内蒙古自治区满洲里市新冠肺炎疫情现场流调溯源工作，并参加 2020 年迪拜世博会[①]筹备组工作，担任中国馆副馆长，主要负责与新冠肺炎疫情相关的展馆设计和现场疫情防控工作；流行病学办公室胡跃华参加全球新冠肺炎中国溯源专家队，参与疫情分析研判等工作；流行病学办公室胡跃华、郑文静参与全国应对新冠肺炎疫情防控国家专家队任务。

【开展国民健康测量相关技术规范开发及试点应用工作】2021 年，积极开展《中国国民健康状况指标（T/CHAA 006—2019）》标准宣贯，指导河南、黑龙江、辽宁等地开展当地居民健康状况综合评价工作，推动疾控系统数据资源利用和决策支撑技术开发和专家队伍建设。探索以健康测量结果指导卫生决策的方法和途径，稳步推进国民健康测量相关工作开展。在《疾病监测》杂志发表“健康测量与标准化专题”文章 5 篇。

【教育、培训和业务指导工作】

1. 流行病学、卫生统计学和卫生经济学教学工作

2021 年，完成研究生流行病学、卫生统计学和卫生经济学相关 14 门课程共 804 学时教学，具体包括教学设计、组织、管理、授课、考核和总结工作。完成流行病学和卫生统计学 2 门学科共 2 次硕士入学考试出题及阅卷。推进流行病学教学体系改革，以提高学生的自主学习和思考能力为重点，引入参与式教学模式，分层次优化教学内容。

2. 开展流行病学和卫生统计学核心能力研修项目专项培训

流行病学和卫生统计学核心能力研修项目为持续实施项目，每期项目通过组织一年的在职继续教育培训，重点夯实项目学员流行病学和卫生统计学的基础理论和方法，提高其在公共卫生实践中流行病学和卫生统计学的应用研究能力，提升公共卫生从业人员的岗位胜任力。2021 年度流行病学和卫生统计学核心能力研修项目招收来自中国疾控中心、宜昌市疾控中心和苏州市疾控中心共 10 名学员，完成了 1.5 个月的集中基础培训，并组织学员参加了 2 次国内学术交流活动。

① 受新冠肺炎疫情影响，原定于 2020 年举行的迪拜世博会延期到 2021 年举行，仍使用“2020 年迪拜世博会”的名称。

3. 开展流行病学应用与实践系列培训

2021 年，以培训省级技术骨干为主，以“人群健康测量与评价”为主题，通过网络在线形式，完成第十五期流行病学应用与实践系列培训。培训采用专题讲座的形式，帮助学员了解相关理论和方法。培训开阔了学员的视野，有助于提高学员的专业素养，以及提升省级疾控系统数据分析及综合利用能力。

4. 开展公共卫生与预防医学名词编审工作

2021 年，作为全国公共卫生与预防医学名词编审秘书处挂靠单位，组织成立全国公共卫生与预防医学名词编写委员会，组织召开全国公共卫生与预防医学名词编写工作启动会，启动首批 21 个二级学科名词的编审工作。之后，召开公共卫生与预防医学名词编审工作线上培训会，培训公共卫生与预防医学名词编审工作方案制定、名词编审原则与方法等内容；召开公共卫生与预防医学名词秘书培训会，讨论 21 个二级学科名词一级、二级条目修改意见和下一步工作计划。截至 2021 年 12 月，首批启动的 21 个公共卫生与预防医学二级学科名词的编审工作有序进行，相关负责人提交了初稿，并进行了第一次查重修改工作。

5. 其他业务指导工作

2021 年，流行病学办公室派出两人支持《中国疾病预防控制中心周报（英文）》编辑部工作，一人为全职借调，另一人为兼职支持工作，具体参加创刊、杂志推介、网站设计、栏目翻译修订、筹集审核修订稿件等工作，截至 2021 年 12 月，已经参与刊发 106 期。该周报开始成为权威公共卫生信息来源，其中部分科研文献被陆续加入到 PubMed Central（PMC）[①] 和 Web of Science[②] 等国际权威数据库中。

【开展爱国卫生运动技术指导和支持工作】

1. 爱国卫生运动相关专家培训和文件制修订工作

组织撰写《爱国卫生运动 70 年白皮书》，参与修订《国家卫生城镇评审管理办法》《国家卫生城市和国家卫生县标准》《国家卫生乡镇标准》，组织并参与标准释义编写工作。组织专家编写海南省、江苏省苏州市、云南省澄江市、湖南省资兴市卫生城市与健康城市协同推进案例分析报告，完成国家卫生城市和健康城市协同推进政策建议研究报告。完成国家卫生城市创建居民获得感调查，从居民获得感的角度对国家卫生城市创建效果进行评价，为相关政策的制定提供参考。

2. 爱国卫生信息管理系统管理工作

开发国家卫生城市现场评估工具。支持全国爱国卫生信息系统数据交换功能的开发和

① PMC 是美国国立卫生研究院提供的一项服务，存档生物医学、生命科学科研文献。

② Web of Science 是全球权威的学术信息数据库。

测试，根据工作业务需求，进一步修改业务系统的内容及框架。参与爱国卫生信息系统安全测试、等级保护测试等工作。

3. 中华预防医学会爱国卫生技术指导工作委员会工作

牵头成立中华预防医学会爱国卫生技术指导工作委员会，组织完成重点场所环境卫生改善技术线上培训 2 次，每次培训超过 2 000 人次。在海南省、贵州省、广西壮族自治区、四川省开展环境卫生状况调查。组织开展爱国卫生实用技术培训等系列工作。

【开展科研课题项目工作】2021 年，流行病学办公室在研课题 15 项，新获批立项课题 5 项，发表科研论文 13 篇，发表 SCI 论文 3 篇，平均影响因子 4.73。在新冠病毒发生和发展规律的研究、肝癌流行现况评估、慢性病管理综合评价、不同免疫策略的卫生经济评价、中国水痘疾病负担研究、西部地区环境卫生状况调查、重点场所环境卫生改善等方面开展研究。

（胡跃华）

控烟工作

【开展中学生和大学生烟草流行调查工作】2021 年，在国家基本公共卫生项目的支持下，组织开展第三次全国中学生烟草流行调查和首次全国大学生烟草流行专项调查。中学生烟草流行调查覆盖全国 31 个省（自治区、直辖市）的 317 个县、市、区、旗的 1 827 所中学，最终完成调查问卷 26 万余份；大学生烟草流行专项调查在全国 31 个省（自治区、直辖市）抽取了 220 所高校，最终完成调查 12 万余份。

【支持无烟党政机关建设工作】2021 年 4 月，召开基本公共卫生服务项目培训，对 2021 年全国无烟党政机关建设工作提出工作部署。2021 年下半年编写制作无烟党政机关建设标准课件及视频 1 套，邀请控烟办公室（简称控烟办）研究员肖琳、研究员杨焱解读无烟党政机关建设标准做法，邀请北京市和上海市相关人员介绍具体创建过程、进行经验分享，指导建设工作。10 月，控烟办举办无烟党政机关建设经验交流与培训，国家卫生健康委规划司爱国卫生工作办公室和教育部机关事务局有关领导、全国 31 个省（自治区、直辖市）及新疆生产建设兵团控烟行政部门及技术机构 70 余人参加。12 月，在 2020 年省级及以上无烟党政机关全部建成的省份和 2019 年无烟党政机关建设样板省份中进行无烟党政机关优秀案例征集和编写工作。

【开展控烟工作综合调研评估】为进一步推进无烟党政机关建设，推动《健康中国行动（2019—2030 年）》控烟工作落实，于 2021 年 5 月至 6 月开展控烟工作综合调研评估，深入了解北京市、天津市、河南省、湖北省、浙江省、宁夏回族自治区、青海省、辽宁省无烟党政机关建设的工作进展，全面、动态掌握被调研省控烟专项行动工作任务实施进度和目标指标完成情况，包括自 2019 年以来全面无烟环境建设情况、戒烟服务工作开展情况及控烟宣传动员情况。

【助力银川打造社区戒烟综合干预模式】2021 年 12 月，银川市卫生健康委根据《健康银川行动实施方案（2020—2030）》部署要求，制定宁夏银川市社区戒烟综合干预试点项目方案，计划于 2022 年实施。控烟办受国家卫生健康委指示，协助当地技术部门修订《银川市社区戒烟综合干预试点项目操作指南》及《银川市社区戒烟综合干预试点项目实施方案》，并开发综合干预策略及评估工具包，助力银川市打造社区戒烟综合干预模式。

【组织与实施全国戒烟门诊项目】2021 年，戒烟门诊项目继续在全国范围内建立健全戒烟服务管理机制，规范戒烟服务体系。各级项目管理部门和项目医院通过举办戒烟服务培训，提高简短戒烟干预和戒烟服务技能，推动全国戒烟干预工作。控烟办举办 1 期戒烟干预技能培训班，并帮助各省开展省级培训。全国 373 家项目戒烟门诊和既往项目医院首诊共干预患者 28 577 人次，一个月、三个月随访共干预患者 31 057 人次。

【开展世界无烟日主题活动，承办 2021 年世界无烟日宣传活动】结合 2021 年“承诺戒烟，共享无烟环境”的无烟日主题，设计制作了世界无烟日宣传工具包，包括无烟日主题海报、主题视频、戒烟帮助短视频（9 个）、戒烟方法宣传折页、信息图等，并发给各地使用。策划形式多样的主题活动，联合相关机构、媒体平台共同传播控烟理念。

2021 年 5 月 9 日至 16 日，与世界卫生组织共同举办了 4 场“五百笔 + 承诺戒烟”线下实验艺术互动活动，邀请社会各界人士为画作进行一笔创作，通过“五百笔”这一艺术创作模式去呼吁和团结社会各界参与控烟行动。5 月 26 日，国家卫生健康委规划司与世界卫生组织驻华代表处于北京联合举办新闻发布会，发布《中国吸烟危害健康报告 2020》，中国疾控中心在发布会上介绍了“中国戒烟平台”微信小程序。

2021 年 5 月 31 日，承办 2021 年世界无烟日宣传活动，邀请政府相关机构人员、国际组织人员、社会组织人员、演艺人员等参加活动，活动上分发了无烟日宣传材料，发布了戒烟主题视频，邀请中央电视台主持人为活动主持，并邀请青年演员进行戒烟倡导，营造全社会关注控烟、支持控烟的良好氛围。在世界无烟日期间通过报刊、电视、网络社交平台、短视频平台、网络直播平台等媒体渠道开展全方位的无烟日宣传推广活动。联合北京电视台、新浪、腾讯、抖音等媒体共同开展无烟日宣传工作，借助各大媒体平台及用户资源优势，扩大宣传覆盖面，提升公众参与控烟行动的热情。据不完全统计，2021 年宣传活动主动策划的新媒体阅读讨论量超过 3 亿人次，营造了良好的控烟、戒烟氛围。

【启动“戒烟 1+N”行动，组织微博平台“#28 天戒烟挑战 #”活动】为了鼓励引导吸烟者产生戒烟意愿并主动戒烟，进一步宣传推广戒烟服务，传播科学的戒烟方法，在国家卫生健康委规划司的指导下，于 2021 年 12 月启动“戒烟 1+N”行动，组织微博平台“#28 天戒烟挑战 #”活动，帮助吸烟者参与到戒烟行动中，鼓励更多的人支持并帮助他人戒烟。活动内容包括：发起戒烟微博话题，开展戒烟线上打卡；以“戒烟 1+N”的形式鼓励公众邀请身边吸烟者参与戒烟行动，参与者可 @ 多名身边吸烟者共同参与戒烟行动；带话题分享戒烟经历、记录戒烟感想、挖掘互助戒烟故事等。通过点赞、评论等方式营造相互支持的活动氛围，并对戒烟者或影响带动他人戒烟者进行奖励。活动期间以“# 如何戒烟最科学 #”“# 戒烟成功是什么体验 #”为主题开展两次连麦直播活动，观看次数达

80 万次。据统计，微博话题活动阅读讨论量超过 2 500 万人次。

【开发“中国戒烟平台”微信小程序，打造权威戒烟资源平台】为推动《“健康中国2030”规划纲要》中控烟目标的实现，通过互联网平台和新媒体手段普及推广科学有效的戒烟方法，提供实时在线的专业戒烟咨询与戒烟干预服务，高效便捷地帮助吸烟者尽早戒烟，开创性地建立了我国首个权威戒烟资源平台——“中国戒烟平台”微信小程序。该小程序整合了国内权威的戒烟热线、线上戒烟公众号及小程序等高效便捷的戒烟服务资源，同时提供了全国戒烟门诊的信息。该小程序以公众喜闻乐见的科普短视频形式开展控烟健康教育工作。截至 2021 年 12 月底，该小程序的访问次数达到 140 万次。

（肖琳、刘世炜、南奕、谢莉、胥琳梦、熙子、冯薇薇）

健康传播

【举办 2021 年中国健康科普大赛】2021 年 5 月 27 日至 28 日，“2020 中国健康科普大赛总结会暨 2021 中国健康科普大赛启动会”在南宁市召开，来自全国各省（自治区、直辖市）疾控中心、健康教育机构的分管主任、健康教育负责人参加了会议。会议指出，经过以往六届健康科普大赛，科普工作在传播形式、趋势把握、社会动员等方面有了较大进步和发展，获得了良好的传播效果。各省通过几年参赛的淬炼和交流，对科普工作愈加重视，不断涌现出优秀的科普作品和业务能力扎实的科普工作者，各地区之间健康传播工作业务能力差异也在逐步缩小。启动仪式后，与会人员针对目前健康传播工作面临的新机遇、新考验进行了充分的交流。本次会议同时举办了疾控系统健康科普训练营。

【推进健康科普】2021 年，开发及制作健康科普作品 500 条，包括音视频、一图读懂、海报等。在中国疾控中心网站的健康主题传染病专栏里开设专题，发布新冠肺炎健康传播科普图文和视频等，供公众和专业机构学习、浏览及下载。开展肿瘤防治宣传周、全民国家安全教育日、全国科普日、世界流感日、遏制耐药、控烟等线上线下活动。

【开展健康传播】2021 年，修改更新全国 12320 健康信息资源库内容约 100万字。参加国家卫生健康委新冠病毒疫苗接种工作宣传专班，负责疫苗接种宣传和科普教育工作。组织利用中国疾控中心及各地 12320 电话、网站、短信、微博、微信等综合服务平台，形成全方位、多角度、立体化的科普宣传与舆论引导格局。配合国家卫生健康委宣传司和国家疾控局编写、审核健康科普作品及书籍，组织编写、出版《最美疾控人》。积极推进与外交部、教育部、国家卫生健康委、各级政府网站、《人民日报》、学习强国平台、联合国儿童基金会等机构组织和多家国内新媒体平台就新冠肺炎防控科普合作开展健康传播。

【打造科普品牌】继续开发疾控科普 App，建成具有 6 217 条知识信息的支撑知识库。2021 年，该 App 经过专家论证，符合上线条件。积极协调相关部门，牵头申报 2021 年至 2025 年国家级健康科普教育基地，该项工作已通过国家卫生健康委宣传司审核并完成网上申报。

【搭建传播矩阵，助推健康教育】维护中国疾控中心“两微”官方账号和全国卫生 12320 官方微博和微信，及时发布新冠肺炎等与公众需求相关的健康科普信息。2021 年，中国疾控中心“两微”官方账号“中国疾控动态”和“疾控科普”及全国卫生12320官方微博和微信共发布微博、微信约3 000条，并被多家新媒体账号多次转载。指导各地通过12320电话、网站、短信、微博、微信、App等多种途径宣传健康扶贫政策，多措并举，如通过咨询、科普、问卷调查、调研评估等形式努力解决群众的实际健康需求，助推健康教育。

【协调指导全国疾控机构开展健康教育、健康科普与健康促进工作】积极组织并参加国家卫生健康委与中国共产党中央委员会宣传部（简称中宣部）、科技部、中国科学技术协会（简称中国科协）共同举办的“健康知识普及行动——2021年新时代健康科普作品征集大赛”，共有16个健康科普作品获得大赛优秀奖，其中中国疾控中心直属单位有10个作品获奖，健康传播中心有6个作品获奖。联合中华预防医学会等单位举办全国战“疫”疾控人影像事迹征集活动，收到照片作品859组共2 000余张、视频作品137条，评出一、二、三等奖29个，优秀奖若干。赴湖北省卫生健康委及湖北省、武汉市等疾控机构开展调研及督导工作，督导主要内容包括基层疾控机构健康传播建设情况、重大传染病疫情应对及健康传播的主要做法、12320热线管理的工作情况，以提高省市级疾控机构的健康传播建设能力，完善12320健康服务热线的管理工作。

【继续开展日常卫生舆情监测和应急监测】开发及制作大量新冠肺炎疫情科普作品。为国务院联防联控机制新闻发布会提供新冠肺炎科普口径，扩大中国疾控中心的社会影响力，加深公众对新冠肺炎的认识和理解，引导人们树立科学正确的新冠肺炎防控观念。新冠肺炎应对期间，监测相关咨询来电信息约604万件次，形成舆情监测日报及周报117份，分析研判咨询热点及变化趋势，对下一步宣传重点提出针对性建议。与相关处室组成风险沟通组，对舆情进行研判并提出对策。河南洪涝灾害期间，组织各地12320卫生热线通过短信平台开展宣传，并在微博、微信发布科普专题信息。

【实施“十四五”时期疾控健康促进和健康教育目标、策略与核心政策研究项目】继续回顾我国疾控系统健康促进和健康教育工作内容、特点和策略等，依据问卷调查结果，分析新时期疾控健康促进和健康教育工作面临的新形势、新任务，完成2万余字的研究报告初稿。

（荣蓉）

卫生标准

【开展公共卫生领域卫生健康标准化试点工作】委托 10 家地方级机构开展公共卫生领域卫生健康标准化试点工作。

【开展卫生健康标准宣贯、培训工作】开展多形式、多渠道的卫生健康标准宣贯、培训工作，组织第八届国家卫生健康标准委员会新任委员培训 4 期（含 1 期国家级继续教育项目），包括职业健康、放射卫生、传染病、地方病、卫生有害生物防制等专业培训。

【开展标准化管理能力建设培训工作】推动构建国家和省级联动的卫生健康标准化技术支持体系，为推动国家－省－市联动的卫生标准化技术支持体系培养管理人才。

【开展卫生标准 2021 年少数民族语言编译工作】首次组织并完成 2021 年世界标准日宣传活动卫生健康标准宣传海报、折页藏语版的编译，并在藏区开展宣贯工作。

【完成地方卫生健康标准化专题调研工作】2021 年 4 月至 9 月，完成陕西、青海、广东、江西、辽宁、贵州、山西等省地方卫生健康标准化专题调研工作，深入了解各地方卫生健康标准化工作，并推动构建国家和省级联动的卫生健康标准化技术支持体系。

【开展公共卫生领域卫生健康标准舆情监测工作】开展公共卫生领域卫生健康标准舆情监测工作，2021 年发布月报 12 期、半年报 2 期和年报 1 期。

【验收年度标准评估项目】组织会议验收年度标准评估项目 12 项，其余 8 项标准申请并批准延期。组织完成 2021 年标准评估项目的标准推荐、承担单位征集、立项评审和协议签署等工作，召开标准评估项目立项评审会议并择优评选承担单位，最终委托上海市疾控中心等机构开展 15 项公共卫生领域卫生健康标准评估工作。

（全松）

人事管理

【人员基本情况】截至2021年12月底，共有正式职工1 968人，其中管理人员82人、专业技术人员1 837人、工勤人员49人。在专业技术人员中，高级资格人员占63.5%，中级资格人员占24%，初级资格人员占12.5%。

【开展干部选拔任用工作】2021年恰逢国家疾控体系改革，按照上级有关指示和要求，中国疾控中心干部选任工作暂停，未能全面开展处级干部的补充配备工作。全年引进京外处级干部1名、考核试用期处级干部23名、增选病毒学和中毒控制学首席专家2名。截至2021年12月底，中国疾控中心直属各单位领导班子成员、中国疾控中心本部处级干部共有93名，其中直属各单位领导班子成员45名、本部处级干部48名。正处级及以上干部42名，其中直属各单位23名、本部19名；副处级干部51名，其中直属各单位22名、本部29名。

【开展干部教育培训工作】组织中国疾控中心各处室和直属各单位开展为期三个月的党史学习教育专题网络培训，共计1 271名干部职工参加，参加人员获得国家卫生健康委干部培训中心颁发的结业证书。中国疾控中心领导班子成员积极主动参加国家卫生健康委组织的“面对面大讲堂”和集体学习培训，共计8次。选派4名处级干部参加国家卫生健康委组织的2021年春季、秋季干部专题进修班。

【开展干部监督管理工作】落实领导干部个人有关事项报告和核查制度，完成领导干部个人有关事项年度集中报告108人，随机抽查15人，重点查核5人，查核验证2人。加强领导干部因私出国（境）管理，保管有效期内因私出国（境）证件81本；在北京市公安局出入境管理总队办理变更信息16人次。严格管理中国疾控中心处级干部、离退休司局级干部兼职，对于符合规定到社会组织兼职的，按程序办理备案审批，全年共办理领导干部兼职备案手续22人次。

【推进干部人事档案专项审核全覆盖工作】根据中组部及国家卫生健康委人事司有关工作要求，将中国疾控中心和11家直属单位共计1 900余份干部人事档案纳入专项审核范围，在中心范围内持续推进干部人事档案专项审核全覆盖工作，加快推进干部人事档案管理信息化建设，为任前审核制度、干部资源配置提供精准高效服务。

【推进人才上下互派】中国疾控中心人才上下互派项目长期致力于接收各省、计划单列市疾控机构人员进修，以及开展中心青年骨干到基层锻炼培训等工作。2019 年起增设“免疫规划高级研修学者”项目，旨在培养具有国家级专业水平免疫规划青年专家或后备领军人才，提升全国免疫规划专业人员整体工作能力。对中组部、中华人民共和国人力资源和社会保障部（简称人社部）、国家卫生健康委等多部委的“西部之光”访问学者、新疆（西藏）特培学员等人才培养工作，中国疾控中心党委历来高度重视，连续多年按照国家卫生健康委人事司安排对全国各省市的疾控专业骨干和干部进行培训，帮助援助单位培养干部，2021 年共接收“西部之光”访问学者 1 人、新疆特培学员 2 人。此外，2021 年共接收进修人员 37 人，其中第一期“免疫规划高级研修学者”2 人已于 2021 年完成研修。

【规范实施人才引进和公开招聘】严把进入关口，继续做好高校毕业生公开招聘工作，2021 年共接收高校毕业生 34 名。由于编制限制和国家接收京外毕业生政策调整，中国疾控中心接收高校毕业生的数量大幅减少，为满足直属单位和机关处室部分岗位的用人需求，中国疾控中心人事处通过在中国疾控中心官网、中国疾控中心公众号、国家卫生健康委人才中心官网发布信息等方式加强招聘宣传力度，吸引更多优秀的海外留学回国人才，2021 年接收海外留学回国人员 6 名。

【组织专业技术资格申报评审】根据各部委专业技术资格评审要求，积极转发通知并组织开展相关评审工作。受到新冠肺炎疫情影响，2021 年国家卫生健康委开展的研究系列和医技系列的专业技术资格评审继续发生新变化、出现新要求——推行代表性成果评价，大幅度降低参评论文要求，破除“四唯”倾向，任职年限要求发生变化。

2021 年，共计 341 名职工申报专业技术资格评审（2020 年为 212 人，2021 年增加 129 人，增幅 61%），包括 3 名破格申报人员、71 名抗疫一线申报人员（其中 14 人符合“优先晋升条件”）。针对《中国疾病预防控制中心周报（英文）》杂志无关键词及 2019 年至 2020 年年未开展岗位聘任导致部分申报人员无聘任证明问题，中国疾控中心人事处多次与国家卫生健康委人事司、人才交流服务中心沟通并正式上报情况说明，积极寻求解决方式。最终国家卫生健康委认可《中国疾病预防控制中心周报（英文）》杂志发表文章纳入参评文章范围、通过出具职称聘任证明方式确保申报人顺利通过资格审核。338 人通过本单位、人才交流服务中心交叉互审，最终 209 人通过专业技术资格评审，其中正高级 77 人、副高级 103 人、中级 29 人，通过率为 62%。同时，中国疾控中心人事处全年为 6 人办理高级会计、图书出版、党务工作专业技术资格委托评审手续。

【开展人才选拔推荐】加大对优秀人才的选拔推荐力度，对外积极争取名额，对内规范推荐程序，保障推荐质量。2021 年，开展人才选拔推荐 60 余人次，徐建国院士荣获“第六届全国杰出专业技术人才”称号，吴尊友研究员荣获 2021 年度“最美科技工作者”称号。通过选拔推荐，一批专业领域成绩显著的优秀人才脱颖而出，起到激励带动作用，提升了中国疾控中心专家的知名度。同时，选派后备干部和优秀业务骨干参与援疆、援藏和到西部地区工作，加大人才培养力度。2021 年，推荐选派中组部、人社部第 10 批援疆干部第一轮人选 5 名，并顺利完成对第 10 批援疆干部人才和第 21 批博士服务团成员的服务期满考核工作。年轻干部和业务骨干通过一年的基层挂职工作，丰富了阅历、增长了才干，中国疾控中心也达到了培养和锻炼干部的目的。2021 年，6 名职工继续借调国际组织任职，中国疾控中心新派出 3 名同志，持续加强中国疾控中心全球卫生人才建设，提高在世界卫生组织等国际组织公共卫生领域的话语权和影响力。同时，有 7 名职工通过国家卫生健康委的选拔考试，被列为国际职员的拟推荐人选。

【开展博士后管理工作】根据《中国疾病预防控制中心关于博士后管理工作的通知》（中疾控教育便函〔2021〕243 号），经 2021 年第一次研究生院院长办公会研究，2021 年 3 月，在研究生院架构内成立博士后管理部，归口人事处负责。2021 年，招收博士后研究人员 4 人，其中自主招收 1 人、联合培养 3 人；按学科分布，基础医学流动站 1 人，公共卫生与预防医学流动站 3 人；按所在培养单位分布，病毒病所 1 人，艾防中心 1 人，营养与健康所（简称营养所）1 人，辐射防护与核安全医学所（简称辐射安全所）1 人。截至 2021 年 12 月 31 日，共有在站博士后研究人员 12 人。2021 年，组织在站博士后人员申报中国博士后科学基金第 69 批、第 70 批面上资助基金及第 3 批特别资助（站前）、第 14 批特别资助（站中）基金申报，病毒病所刘丹（合作导师段招军研究员）获得中国博士后基金第 69 批面上资助。

【开展重要日常人事管理工作】2021 年，办理因公出国（境）政审 19 人次，上报重要人事统计报表 50 余套。开发符合中国疾控中心需求的人力资源信息系统，组织完成薪资、领导桌面、OA 单点登录等功能模块的需求调研、方案确定，对人事干部进行系统培训。调整在职人员薪级及职务变动工资 396 人次，按月核定在职人员津贴补贴发放 363 人次，核定赴一线参加疫情防控人员卫生防疫津贴 121 人次。核定在职人员养老保险、职业年金缴费基数及补缴保险 720 余人次。按月核定在职 243 人、退休 163 人养老保险征缴及发放工作，并顺利完成退休人员 2021 年调整工资待遇工作。完成参加养老保险人员退休、增减等信息变动 34 人次。办理人员调入、调出、退休等工资核定 42 人次，去世人员抚恤金发放 3 人次。办理直属单位 8 位专家延缓退休手续。办理中国疾控中心及直属单位法人证书年检手续，提供法人证书复印件 50 余次。办理 6 人享受干部医疗照顾手续。

（吕艳、黄彦、刘杨、李南南、崔璐、刘娜娜、李琪琪）

基础设施建设

【中国疾病预防控制中心关于应对新冠肺炎疫情提升公共卫生应急能力建设项目竣工】 2021年2月10日，中国疾病预防控制中心关于应对新冠肺炎疫情提升公共卫生应急能力建设项目施工总承包单位开标评标。4月25日，中国疾病预防控制中心关于应对新冠肺炎疫情提升公共卫生应急能力建设项目开工。11月23日，北京市昌平区住房和城乡建设委员会到中国疾控中心，针对关于应对新冠肺炎疫情提升公共卫生应急能力建设项目进行竣工验收。12月30日，中国疾病预防控制中心关于应对新冠肺炎疫情提升公共卫生应急能力建设项目《环境影响报告书》获北京市生态环境局审批。

（蒋晋生、薄珊珊）

科研管理

【新冠肺炎疫情相关科研项目管理】组织申报新冠肺炎疫情相关应急科研项目 7 项，合计经费 1.6 亿元。组织评审新冠肺炎疫情相关论文 20 余篇。梳理总结阶段性研究进展和成果发表情况，及时上报研究报告。撰写并报送新冠肺炎疫情期间日报和周报。开通新冠肺炎疫情期间伦理绿色通道，及时对新冠肺炎疫情相关项目进行伦理审查，为新冠肺炎疫情防控保驾护航。

【科研相关制度建设】组织研讨公共卫生领域科研需求建议，进行专家论证并报送国家卫生健康委科技教育司（简称科教司）。组织研讨“十四五”重点研发计划病原学与防疫技术等指南建议、传染病重大专项下一步研究布局建议。组织制定《中国疾病预防控制中心人类遗传资源管理规范》。修订《中国疾病预防控制中心科技成果转化管理办法》，并编制科技成果转化管理程序、技术合同管理、现金奖励管理等系列规定。修订《中国疾病预防控制中心科研项目管理规定》等。梳理国家科研相关政策，编制《科研管理文件汇编》。

【科技援疆、援藏工作】对新疆维吾尔自治区疾控中心申报科研项目进行帮扶，指导获批新疆维吾尔自治区自然科学基金项目 6 项。获批国家自然科学基金项目 1 项，为新疆维吾尔自治区疾控中心建成以来获得的首个国家自然科学基金项目。组织召开中国疾控中心 2021 年科技援藏工作会，对西藏自治区疾控中心进行科技帮扶，达成对口科技援助工作意向。

【科研项目管理】获批应急科研项目 7 项。组织申报重点研发计划项目 11 项，通知立项 2 项。申报国家自然科学基金项目 10 项、北京市自然科学基金项目 3 项。申报科技创新 2030 项目 2 项。组织“十三五”重大专项结题验收及经费调整。向国家卫生健康委医药卫生科技发展研究中心推荐 12 名卫生健康领域重大专项工作人员。推荐 6 名国家重点研发计划“战略性科技创新合作”重点专项指南编制专家。

【科研诚信和伦理审查管理】转发《医学科研诚信和相关行为规范》。撰写中国疾控中心科研诚信和科研作风学风建设工作总结并报送国家卫生健康委科教司。组织召开 1 次加急会议和 4 次伦理审查会议，受理伦理审查项目 34 项，其中新冠相关项目 7 项，跟踪伦理审查项目 5 项。向国家卫生健康委科教司推荐 11 名医学伦理专家。

【重点实验室和人类遗传资源管理】协助报送国家级、委级重点实验室2020年度报告5份。组织制定《中国疾病预防控制中心人类遗传资源管理规范》。受理人类遗传资源采集、国际合作科学研究申报4项，其中新冠相关项目2项。受理人类遗传资源材料出入境事宜4项，其中入境3项、出境1项。协助北京市实验动物管理办公室开展北京市人类遗传资源调查。

【科技成果管理】组织申报中华预防医学会科学技术奖14项、中华医学科技奖4项、华夏医学科技奖1项。开展科技成果鉴定和登记15项。组织报送“十三五”科技成就展展品。推荐“青年人才托举工程”项目候选人、第二十二届吴阶平－保罗·杨森医学药学奖个人、科技创新领军人才、全国科技系统抗击新冠肺炎疫情先进集体和先进个人。组织编制中国疾控中心科技成果与论著年报。

【中国疾控中心科研资源和数据管理自查工作】根据国家卫生健康委党组和驻委纪检监察组工作部署，在2020年科研自查基础上，于2021年10月至11月对中国疾控中心“十三五”以来承担或参与的科研项目涉及的科研资源和数据管理情况进行自查。中国疾控中心承担或参与的科研项目中，涉及对境内外机构提供人类遗传资源20项、病原微生物6项、科学数据81项，不存在未履行登记审批程序向境内外机构提供科研资源和数据的情况。

【全国疾控系统科研管理相关培训】2021年1月15日，以腾讯会议形式举办“中国疾控中心科研伦理与成果转化培训”，邀请了北京协和医学院、北京市科学技术委员会专家和教授，就科研伦理与伦理审查、成果转化等方面进行专题授课。6月11日，在中国疾控中心举办“科研项目科学数据汇交相关培训”，邀请了中国医学科学院教授，就科研项目科学数据汇交方案、注意事项等进行专题授课。7月8日至9日，在山东青岛举办“全国疾控中心科研诚信与医学伦理培训”，邀请了国家卫生健康委医药卫生科技发展研究中心、重点院校知名专家和教授，就科研诚信、医学伦理、科研经费、科研成果及人类遗传资源管理等方面进行专题授课。

【公共卫生创新计划、公共卫生安全科技创新工程项目申报】组织编制2022年至2023年中国疾控中心公共卫生创新计划——疾控信息化能力与智慧疾控体系项目申报书及预算，申请经费每年3 500万元。为充分发挥中国疾控中心在国家疾控体系中的骨干和引领作用，以能力提升为核心，以科技创新为动力，优化公共卫生学科布局，培育疾控科研人才和队伍，提升公共卫生科研体系建设，组织制定公共卫生安全科技创新工程及中央级公益性科研院所基本科研业务费方案。

（陈园生、王吉春、陈亮、杨曦、秦宇、李晓杰）

外事工作与全球公共卫生

【俄罗斯驻华大使馆公使衔参赞热落霍伟茨夫先生一行来访】2021 年 2 月 24 日，中国疾控中心高福主任在中国疾控中心北区会见了到访的俄罗斯驻华大使馆公使衔参赞热落霍伟茨夫先生、高级参赞法捷耶夫先生及二等秘书李善德先生。中俄就双方合作情况，核酸检测有效性及应对问题，中国新冠病毒疫苗研发、生产和应用，新冠病毒变异，疫情处置经验，疫情发展预测，公共卫生系统完善及未来合作领域等内容进行了交流。

【参加“疫苗和全球卫生：新冠疫苗研发、策略和应用”研讨会】2021 年 2 月 26 日，中国疾控中心高福主任在线参加美国哥伦比亚大学主办的“疫苗和全球卫生：新冠疫苗研发、策略和应用”研讨会，并就“中国在新冠疫苗研发中的角色”议题作了报告。

【与巴基斯坦国立卫生研究院签署合作谅解备忘录】2021 年 3 月，与巴基斯坦国立卫生研究院签署合作谅解备忘录。双方未来五年将在传染病、慢性病与伤害的监测与干预，实验室体系建设，公共卫生应急准备与循证决策技术等领域开展合作。

【参加国家级公共卫生机构国际联盟亚洲区域网络会议】2021 年 4 月 1 日，中国疾控中心病毒病所、外事处专家应邀参加了国家级公共卫生机构国际联盟（International Association of National Public Health Institutes，IANPHI）亚洲区域网络会议。中国疾控中心、巴基斯坦国立卫生研究院与沙特疾控中心作为成员机构代表就本国新冠病毒基因测序工作进展、策略及挑战、各国不同人群的全基因组测序策略和测序标准等内容展开讨论。

【应邀出席非洲疫苗生产峰会】2021 年 4 月 13 日，中国疾控中心高福主任应邀在线出席了非洲联盟（简称非盟）和非洲疾控中心联合举办的“维护卫生安全——非洲疫苗生产峰会”，并参加了“多双边合作伙伴共促非洲疫苗产能”环节的专家讨论。高福主任表示中国疾控中心与非洲疾控中心将在疫苗研发能力、监测体系、疫苗监管机构建设等方面加强合作，并与全球伙伴协作支持非洲疫苗生产的基础设施建设。

【参加中德卫生对话】2021 年 4 月 19 日，中国疾控中心高福主任在线参加中德卫生对话，并就“新冠疫情防控”议题作了报告。

【朝鲜驻华使馆一行来访】2021年4月25日，朝鲜驻华使馆一等秘书全昌真（Jon Chang Ji）先生和一等秘书石用国（Sok Yong Guk）博士访问中国疾控中心，病毒病所专家向其介绍新冠病毒变异株检测和鉴定方法。

【与在印度的中国同胞就新冠肺炎疫情防护连线互动】2021年4月28日，应中国驻印度大使孙卫东邀请，中国疾控中心高福主任率专家团队与在印度的中资企业、留学生、华侨及中国驻印度媒体代表等约300人视频连线互动，就当前印度新冠肺炎疫情形势、如何做好个人防护等热点问题进行交流。

【参加“大流行病监测、防范和应对”亚非圆桌会议】2021年5月19日，应哈佛大学非洲研究中心邀请，中国疾控中心高福主任在线参加了“大流行病监测、防范和应对”亚非圆桌会议，并作为嘉宾参与“监测与应对”小组讨论，与与会专家就“如何加强潜在大流行病的监测能力”和“大流行病有效应对的经验教训”议题进行了交流。

【会见英国驻华大使馆公使衔参赞戴丹霓女士】2021年6月3日，中国疾控中心高福主任在青岛参加博鳌亚洲论坛全球健康论坛第二届大会期间，会见了英国驻华大使馆繁荣卫生创新公使衔参赞戴丹霓((Danae Dholakia）女士。双方就英国卫生体系改革后英国驻华使馆全球卫生工作情况、“国际旅行红绿灯”疫情风险评级系统、全球共享禽流感数据倡议数据应用、中英公共卫生系统改革及未来重点合作领域进行了交流。

【成立外事工作领导小组】2021年6月10日，成立外事工作领导小组，以研究部署中国疾控中心重大外事工作任务，明确年度重点合作机制、合作项目和活动，分工落实重点工作计划、任务，指导各单位国际合作事宜。

【入选“卫生一体化高级别专家小组”】2021年6月15日，中国疾控中心高福院士、周蕾研究员入选“卫生一体化高级别专家小组”。该组织由世界卫生组织、联合国环境规划署、世界动物卫生组织和联合国粮食及农业组织联合发起成立，聚焦人、动物和生态系统健康的界面所引起的复杂和多学科问题。26名来自政府、科研智库、非政府组织和企业的专家入选该组织。

【申报世界卫生组织慢性病社区综合防控合作中心】2021年7月10日，中国疾控中心慢性非传染性疾病预防控制中心（简称慢病中心）申报世界卫生组织慢性病社区综合防控合作中心，以降低慢性病疾病负担、促进公众健康、提升中国慢性病防控领域的国际影响力。

【参加“新冠肺炎疫情下对疟疾的重新思考”线上国际研讨会】2021 年 9 月 1 日，中国疾控中心高福主任参加了“新冠肺炎疫情下对疟疾的重新思考”线上国际研讨会，并在“疟疾消除的区域进展”环节分享了中国消除疟疾工作经验，以及对非洲国家应如何应用的思考和建议。本次研讨会通过视频网站进行全球直播。

【参加俄罗斯第六届东方经济论坛】2021 年 9 月 3 日，应俄罗斯联邦政府邀请，中国疾控中心邵一鸣研究员以视频方式参加了于俄罗斯符拉迪沃斯托克市举办的第六届东方经济论坛“防疫屏障 – 如何预防新的大流行”专题讨论，并介绍了中国自新冠肺炎疫情流行以来各阶段的防控策略。安娜・波波娃（Anna Popova）局长赞扬了中国对新冠肺炎疫情的成功遏制，并表示将继续与中国在疫情防控方面开展合作。

【参加马来西亚“不止于新冠疫情：抗击传染病”线上研讨会】2021 年 9 月 13 日，中国疾控中心流行病学首席专家吴尊友教授受邀参加“不止于新冠疫情：抗击传染病”线上研讨会，并作“中国新冠肺炎疫情防控策略”主题报告，介绍了中国“清零策略”的主要防疫政策。共有 300 余人参加了本次线上研讨会。

【申报 2021 年度中国政府友谊奖】2021 年 9 月 30 日，经中国疾控中心推荐，瑞士热带病与公共卫生研究所所长约克・乌辛格（Jürg Utzinger）教授获得 2021 年度中国政府友谊奖，该奖项是为表彰在中国现代化建设和改革开放事业中作出突出贡献的外国专家、由国务院授权国家外国专家局设立的最高奖项。

【组织开展国际合作管理调研和座谈会】2021 年 10 月至 12 月，中国疾控中心外事处赴中国疾控中心有关直属单位和处室开展了国际合作管理调研和座谈会，以规范国际科研合作项目管理、加强涉外项目风险防控。

【与蒙古国国家传染病研究中心召开新冠肺炎疫情线上技术交流研讨会】2021 年 10 月 13 日，与蒙古国国家传染病研究中心召开新冠肺炎疫情线上技术交流研讨会，双方就蒙古国新冠肺炎疫情流行情况、病例确诊方法、德尔塔变异株流行情况、儿童和孕妇等特殊人群感染情况、聚集性病例应急处置和密切接触者追踪、中国聚集性病例调查、密切接触者追踪的原则及操作流程等内容进行了交流。

【与俄罗斯合作伙伴共同举办第四届中俄传染病线上研讨会】2021 年 10 月 19 日至 20 日，与俄罗斯合作伙伴共同举办了第四届中俄传染病线上研讨会。中俄传染病防控领域的 17 位专家就新冠肺炎、流行性感冒（简称流感）、结核病和艾滋病等领域的最新科研发现和防控经验进行了交流。

【参加中俄人文合作委员会卫生合作分委会第二十一次会议】2021 年 10 月 29 日，中国疾控中心高福主任在线参加中俄人文合作委员会卫生合作分委会第二十一次会议，并就“中俄传染病防控合作”议题作了报告。会议由国家卫生健康委曾益新副主任与俄罗斯联邦卫生部卡姆京（Kamkin）副部长共同主持。

【与比尔及梅琳达·盖茨基金会北京代表处在线召开 2021 年度双边主任年会】2021 年 11 月 8 日，中国疾控中心高福主任与比尔及梅琳达·盖茨基金会北京代表处新任首席代表郑志杰教授率双方团队，通过网络视频形式召开了 2021 年度双边主任年会。会议就合作项目进展、项目执行过程中的挑战与应对措施、未来合作领域进行了讨论。会议由中国疾控中心外事处承办，中国疾控中心相关直属单位和处室的 20 余名专家与会。

【参加 2021 年大挑战年会线上讨论活动】2021 年 11 月 9 日，应主办方之一比尔及梅琳达·盖茨基金会邀请，中国疾控中心高福主任在线参加了 2021 年大挑战年会，并在“直至全球安然无恙，否则无人安全——疾控中心是疫情防范与应对的基石”环节参与讨论。高福主任与参会来宾就疾控机构在全球新冠肺炎疫情应对中所发挥的积极影响力与作用、全球疫情防控策略与措施、疾控机构领导力与从业人员能力建设、国际社会未来所面临的大挑战等议题展开了探讨并达成共识。

【参加第六次中英卫生对话】2021 年 11 月 26 日，中国疾控中心高福主任在线参加第六次中英卫生对话，并就“中英机构间卫生安全领域合作”议题作了报告。

【与俄罗斯合作伙伴举办新冠病毒检测技术线上交流会议】2021 年 12 月 3 日，与俄罗斯联邦消费者权益保护和公益监督署及其下属的俄罗斯中央流行病学研究所、俄罗斯国家病毒学和生物技术研究中心共同举办了新冠病毒检测技术线上交流会议。各方专家就中俄新冠病毒分子生物学检测和样本采集方法、新冠病毒检测实验室间比对研究机制草案等相关技术问题进行了讨论。

【与蒙古国国家传染病研究中心签署合作谅解备忘录】2021 年 12 月 9 日，与蒙古国国家传染病研究中心签署合作谅解备忘录，双方未来五年将在传染病监测与防控、现场流行病学培训与健康促进、免疫研究与疫苗研发、卫生应急准备和响应、实验室建设等领域开展合作。

【第十五届中日韩传染病论坛暨合作研讨会在线召开】2021 年 12 月 9 日至 10 日，第十五届中日韩传染病论坛暨合作研讨会以视频会议形式在线召开，中国疾控中心高福主任、日本国立感染症研究所所长脇田隆宇（Takaji Wakita）博士和韩国疾病预防控制署署长郑银敬（JEONG Eun Kyeong）博士率各机构技术团队共计 80 余位专家参加论坛和研讨会活动。中日韩三国专家就新冠病毒疫苗接种与抗生素耐药领域的最新研究发现和防控工作进展，以及 2020 年东京奥运会与残奥会期间新冠肺炎疫情监测和防控策略及措施进行了探讨。高福主任还分别与脇田隆宇博士、郑银敬博士进行了年度会晤，就双方关切的新冠病毒疫苗接种、季节性流感、戊型肝炎病毒、蜱传播疾病等科研问题进行了广泛交流。

【接待美国卫生与公众服务部驻华代表赵蕊博士一行】2021 年 12 月 15 日，中国疾控中心高福主任会见了美国卫生与公众服务部驻华代表赵蕊（Erika Elvander）博士、美国卫生与公众服务部驻华代理副代表马修·布朗（Matthew Brown）博士、美国疾控中心在华项目代理负责人余雪莲（Sue Lin Yee）女士等一行 5 人。双方就中美传染病项目合作进展、双边主任交流机制、中美在非洲合作及未来合作领域等内容进行了沟通。

【中美疾控中心联合举办新冠肺炎疫情防控系列视频技术交流会】2021 年，中美疾控中心联合举办了 5 期新冠肺炎疫情防控系列视频技术交流会。会议内容涉及病毒基因组变异、新冠病毒疫苗有效性与安全性监测、新冠病毒疫苗需求和接种意愿、全球新冠肺炎疫情风险评估等领域。

【参加欧洲疾控中心合作伙伴联络人会议和应急合作联络人会议】2021 年，派员参加了欧洲疾控中心组织的合作伙伴联络人会议和应急合作联络人会议共 13 期。会议内容涉及新冠病毒检测和疫苗研发、新冠疫情流行病学及应急准备等领域。

【举办国际合作能力提升系列讲座】2021 年，为提升中国疾控中心专家开展国际合作与交流工作的能力，举办了 4 场主题分别为“海外任职经验分享”“世界卫生组织合作中心申请经验分享”“多元文化背景下的公共卫生”“公共卫生领域国际合作与交流能力提升”的系列讲座，邀请了来自美国卫生与公众服务部驻华代理、世界卫生组织在华合作中心协调办公室等机构和单位的专家作了报告，共 280 余人参加了系列讲座。

【派遣专家参与新冠肺炎疫情防控紧急援助任务】

（1）2021 年 8 月 30 日至 9 月 2 日，派遣罗会明主任医师赴澳门特别行政区执行新冠肺炎疫情防控任务。

（2）2021 年 9 月 15 日至 11 月 15 日，应中国国际贸易促进委员会邀请，派遣马学军研究员赴阿联酋执行 2020 年迪拜世博会中国馆新冠肺炎疫情防控任务。

（3）2021 年 10 月 26 日至 11 月 16 日，派遣金连梅研究员赴英国参加《联合国气候变化框架公约》第二十六次缔约方大会，并为参会的中国代表团提供疫情防控保障技术支持。

（4）2021 年 11 月 20 日至 24 日，派遣董小平研究员和常昭瑞研究员赴香港特别行政区执行新冠肺炎疫情调研任务。

【与台湾地区疾控机构开展交流合作】作为对台湾地区通报常规传染病疫情的窗口，2021 年，与台湾地区疾控机构交换传染病疫情信息 114 期。

【全球疫情数据分析和风险评估平台上线使用】在新冠肺炎疫情期间，中国疾控中心全球公共卫生中心（简称全球公卫中心）境外疫情数据分析和风险评估团队以数据分析和趋势研判为目标，创新性地建立了全国官方第一个全球疫情数据分析和风险评估平台，提供相对及时、公开、透明、有效的公共卫生信息。

该平台于 2021 年 11 月上线使用，现阶段主要服务对象是全国疾控体系、政府机构和科研院所的工作人员。该平台以新冠肺炎疫情为突破口，以实现数据智能辅助全球疫情防控决策为目标，根据全球各国政府、国际组织、非政府组织、大学科研院所等权威机构对外公布的多维度新冠相关数据（涉及发病、死亡、实验室检测、防控政策、病毒变异、疫苗接种、人群移动、跨境航班等），实时进行海量数据收集、核查、筛选、标准化和有机整合。该平台对数据进行综合分析利用，包括实时多维度统计和查询、整合数据的可视化展示、关联分析、建模和仿真分析等，为全球新冠肺炎疫情态势分析提供数据支持。该平台已被纳入李克强总理第 24 次中国 – 东盟领导人会议的倡议中，未来将作为公共卫生产品与东盟国家共享。

【援塞拉利昂固定生物安全实验室第三期技术援助项目全面支持塞拉利昂抗击新冠肺炎疫情】中国疾控中心援塞拉利昂固定生物安全实验室第三期技术援助项目第一批专家组孙军玲等 5 人（2020 年 9 月至 2021 年 10 月）、第二批专家组郑灿军等 5 人（2021 年 10 月至 2022 年 9 月）在塞拉利昂工作期间，在完成项目既定工作内容的同时，迅速转移工作重心，全面协助塞拉利昂开展新冠肺炎疫情防控工作。

截至 2021 年年底，塞拉利昂固定生物安全实验室累计接收 7 万余份新冠病毒疑似病例和密切接触者标本，所有标本在 24 小时内完成检测并报告结果，检测标本数约占塞拉利昂总检测量的四分之一。在提供实验室检测服务的同时，专家组积极参与塞拉利昂各项新冠肺炎疫情防控工作，始终与塞拉利昂卫生部、世界卫生组织和世界银行等国家部门和国际组织保持良好的沟通与协作，参与塞拉利昂防控新冠肺炎疫情相关策略和技术方案的制定。此外，专家组举办针对新冠病毒样品采集和实验室检测方面的专业技术培训班，累计培训 60 余名塞拉利昂相关专业人员，并参与针对当地华人的各种防疫方案制定、防疫技术指导、核酸检测等工作。

【首次利用在线模拟演练系统开展“东盟 10+3 国家公共卫生应急桌面演练”】2021 年 11 月 18 日，由中国疾控中心全球公卫中心主办、卫生应急中心、外事处、传染病处、信息中心协办，东盟秘书处支持的“东盟 10+3 国家公共卫生应急桌面演练”在线成功举办。

本次桌面演练是在外交部亚洲合作资金项目支持下开展的重要活动，首次运用在线模拟系统平台，该平台为在线桌面演练提供了一个更加科学化、智能化的演练环境，使桌面演练的仿真性、互动性和可控性大大提高。本次桌面演练以东盟“10+3”区域虚拟新发人畜共患传染病突发事件为背景，分为“识别、协作、筹资”三个故事阶段，请参演人员根据情节对相应的提问作出决策，并通过在线视频技术、情景模拟、互动决策、分组讨论、交互式操作等多种形式开展。此次演练活动共持续 3 个小时，由全球公卫中心戚晓鹏副主任主持，卫生应急中心许真研究员作为导调员进行场景描述，以及问题和讨论的引导，国家卫生健康委国际合作司何炤华副司长、中国疾控中心高福主任出席活动并讲话。来自泰国、新加坡、马来西亚、印度尼西亚、文莱、菲律宾、柬埔寨、缅甸、韩国和中国的国家卫生部门及东盟秘书处的共 77 位公共卫生专业人员参与了此次活动。

【持续撰写《境外新冠疫情输入风险评估报告》】密切关注国内外疫情动态，对境外疫情开展分析研判，科学、及时地评估输入风险并提出防控建议，截至 2021 年 12 月底，累计完成 13 期《境外新冠疫情输入风险评估报告》，为国家卫生健康委等政府机构提供决策依据。该报告不仅涵盖实时有效的疫情数据，还涉及政策、经济、人文、地理、航空、舆情等各方面的综合信息，紧跟境外疫情实际，以数据为驱动，多角度、多维度地对全球疫情发展进行全面分析和研究，随时根据要求研判境外疫情态势，分析各国防控策略，评估境外疫情输入我国风险，提供防控策略专业建议，为新冠肺炎疫情取得战略性成果、巩固常态化疫情防控工作成效作出了重要贡献。

【实施中非新发再发传染病控制项目】为落实中非健康卫生行动，支持非洲新冠防控，推动实施了与非洲疾控中心合作的新发再发传染病控制项目。项目通过支持非洲开展新冠病毒扩大检测、支持非洲加强新冠肺炎密切接触者追踪管理工作、支持非洲疾控中心开展新冠肺炎疫情数据分析与风险评估，与非洲疾控中心联合抗击新冠肺炎疫情。项目亮点是搭建非洲新冠肺炎疫情数据分析平台，针对非洲特点和需求，采用大数据、人工智能等技术，为当地公众、中非疾控与科研机构开展病毒溯源、疫情数据挖掘分析与科研提供数据服务与数据支撑。平台内容包括面向公众与政策搭建在线新冠病毒自筛与风险评估工具，面向疾控、科研人员搭建新冠基因测序分析和新冠文献知识图谱、新冠智能问答、疫情在线模拟仿真等工具并提供服务，基于非洲疫情数据分享建设非洲新冠肺炎疫情成果展示网站，2021 年已完成平台设计和部分开发工作。

【举办线上“2021 年网上援外分子诊断与病原核酸检测及分子疫苗技术培训”】2021 年 5 月 25 日至 28 日，根据“中国疾控中心中国公共卫生发展援助能力建设项目”2021 年计划及当下国际新冠肺炎疫情防控进展和需求，以网络形式开展面向非洲、亚洲、拉丁美洲国家的“2021 年网上援外分子诊断与病原核酸检测及分子疫苗技术培训”，邀请 60 名“一带一路”相关发展中国家高级公共卫生实验室专业技术人员与 30 名有新冠病毒一线检测、监测经验的中国同行共同参加培训。培训师资主要来自中国疾控中心、中国科学院、清华大学、北京大学、广东省疾控中心、山东第一医科大学等。培训内容包括新冠病毒的 PCR（polymerase chain reaction，聚合酶链式反应）检测，新一代基因测序与生物信息分析，监测及实验室能力拓展；新冠肺炎免疫学及分子疫苗学；非洲、亚洲、拉丁美洲国家高发传染病的分子诊断，分子疫苗学与防控；等等。

（王晓琪、邹运铎、丁旭虹、刁菲、胡静然、黄伊人、戚晓鹏、陈虹、冯宁、王立立、庞明樊）

教育培训

【开展研究生招生工作】2021年，招生录取研究生283人，其中博士研究生69人、学术型硕士研究生93人、全日制公共卫生硕士（Master of Public Health，MPH）研究生110人、非全日制公共卫生硕士研究生11人。

【举办“相约疾控”线上夏令营】2021年7月15日至16日，举办2021年全国优秀大学生“相约疾控”线上夏令营（第七届），全国400余名大学生参加了活动。中国疾控中心设主会场，各单位设分会场，采取学术讲座、研究生教育介绍、师生交流和招生答疑等形式开展活动。

【举办研究生毕业典礼暨学位授予仪式】2021年7月7日，举办2021届研究生毕业典礼暨学位授予仪式，会议平台网络同步直播。

【举办研究生新生入学教育周活动、开学典礼】2021年8月30日至9月3日，举办2021级研究生新生入学教育周活动，8月31日，举办新生开学典礼，会议平台网络同步直播。

【推进重大项目，研讨培养方案】2021年，推进高层次应用型公共卫生人才培养创新项目（2020—2030年），开展院校考察交流，探讨合作培养模式，完善公共卫生实践教学基地管理办法，组织行业专家研讨高层次应用型人才培养方案，参与研究和论证国家新增公共卫生博士（Doctor of Public Health，DrPH）专业学位研究生培养方案等。

【开展校际交流】2021年，中国疾控中心导师与南京医科大学联合招收2021级研究生11名。

【开设研究生学位课程】2021年，中国疾控中心研究生院集中开设52门课程，共计授课2 508学时，并组织各研究生培养单位开设专业课18门，共计授课860学时。

【开展线上教学】2021年3月1日至19日，组织中国疾控中心一年级硕士生10门学位课程线上教学，共计授课248学时。

【开展教学与管理工作】2021 年 9 月至 12 月，新开专业课“媒介生物控制学概论”（课程编号：Z1CR003）。2021 年 12 月，首次为学术型硕士研究生增设学位课程“网络安全”（课程编号：S1C0327）。

【组织在读研究生参加新冠病毒核酸检测和新冠肺炎流行病学调查网上培训】2021 年 6 月 21 日至 7 月 15 日，组织在读研究生在国家卫生健康委能力建设和继续教育中心平台参加新冠病毒核酸检测和新冠肺炎流行病学调查网上培训。

【举办“疾控讲堂”研究生系列专题讲座】2021 年，共举办 9 场“疾控讲堂”研究生系列专题讲座：中国疾控中心研究生院执行院长刘剑君讲授“工作中的学习”、流行病学首席专家吴尊友研究员讲授“新冠防控中的科学问题与科学精神”、消毒学首席专家张流波研究员讲授“新冠疫情下的现场消毒”、冯子健研究员讲授“新冠肺炎疫情防控”、刘康迈研究员讲授“三年援疆路，一生新疆情”、袁钟博士讲授“做与文化相适应的医者”、关梅林博士讲授“研究生的心理健康与和谐发展”（2 场）、王聪博士讲授“急诊室的故事——走近急诊医学”。

【开展研究生疫情防控工作】新冠肺炎疫情防控期间，建立学生疫情防控备案制度，加强对研究生的心理健康管理，落实防控措施，从严从实做好 2021 级研究生新生入学疫情防控工作。

【开展研究生思想政治教育工作及党、团建设】深入学习贯彻习近平新时代中国特色社会主义思想和党的十九大精神、党的十九届六中全会精神，进一步贯彻落实全国高校思想政治工作会议和全国卫生计生系统思想政治工作会议精神，组建 2021 级新生党、团支部，指导研究生党支部做好入党积极分子的培养、考察和组织发展等工作，指导党、团支部认真落实中国疾控中心党委、团委部署，开展好各项活动。2021 年，开展“学党史、悟思想、办实事、开新局”2020 级、2021 级研究生优秀征文活动，共评选出优秀征文 95 篇。

【开展研究生德育工作队伍建设】加强班主任和辅导员队伍建设，提升德育工作水平。继续加强与研究生班主任和辅导员的沟通联系，探讨研究生管理方面的成功经验和做法。2021 年 6 月，召开班主任、辅导员学习工作交流会。

【发放助学金，评选奖学金及优秀研究生】组织开展在读研究生财务信息数据库的建设工作，并落实 2021 年 1 月至 12 月（2 月、8 月除外）在读研究生每月基本助学金的核定发放工作。评选研究生新生奖学金、学业奖学金、基本奖学金和优秀研究生，组织优秀研究生干部评选。

【落实研究生管理助理制度】组织落实研究生院和各直属单位研究生管理助理设置工作，设立研究生管理助理岗位 42 个，开展研究生管理助理岗位的选聘工作，核定发放研究生管理助理费用 120 人次。

【落实各直属单位研究生住宿补助经费】摸清各直属单位研究生住宿租赁住房情况，组织落实各直属单位研究生住宿补助经费。

【办理研究生交通综合意外保险】为全体在读研究生、2021 届毕业研究生、2021 级研究生新生办理交通综合意外保险的年度续保、减保、增保工作。

【评定研究生困难补助】2021 年 10 月，召开研究生困难补助评审会，核定并确认困难补助发放名单，共 33 人进入名单。

【办理研究生助学贷款】协助研究生办理生源地助学贷款 79 人次，上传并采集研究生助学贷款相关信息。

【联合举办健康科普大赛】2021 年，研究生院联合中华预防医学会，举办第五届全国大学生健康科普大赛。

【推动研究生会建设】组织召开中国疾控中心第四届研究生代表大会。完成 2021—2022 学年研究生会招新工作。完成 2021 年秋季学期工作总结会及 4 次研究生会例会工作。

【举办研究生文体活动】2021 年，举办“倾听疾控声音，传递健康力量”系列学术交流活动、“研路有你——疾控畅谈会”中国疾控中心硕博论坛活动。4 月，举办“忆百年征程 · 颂时代赞歌”庆祝建党 100 周年师生歌唱比赛。5 月，举办中国疾控中心研究生健康科普比赛。7 月，组织设计 2021 届毕业研究生纪念品。10 月，举办“歌疾控风华，舞时代青春”2021 年中国疾控中心研究生文艺会演。11 月，参与京属院校“羽航杯”羽毛球比赛组织工作。

【开展学位授予工作及研究生导师队伍建设】经中国疾控中心第七届学位评定委员会审定，授予博士学位 39 人、硕士学位 72 人、公共卫生硕士专业学位 60 人。评选中国疾控中心优秀博士学位论文 7 篇。增选博士研究生导师 11 人、硕士研究生导师 20 人、公共卫生硕士导师 19 人。截至 2021 年年底，共有研究生导师 342 人，其中博士生导师 96 人、硕士生导师 162 人、公共卫生硕士导师 84 人。2021 年，共有 709 人担任研究生副导师。

【开展研究生学籍注册、学历学位服务工作】落实研究生新生学籍电子注册 278 人，在校生学年电子注册 790 人，毕业生学历电子注册 177 人。完成新生入学登记、毕业生毕业登记、毕业证书制作发放。办理研究生退学、延期毕业、变更培养单位、更换导师、休学 / 复学、更换副导师、增聘副导师等批复、备案共计 71 人次。开展毕业研究生学历学位相关服务 128 人次。

【成立第七届学位评定委员会】成立第七届学位评定委员会，委员共 25 人，设 10 个学位评定分委会。委员会主要负责审定中国疾控中心研究生学位授予、新增研究生导师资格、学位授权点评估结果、优秀学位论文及其他学位与研究生教育等相关工作。

【开展学位授权点自我评估】组织开展 2020—2024 年中国疾控中心学位授权点自我评估工作，完成参评学位授权点确认，编制评估工作方案并上报。

【完成研究生导师资格遴选条件修订】为加强中国疾控中心研究生导师队伍建设与管理，修订研究生导师资格遴选条件，并于 2021 年 12 月 15 日公布实施。

【提供预防医学科住院医师规范化培训与公共卫生医师规范化培训试点技术支撑】2021 年，开展对规范化培训各试点基地有关规范化培训工作的咨询、技术指导。根据国家卫生健康委的安排，编制并报送规范化培训进展报告、规范化培训 2021 年重点工作计划，提供健康中国建设中有关规范化培训及公共卫生人才培养相关情况，提供国家区域公共卫生中心建设中有关培训中心建设的内容。4 月，根据中国医师协会部署，完成预防医学科 2021 年住院医师规范化培训年度业务水平测试试题比例调整方案。10 月，完成预防医学科专业《住院医师规范化培训基地标准》和《住院医师规范化培训内容与标准》的修订及编制修订说明。12 月 28 日，在全国疾控机构教育培训年会期间，设置公共卫生医师规范化培训专题交流模块，组织基地培训工作分管负责人、管理人员等进行交流、培训。开展试点地区间规范化培训相关工作的指导与交流。参与中国医师协会第二届毕业后医学教育预防医学（公共卫生）专业委员会工作，研讨规范化培训的实施及相关政策制度的衔接等。开展国家卫生健康委疾控局委托的关于疾控机构公共卫生医师规范化培训技术方案开发与指导项目总结、收尾相关工作。

【管理国家级继续医学教育项目】2021 年，获批国家级继续医学教育项目共 70 项，其中国家级继续医学教育普通项目 50 项（执行 32 项）、传染病预防控制国家级继续医学教育基地项目 20 项（执行 15 项），实际共执行 47 项，累计培训学员 5 210 人次。根据全国继续医学教育委员会安排，统筹协调继续医学教育项目的管理工作，开展项目常规申报、备案、执行汇报和现场督导评估。按照全国继续医学教育委员会办公室《关于申报 2022 年国家级继续医学教育项目的通知》（全继委办发〔2021〕9 号）的要求，组织申报 2022 年第一批新项目 34 项。1 月，印发《中国疾病预防控制中心教育培训处关于做好 2021 年国家级继续医学教育项目工作的通知》（教育处便函〔2021〕3 号），进一步修订了疫情防控常态化背景下 2021 年中国疾控中心国家级继续医学教育项目举办标准化操作程序（standard operating procedure，SOP）、管理标准化操作程序。7 月 14 日，召开中国疾控中心国家级继续医学教育项目管理工作会议。根据全国继续医学教育委员会办公室《关于国家级继续医学教育项目全面启用电子学分证书的通知》（全继委办发〔2020〕23 号）的有关要求，国家级继续医学教育普通项目和基地项目全部施行电子学分证书，提升了继续医学教育信息化管理与服务水平。

【组织召开 2021 年全国疾控机构教育培训工作视频会议】2021 年 12 月 28 日，组织召开 2021 年全国疾控机构教育培训工作视频会议。会议重点对全国疾控机构教育培训、公共卫生医师规范化培训试点、基层疫情防控能力提升 / 骨干人才培养项目等工作进行了总结和交流。

【深入开展全国公共卫生与预防医学名词审定项目工作】中国疾控中心教育培训处（研究生院）继续教育部作为公共卫生与预防医学名词编审项目秘书处成员部门，全程参与项目工作，开展名词编审的过程管理、培训及信息系统使用相关工作，负责首批 21 个学科中 14 个学科具体工作的开展。

2021 年 5 月 18 日，中国疾控中心作为主任委员单位在北京组织召开了全国公共卫生与预防医学名词编写工作启动会，标志着公共卫生与预防医学名词编审工作正式启动。5 月 26 日，项目组秘书处组织召开了编审工作线上培训，针对各学科秘书就名词编写、管理流程、系统使用等内容作了专题培训。7 月 13 日，项目组秘书处组织召开了全国公共卫生与预防医学名词编写工作培训会，培训内容涉及科技名词编审原则与方法、公共卫生与预防医学初级目录编写、公共卫生与预防医学名词编审管理信息系统操作等方面。项目组秘书处参加了分管的 14 个学科的启动会，并在会上给各学科详细介绍了名词编审工作、相关管理及要求等，同时全程参与卫生管理学与营养学 2 个学科的名词编审工作。6 月以来，项目组秘书处指导 14 个学科利用 1 个月时间高效、快速地成立了本学科编写分委会、审定分委会，并与全国科学技术名词审定委员会沟通、联络委员名单的确定与聘书制作等工作；指导、管理 14 个学科编写、提交本学科名词一级、二级目录；在反馈、修订的基础上，协助 14 个学科编写、收录本学科全部名词，并协调和参与名词查重、反馈、修订、一审会议、二审会议等工作。

【开展中央抗疫国债基层疫情防控能力提升项目总结收尾工作】组织编制现场流行病学培训、实验室检测能力培训、信息技术骨干人才培训三个培训大纲，组织专家开发相关音视频培训课件（29 个），以指导各省开展在线培训。2021 年 5 月 31 日，印发《关于开展中央抗疫国债基层疫情防控能力提升项目培训总结的通知》（中疾控教育便函〔2021〕563 号），对 2020 年实施的中央抗疫国债基层疫情防控能力提升项目进行总结，并形成项目管理报告。

【参与第三届中国疫苗学培训】第三届中国疫苗学培训于 2021 年 10 月 15 日至 17 日在昆山杜克大学（苏州）举办，全程参与前期启动准备、研讨会、会务、技术支持等相关工作。

【组织开展新冠肺炎疫情防控方案培训、应急培训等】

（1）2021 年 1 月 6 日，举办应对新冠肺炎疫情防控国家专家队全员培训，251 名国家专家队队员，除了几位在现场处置疫情的专家外，均参加了线上培训。本次培训为打造好这支高水平的专家队伍、充分发挥疾控机构专业技术人员的核心作用奠定了技术基础。

（2）5 月 14 日，针对国家卫生健康委印发的《新型冠状病毒肺炎防控方案（第八版）》，在中国疾控中心北区四层会商室主会场举办全国疾控机构第八版新冠肺炎防控方案视频培训，培训人员约 1 300 人。

（3）8 月 10 日，在国家卫生健康委应急指挥中心主会场举办新冠肺炎疫情防控培训班，各省（自治区、直辖市）及新疆生产建设兵团卫生健康委、疾控中心及有视频连线条件的市、县（区）级相关人员收看培训实况并进行学习。此外，通过钉钉平台观看直播的方式组织中国疾控中心专业人员集中参加视频培训。培训内容涉及《新冠肺炎聚集性疫情处置指南（修订版）》解读、近期新冠肺炎疫情形势和重点防控措施、区域协查工作情况介绍及重点风险人群健康码管理措施解读等，培训人员 800 余人。

（4）根据国家疾控局关于请派员出席网络研讨会的通知要求，10 月 19 日，参加了由韩方提议举办的应对新冠肺炎疫情联合能力建设网络研讨会，并协助提供我国疫情防控人员的教育培训有关情况。

（5）为推进新冠肺炎疫情防控培训，11 月 3 日，国务院应对新冠肺炎疫情联防联控机制综合组召开全国新冠肺炎疫情防控培训视频会，中国疾控中心参与制定疫情防控培训视频会培训工作方案、选派授课师资，并于培训当天（11 月 3 日下午）在中国疾控中心设分会场，同时采用钉钉平台直播的形式，组织本单位国家专家队队员等相关专业人员共计200余人参加培训。同时，持续为前方工作组和各地疾控机构提供培训资料和技术支撑，开展培训组日报、周报、工作量统计等信息报送，以及培训计划制订、工作总结编制等。

【举办CFETP第二十期暨中级FETP第六期学员开学典礼】2021年3月19日，中国现场流行病学培训项目（Chinese Field Epidemiology Training Program，CFETP）第二十期暨中级现场流行病学培训项目（Field Epidemiology Training Program，FETP）第六期学员开学典礼在中国疾控中心北区隆重举办。中国疾控中心副主任、研究生院执行院长刘剑君，研究生院副院长罗会明、席晶晶、路凯、戴政、马会来、陈同年等百余人参加典礼。刘剑君以“工作中的学习”为题为学员授课，勉励学员在既往工作和学习的基础上，充分认识自我、认识他人、认识所处的环境和社会需求，做好自我发展设计。中国疾控中心卫生应急中心、传染病处、慢病中心、结控中心和免疫规划中心等学员培训基地负责人介绍了各自处室和单位的基本情况、学员培养方案和培养模式，表达了对学员加入基地实习的期待。

CFETP第二十期学员共22人，包括急性传染病和应急方向11人、慢性非传染性疾病方向4人、结核病方向3人、免疫规划方向4人。中级FETP第六期学员共39人，其中新疆8人，四川、云南、甘肃和青海各3人，内蒙古、辽宁、吉林、黑龙江、广西、重庆、贵州和宁夏各2人，海南、西藏和陕西各1人。截至2021年3月，累计招收两年制CFETP学员420人、九个月制中级FETP学员239人。

【启动CFETP第二十期学员核心课程培训与基地分配工作】2021年3月1日，CFETP第二十期学员开班仪式在中国疾控中心南区二层会议室举办，为期两个月的核心课程培训正式启动。CFETP创办人曾光教授、中国疾控中心教育培训处（研究生院）副处长兼CFETP主任马会来、美国疾控中心罗伯特·赛仁杰（R. Simonds）博士及其团队、CFETP全体老师等参加开班仪式。5月6日，CFETP第二十期学员进入2021年度培训基地/实习单位开展现场实践工作。

【推进CFETP第二十期慢性非传染性疾病方向学员专项培训】2021年4月8日，CFETP张丽杰、刘慧慧副主任与中美新发和再发传染病合作项目美方负责人罗伯特·赛仁杰博士、决心拯救生命行动项目中国负责人曹瑛主任及美国疾控中心全球卫生中心慢病专家凯撒·穆赫塔尔（Q. Mukhtar）针对CFETP慢病方向学员培养目标及计划进行线上专题研讨。4月16日，CFETP邀请中国疾控中心慢病中心吴静主任、控烟办肖琳主任等针对慢病方向学员联合培养工作进行讨论。在中美疾控合作项目框架下，CFETP与中国疾控中心慢病中心于5月、6月和7月举办了三次第二十期慢病方向学员专题培训，培训内容分别为慢性病防控策略和基础理论、监测系统评价和数据分析、研究设计，培训共计30天。

【推进 CFETP 第二十期结核病方向学员专项培训】在中美疾控合作项目框架下，CFETP 与中国疾控中心结控中心于 2021 年 5 月、6 月和 7 月举办了三次第二十期结核病方向学员专题培训，培训内容分别为结核病防控策略和疫情调查处置、研究设计、结核病监测系统和数据分析与可视化展示，培训共计 30 天。

【开展 CFETP 第十九期、第二十期学员中期培训】2021 年 10 月 27 日至 28 日，CFETP 第十九期和第二十期学员中期培训会议在中国疾控中心南区举办。培训活动按照急性传染病和应急方向、免疫规划方向、慢性非传染性疾病方向、结核病方向共分为四组，采取线上和线下相结合的方式进行。学员依次汇报现场实习情况、毕业产出进展、学习中存在的问题与困难，并从自己所开展的专题研究、监测数据分析、应急现场调查等培训项目中选取一项重点进行汇报。项目教师对学员汇报逐一进行点评指导，并与责任导师就其学员各项情况进行交流。此次活动帮助 CFETP 学员梳理了开展现场实践的思路，为项目教师、责任导师和学员提供了交流平台，有利于学员间互相学习，对学员们接下来推进各项现场实践起到了促进作用。

【启动 CFETP 第二十一期学员招生工作】2021 年 11 月 2 日，发布《关于开展 2022 年现场流行病学培训项目招生工作的通知》，正式启动 CFETP 第二十一期学员招生工作。此次招生面向国家、省级及地市级疾控中心，结核病和慢性非传染性疾病防治等公共卫生机构和政府部门，县级以上医疗机构、大学公共卫生学院（系）和相关研究机构，以及已完成临床住院医师规范化培训的临床医师和进入住院医师规范化培训第二阶段的预防医学科住院医师。培养专业方向包括应急和急性传染病、慢性非传染性疾病、免疫规划、结核病等，同时重点培训学员新冠肺炎疫情应对和处置能力。

【开展 CFETP 第十九期学员毕业阶段集中培训】2021 年 12 月 12 日至 31 日，开展 CFETP 第十九期学员毕业阶段集中培训。CFETP 第十九期学员在培训期间共开展应急现场调查、专题研究、监测数据分析等 110 余项产出活动。为提高 CFETP 第十九期学员毕业产出和汇报的质量，CFETP 邀请了 9 位毕业生进行指导，并组织学员进行毕业预答辩，邀请来自国家级、省级、市级、区级疾控中心和高等院校的专家进行点评指导。

【举办中级 FETP 第五期学员毕业典礼】2021 年 1 月 18 日，中级 FETP 第五期学员毕业典礼在中国疾控中心北区举办，中国疾控中心副主任刘剑君为学员颁发毕业证书。35 名学员在 7 个月的培训中共完成 103 项现场实践，内容涵盖新冠肺炎、麻疹、登革热、艾滋病、梅毒、结核病、包虫病、水痘等传染性疾病和慢性非传染性疾病的预防和控制等多个领域。截至 2021 年 1 月，中级 FETP 累计招收 5 期 200 名学员，其中 181 名学员经考核评定达到毕业标准。

【开展中级 FETP 第六期学员第一阶段集中培训】2021 年 3 月 17 日，中级 FETP 第六期学员在北京开始第一阶段集中培训，学习现场流行病学相关理论知识。4 月 8 日，按照学员工作背景和专题方向，拟定 36 名专家为学员责任导师。4 月 14 日，39 名学员按选题方向分为 3 组开展专题调查选题汇报会，部分导师通过视频参加会议。4 月 16 日，学员完成第一阶段集中培训。

【开展中级 FETP 第六期学员中期指导】2021 年 4 月 17 日，中级 FETP 第六期学员完成第一阶段集中培训后，返回原单位开展为期 7 个月的现场实践。6 月至 10 月，CFETP 派遣项目教师、学员责任导师先后赴黑龙江、广西、四川、内蒙古 4 省（自治区）对学员进行现场指导。受新冠肺炎疫情影响，对其他 12 个省份的 28 名学员采取了线上指导形式。

【开展中级 FETP 第六期学员第二阶段集中培训】2021 年 11 月 21 日，中级 FETP 第六期学员结束现场实践工作，返回北京参加为期 4 周的第二轮集中培训。5 位 CFETP 毕业生受邀协助指导学员完善毕业产出。11 月 24 日、12 月 1 日和 12 月 9 日，学员分组就各自开展的监测数据分析、暴发调查和专题调查进行汇报，通过线下及线上相结合的方式，指导老师对其进行点评。12 月 13 日，学员分 3 组进行毕业答辩，其中 37 人现场答辩，3 人线上答辩。

【举办中级 FETP 第六期学员毕业典礼】2021 年 12 月 15 日，中级 FETP 第六期学员毕业典礼在中国疾控中心北区举办，中国疾控中心副主任刘剑君为 40 名毕业学员（其中 1 名为第五期延期毕业学员）颁发毕业证书。第六期 39 名学员在 9 个月的培训中共完成 117 项现场实践，内容涵盖新冠肺炎、登革热、乙肝、艾滋病、结核病、布鲁氏菌病、流行性出血热等传染性疾病的预防控制及卫生应急能力调查等。截至 2021 年 12 月，中级 FETP 累计招收 6 期共 239 名学员，其中 221 名学员经考核评定达到毕业标准。

【指导各省疾控机构现场流行病学培训项目实施】国家卫生健康委于 2021 年启动医疗服务与保障能力提升（卫生健康人才培养）补助资金支持的疾控机构现场流行病学骨干人才培训项目，CFETP 负责该项目实施的全程技术指导，并参与组织制定《疾控机构骨干人才培训项目管理办法（试行）》。同时，CFETP 支持各省中央抗疫国债基层疫情防控能力提升——现场流行病学培训项目的实施。3 月 16 日，通过“听听专家说”平台发布 17 个现场流行病学培训网络视频课程，全国 31 个省（自治区、直辖市）各级疾控人员 10 075 人，累计 20.5 万人次参加网络培训。组织编译教材供各地教学参考使用，对西藏、新疆、云南等 13 个师资薄弱省（自治区）派出 76 人次师资援助，跟进各省项目进展，推动各省项目开展。

【举办 CFETP 第十六届年会和二十年发展纪念活动】2021 年 9 月 27 日至 28 日，由中国疾控中心与中华预防医学会联合主办、山东省疾控中心承办的 CFETP 第十六届年会在山东省济南市召开。国家疾控局副局长常继乐，国家卫生健康委疾控局监测评价处处长王蓉蓉，中国疾控中心主任、研究生院院长高福，中国疾控中心副主任、研究生院执行院长刘剑君，山东省卫生健康委党组副书记马立新，山东省疾控中心主任马吉祥，CFETP 荣誉顾问曾光研究员，研究生院副院长罗会明、戴政、陈同年及部分省市疾控中心相关领导等约 400 人参加了现场会议，另有 7.5 万人在线参会。

此届年会聚焦新冠肺炎疫情应对，特别邀请常继乐副局长、高福主任、曾光研究员和中国疾控中心病毒学首席专家董小平研究员作主题报告。来自上海、河北、山东、广东、江苏、河南、湖南的专家对各自省（市）新冠肺炎疫情应对和处置作经验介绍。会议共收到国家和地方 FETP 学员投稿摘要 254 篇，内容均为近年开展的暴发调查、专题研究和监测数据分析，其中 33 篇被收录为口头报告，86 篇被收录为展板报告。会议评选出口头报告金奖 1 名、口头报告银奖 2 名、口头报告优秀奖 3 名、展板报告优秀奖 3 名。2021 年恰逢 CFETP 成立 20 周年，会上特别播放了 CFETP 二十年发展的纪念视频。

【举办 CFETP 培训基地管理会】2021 年 9 月 26 日，CFETP 培训基地管理会在山东济南举办。上海、江苏、浙江、安徽、江西、山东、河南、湖北、广东、广西、四川、重庆、贵州、大连、青岛、宁波、深圳、苏州、武汉、甘孜藏族自治州（甘孜州）、宝安 21 个 CFETP 培训基地的分管领导和指导老师等 40 余人参加会议，共同交流培训基地发展情况，探讨如何提高学员培训质量。

截至 2021 年年底，CFETP 培训基地已达 25 个，包括省级基地 15 个、市级基地 9 个、区级基地 1 个。CFETP 张丽杰副主任总结了各基地提出的问题和建议，并介绍了 CFETP 未来的发展计划。来自浙江、四川和山东的基地代表介绍了各自在基地建设和管理方面的经验。罗会明副院长强调 CFETP 的发展与每个基地息息相关，各个基地的管理、研讨和交流仍需要进一步加强，CFETP 培训基地建设将在自愿原则下继续择优纳入。

【召开 CFETP 指导教师研讨会暨省及地方 FETP 及师资队伍建设研讨会】2021 年 5 月

13 日至 14 日，在北京召开 CFETP 指导教师研讨会暨省及地方 FETP 及师资队伍建设研讨会。中国疾控中心研究生院副院长罗会明、戴政、马会来，外事处副处长曹晓斌，全球公卫中心主持工作的副处长戚晓鹏，结控中心副处长陈明亭，美国疾控中心中国办公室主任罗伯特·赛仁杰博士，CFETP 第十九期、CFETP 第二十期、中级 FETP 第六期学员责任导师，来自全国 31 个省（自治区、直辖市）疾控中心分管 FETP 的部门负责人、项目管理人员和师资，以及 2020 年举办抗疫国债一线人员 FETP 的部分地市的项目管理人员和师资等百余人参会。CFETP 张丽杰副主任介绍了 CFETP 导师建设的基本情况，刘慧慧副主任介绍了中央抗疫国债项目进展。会议交流了国家、省及地方 FETP 管理和带教指导经验，部署了全国疾控机构现场流行病学骨干人才培养工作。

【增选现场流行病学培训项目导师】2021 年 4 月 21 日，发布《关于公布 2021 年新增现场流行病学培训项目导师资格人员名单的通知》，授予中国疾控中心机关处室、直属单位及地方疾控中心共 24 人中国现场流行病学培训项目导师资格，聘期为 2021 年 4 月至 2025 年 3 月。

【参加东盟及中日韩现场流行病学培训网络执行委员会第十一次会议】2021 年 1 月 13 日至 14 日，CFETP 副主任张丽杰和裴迎新参加了线上举办的东盟及中日韩现场流行病学培训网络执行委员会第十一次会议——“回顾 2020，借鉴现场流行病学实战经验以减轻新冠疫情对经济和社会所带来的影响”。裴迎新代表 CFETP 发言，分享了 CFETP 的培训现状、面临的挑战及未来规划。

【参加 TEPHINET 新冠疫情防控策略远程研讨会】2021 年 1 月 27 日、3 月 24 日、4 月 21 日、5 月 26 日、6 月 23 日、9 月 23 日，CFETP 共 6 次受邀参加全球流行病学培训项目与公共卫生干预网络（Training Programs in Epidemiology and Public Health Interventions Network，TEPHINET）召开的新冠疫情防控策略远程研讨会，与世界各国同行进行技术交流，了解全球各区域、国家、地区现场流行病学培训项目的新冠肺炎防控工作开展情况。

【参加第十届 TEPHINET 东南亚及西太地区双区科学会议，CFETP3 名学员中稿】2021 年 5 月，CFETP 2 名第十九期在训学员和 1 名第十八期毕业生投稿摘要入选第十届 TEPHINET 东南亚及西太地区双区科学会议（2 篇口头报告、1 篇展板报告）。该会议由台湾 FETP 主办，原定于 5 月 31 日至 6 月 4 日线上和线下同步举行，受新冠肺炎疫情的影响，会议延期举办。

【参加线上 TEPHINET 国际之夜科学会议，CFETP 学员进行展板报告】2021 年 7 月 14 日，TEPHINET 国际之夜科学会议在线上召开。CFETP 第十八期毕业生邵歌以“2019 年中国四川省Ⅱ型脊灰疫苗衍生株事件调查”为题进行了展板报告，并回答了问题。CFETP 裴迎新副主任、张晨晟及其责任导师（中国疾控中心免疫规划中心安志杰副主任）参加会议。

【参加韩国卫生福利部卫生安全合作网络研讨会】2021 年 10 月 19 日，按照国家卫生健康委的工作安排，中国疾控中心教育培训处（研究生院）CFETP 副主任裴迎新、继续教育部主任马静参加了由韩国卫生福利部主办的网络研讨会，会议主题为“东北亚在卫生安全方面的合作（NEACHS）——增强对 COVID–19[①] 合作应对的能力”。裴迎新代表中国作了主题报告，题目为“通过培训增强对 COVID–19 的应对能力”。在专家讨论环节，裴迎新、马静与韩国首尔国立大学公共卫生研究生院 Sung III Cho 教授、蒙古国卫生部公共卫生政策实施与协调部门官员阿木尔扎亚·萨仁呼围绕基于国家需求组织联合教育与培训的方法方面回答了与会者的提问。

【开展新冠肺炎疫情应对工作】2021 年，中国疾控中心教育培训处（研究生院）参与国家流调队建设和国家应急派遣方案的制定，派员参加河北石家庄、隆尧，辽宁沈阳，黑龙江绥化、哈尔滨，浙江舟山，广东广州、深圳、东莞、湛江、佛山，福建厦门、莆田、泉州，江苏南京、扬州，河南郑州，宁夏银川，内蒙古二连浩特、额济纳，四川成都等地的新冠肺炎疫情应对工作，组织、领导福建、黑龙江等地的溯源调查工作，马会来、张丽杰及 CFETP 第二十期学员参加中国疾控中心疫情溯源专班工作。

（罗会明、戴政、马会来、张亚利、李菁）

① COVID–19 指新型冠状病毒肺炎。

学术出版管理

【《中国疾病预防控制中心周报（英文）》编辑出版工作】《中国疾病预防控制中心周报（英文）》（简称《周报》）被 PMC、Web of Science 的 ESCI[①] 数据库和中国科技核心期刊（中国科技论文统计源期刊）全文收录，成为继《发病率和死亡率周报》（*Morbidity and Mortality Weekly Report*）之后 PMC 全文收录的第二本国家公共卫生通报（National Public Health Bulletin，NPHB）类期刊。《周报》在谷歌学术搜索（Google Scholar）可全文查询。《周报》文章被国内外媒体广泛转载报道，已经成为权威公共卫生信息来源和国际学术传播交流平台。

【学术期刊管理】《生物医学与环境科学（英文）》（*Biomedical and Environmental Sciences*）SCI 影响因子首次突破 3 分。《疾病监测》及《中国媒介生物学及控制杂志》被北大中文核心期刊数据库收录。

（谭枫、张群、段江娟、许媛媛、崔云裳、陈钰、陈卫红、刘楠堃、申学颖、张莹、Peter HAO）

① ESCI（Emerging Sources Citations Index）是国际期刊引文索引数据库，也是全球权威的学术信息数据库 Web of Science 收录的子集之一。

财务管理与审计

【加强预决算管理和绩效管理工作】

1. 组织预算编制工作

分别按国家卫生健康委和国家疾控局要求，2 次审核并上报 2022—2024 年三年滚动项目库，中国疾控中心（含中心本部及 11 家直属单位）共申报项目 114 个。完成 2022 年“一上”部门预算上报，中国疾控中心共申报项目 108 个。

2. 督促推进预算执行和存量资金清理消化

继续贯彻落实预算执行责任制度，在防控新冠肺炎疫情的严峻形势下，通过主要领导亲自督促、工作约谈、进度通报、纳入部门先进评选标准等多种措施督促推进预算执行和存量资金清理消化。

3. 完成 2020 年部门决算及财务分析工作

组织审核汇总中国疾控中心本部及 11 家单位财务决算，开展中国疾控中心本级 2020 年财务决算，完成决算说明及分析报告共约 5 万字。决算报表包括部门决算、住房改革支出决算、卫生健康年报及快报、国有资产决算、工会决算、财务报告等。

4. 组织开展首次预算公开工作

召开专题讨论会及应对工作会议，印发预算公开工作方案及舆情应对预案，保证公开文本内容、结构及格式规范合理，公开数据准确无误。预算公开后未产生重大舆情影响。

5. 开展中国疾控中心内部调研，加强业财融合，完善预算内容

为充分了解各业务部门的工作任务和预算申报内容，将预算内容与业务工作相结合，组织对中国疾控中心各处室申报 2022 年部门预算进行调研，通过充分的沟通交流，为更好地完成预算申报打下基础，保障批复后的预算具有可执行性。

6. 加强绩效管理，开展绩效自评工作

开展 2020 年度 66 个项目的绩效自评工作及 2021 年度 46 个项目的绩效目标中期监控工作，自评工作和监控工作覆盖了中国疾控中心全部预算资金。继续作为国家卫生健康委整体支出绩效试点单位，完成 2020 年度单位整体支出绩效自评工作。

7. 接受上级绩效评价，收到评价结果后进行整改

2021 年 4 月，接受国家卫生健康委项目资金监管服务中心对中国疾控中心 2020 年度单位整体支出绩效评价，4 月至 5 月，接受财政部预算评审中心一级项目绩效评价，评价结果良好。收到评价结果后，及时分解问题到责任处室，组织各相关处室进行评价问题整

改反馈并完成上报整改反馈报告。

【完善财务管理制度，规范财务收支行为】

1. 完善财务管理制度

继续梳理完善财务管理相关制度，编写《中国疾病预防控制中心关于印发专家咨询费支出标准的通知》（中疾控财务便函〔2021〕971 号）及《中国疾病预防控制中心关于加强办公用品采购与报销管理的通知》（中疾控财务便函〔2021〕10 号）等财务管理相关制度，内容主要涉及预决算管理、采购管理、财务报销等方面。

2. 严把审核关

严格按照各项财务制度要求，严把审核关，财务报账从预算符合性、票据合规性、依据充分性、签批完整性等多方面进行把控，保证资金正确支付，圆满完成中国疾控中心各项经费的核算任务。

3. 加强台账管理和财务公示

继续实行咨询费、会议费、培训费、因公出国（境）费、公务用车购置和运行费、公务接待费 6 项费用支出台账管理，按财政部核定的额度监控费用使用，严格进行报销审核，保证 6 项费用的支出在总额度内。严格执行控制“三公”经费预算。

4. 有效利用外部审计和检查

配合中华人民共和国审计署、国家卫生健康委、项目验收机构组织等进行预算执行审计、经济责任审计、课题验收结题审计等 48 次，对审计过程中提出的问题和情况及时进行说明和解释，对检查发现的问题和情况及时报告中国疾控中心领导，能够整改的均及时进行整改。

5. 多渠道保障疫情防控经费需求，保障疫情防控工作者的利益

补充完善防控相关经费管理制度。在 2020 年已制定和执行的 4 项相关制度的基础上，结合应急响应各组人员加班情况，完善并简化了应急响应加班费发放流程，制定《关于完善新冠疫情防控应急响应加班费统计发放流程的通知》（财务处便函〔2021〕93 号），保障应急工作人员的相关利益。

多渠道筹措资金保障防控任务。2021 年，在保障中国疾控中心重大突发公共卫生应急机动经费和执行“公共卫生体系建设”预算的基础上，分 3 次统筹财政及非财政结题项目部分资金用于疫情防控相关支出。

【开展内部控制自评工作，推进财务工作信息化】

1. 开展中国疾控中心内部控制自评工作，完成并上报事业单位内部控制年度报告

根据中国疾控中心领导班子成员及分工变动情况，及时调整内部控制工作组织机构和人员，并根据财政部规定，在认真梳理总结 2020 年度单位内部控制实施情况的基础上，完成 2020 年度内控情况填报并上报内控报告。

2. 开展关键岗位人员轮岗工作

根据工作需要改进工作流程，提高工作效率，完善内部控制需要。

3. 组织开展各项财务相关自查工作

组织开展防范及处置非法集资、部门预算项目支出绩效自评问题的自查自纠、新冠肺炎疫情防控相关补助资金分配使用情况核查等财务自查工作，并及时报送总结报告。

4. 组织开展中国疾控中心预算管理和财务报账培训

针对预算管理、绩效管理和报账要点进行培训和答疑，增强各部门对预算管理等方面的学习与理解。

5. 全新布局财务报账流程，开发适合中国疾控中心的财务报账系统

开通银企直联功能，打通财务报账、会计核算与银企直联之间的壁垒，形成从填制报销单、报送领导签批、提交财务审核到审核通过后生成记账凭证，同时进行银行付款的一体化模式。

【进行经济责任审计】根据人事处《关于对卢金星同志进行经济责任审计的函》（人事处便函〔2021〕26 号）的要求，委托北京和兴会计师事务所有限公司对卢金星同志担任传染病所所长期间（2015 年 4 月至 2020 年 10 月）的经济责任进行审计。依照中国疾控中心审计程序，于 2021 年 7 月 19 日向传染病所下发《中国疾病预防控制中心关于对传染病所原法定代表人卢金星同志进行经济责任审计的通知》（中疾控审计发〔2021〕777 号），并于 2021 年 7 月 23 日在传染病所召开了审计进点会。审计现场工作结束时，审计处组织召开了由北京和兴会计师事务所有限公司审计组和传染病所班子成员及相关部门负责人参加的审计意见反馈会，听取了双方对问题的反馈与认领意见。审计处还组织专家对北京和兴会计师事务所有限公司审计组出具的审计报告进行了审查与质量把控，已于 2021 年 10 月 27 日将正式审计报告发至中国疾控中心人事处和传染病所及卢金星同志本人，同时抄报中国疾控中心领导及经济责任联席会成员。

【进行预算执行和财务收支审计】根据《国家卫生健康委财务司关于开展预算单位 2020 年度预算执行等审计的通知》的要求及中国疾控中心 2021 年内部审计工作计划安排，委托天圆全会计师事务所（特殊普通合伙）在 2021 年 6 月至 9 月对 9 个直属单位［病毒病所、寄生虫病所、艾防中心、慢病中心、营养所、环境与健康相关产品安全所（简称环境所）、职业卫生与中毒控制所（简称职业卫生所）、辐射安全所、妇幼保健中心］2020 年度预算执行和财务收支情况进行了审计。制定审计方案，下发审计通知，并于 2021 年 5 月 26 日召开由直属单位主管领导和审计部门负责人参加的审计动员部署会议。

在审计期间，及时协调、督促和检查北京和兴会计师事务所有限公司各项工作的进展情况，在审计组现场审计基本完成时，成立专家小组到各单位听取审计组的审计意见反

馈，了解各单位对各项问题的认领意见，并认真对北京和兴会计师事务所有限公司出具的审计报告进行审核与质量把控。2021 年 9 月，将审计报告发至各相关单位。针对本次审计发现的 36 个问题，向各单位进行通报并提出整改要求。此项审计工作有效规范了各单位资金使用和内部管理。

【进行合同事前审计】实行审计关口前移，开展合同事前审计。2021 年，对 211 份 5 万元以上的经济合同实行了签订前的审计，主要从经费预算、采购规定执行、合同条款、律师意见执行等几个方面进行了审计，审计金额总计 2.22 亿元，提出更正修改意见共 637 条，均得到各部门采纳。合同事前审计有效防范了合同签订不规范给单位带来的风险，确保了中国疾控中心经济合同签订的规范性及采购程序的合规性。

【开展工程项目过程跟踪审计】按照《中国疾病预防控制中心基本建设及维修工程项目审计管理办法》（中疾控审计发〔2021〕43 号）的规定和 2021 年单位内审工作计划安排，对“新冠肺炎疫情提升公卫应急能力建设项目”和“新址二期工程项目”开展过程跟踪审计，其中完成“新冠肺炎疫情提升公卫应急能力建设项目”造价咨询公司采购需求文件编写工作，并通过资产管理处招标采购选择了北京金马威工程咨询有限公司作为该项目过程跟踪审计单位，并组织该公司项目组人员对该工程项目招标文件、采购合同、清单编制、工程变更洽商及工程结算进行了审计，还完成“新址二期工程项目”造价咨询公司采购需求文件的撰写，进行部分采购合同、招标文件等的审核。开展工程项目过程跟踪审计，进一步确保了单位工程建设项目资金合规有效使用。

【进行专项资金审计】2021 年 1 月，对寄生虫病所 2017—2020 年包虫病专项经费开展审计，共发现 4 个问题，已于 2021 年 4 月 1 日将审计报告发至该所，要求尽快完成整改工作，同时也将审计报告报送国家卫生健康委财务司审计评价处。根据寄生虫病所上报的整改情况报告，于 2021 年 6 月 7 日派专项督导小组对审计问题的整改情况进行追踪督导检查。

【进行内部控制专项评价】按照 2021 年中国疾控中心内部审计工作计划安排，对单位层面和经济活动业务层面的内部控制制度的健全性、有效性及风险管理情况进行评价，并出具风险评估与内控评价专项报告，提出 6 个方面的问题（3 个方面的问题属于内控制度有缺失，另外 3 个方面的问题属于内控制度需要修订完善），并将专项报告发至中国疾控中心领导和相关部门，中国疾控中心相关部门已按照审计处提出的评价意见、建议完善和修订了单位内控制度。

【修订工程项目审计规定】 按照新址二期工程审计管理需要，结合中国疾控中心实际情况，对2017年出台的《中国疾病预防控制中心基建及维修工程项目审计管理办法（试行）》（中疾控审发〔2017〕42号）进行修订，进一步完善了各部门管理职责和审计流程，在2021年中国疾控中心第十四次主任会上讨论通过该管理办法，并于2021年9月下发《中国疾病预防控制中心基本建设及维修工程项目审计管理办法》（中疾控审计发〔2021〕43号）。该管理办法的实施进一步完善了中国疾控中心工程建设审计规范化管理。

【开展内审人员业务培训】 2021年10月22日，组织一期由11个直属单位内审主管领导和内审人员（共40人）参加的审计业务培训班，邀请国家卫生健康委财务司领导解读党中央对新时期审计工作的要求、上级主管部门新出台的审计规定及对内审人员的素质要求，同时通报2021年审计发现的主要问题，通过以案代培，进一步提升中国疾控中心各单位内审人员的政策理论水平和内审业务能力。

（胡文上、马洁琳、袁灵华）

资产管理

【采购工作】

（1）截至 2021 年 12 月 31 日，遵照国家法律法规及中国疾控中心相关规定，采用公开招标、竞争性谈判、竞争性磋商、询价等多种采购方式，共完成采购项目 102 项，总计采购预算约为 19 857.76 万元，总计中标金额约为 16 667.08 万元。

（2）2021 年，共收到 31 个省（自治区、直辖市）和新疆生产建设兵团疾控中心上报的 2022 年国家免疫规划疫苗采购计划，计划采购疫苗 17 个品种、1.9 亿支，预算约为 28.3 亿元。资产管理处会同免疫规划中心起草上报了《国家免疫规划疫苗集中采购方案（2021 年）》，并于 2021 年 9 月 30 日上报国家卫生健康委及财政部，等待批复后实施采购。

【固定资产管理】截至 2021 年 12 月 31 日，中国疾控中心资产总量 99 239 台（件），总金额 2 675 717 605.72 元。通用设备 34 578 台（件），总金额 689 164 389.32 元。专用设备 13 574 台（件），总金额 1 028 342 153.78 元。截至 2021 年 12 月 31 日，中国疾控中心本级资产总量 29 413 台（件），总金额 1 223 588 636.21 元，净值 565 081 038.14 元（折旧后）。通用设备 50 万元（含）以上 81 台（件），总金额 109 603 773.45 元。专用设备 100 万元（含）以上 34 台（件），总金额 50 616 912.00 元。

【批量采购及信息统计上报】已报送 5 种品目（台式机、笔记本、复印机、打印机、空调）共计 138 台。

【二期工程建设项目】2021 年，完成二期工程前期相关招标采购工作，包括二期工程市政供电工程设计采购项目、二期工程市政管线设计综合及自来水管线选线条件编制采购项目、二期工程大市政外线设计（不含供电及燃气工程）采购项目、二期工程燃气工程设计采购项目、二期工程伐树移树采购项目。中国疾控中心二期工程施工总承包单位采购项目正在进行中。

【公司制改革】按照《国家卫生健康委财务司关于做好委预算单位所办企业公司制改革有关工作的通知》的要求，北京中吉预医科技发展有限公司正在注销流程中，北京市中预迎新科技开发公司和北京东康龙病毒生物技术工程研究中心计划进行公司制改革，北京医学卫生技术培训中心计划进行注销，准备提交主任会议审议。

【中国疾控中心采购专家库】2021 年，中国疾控中心采购专家库正式启用，该专家库部署在中国疾控中心电子采购平台中，用于中国疾控中心采购评审、采购论证等工作的专家抽取。为配合做好采购专家库管理工作，《中国疾病预防控制中心采购专家管理办法》于 2021 年 2 月 1 日颁布实施。

【制度建设】制定并发布《中国疾病预防控制中心关于加强采购管理内部控制工作的通知》（中疾控资产便函〔2021〕146 号）、《关于启用协同办公系统采购管理功能模块小额采购流程的通知》（资产处便函〔2021〕26 号）、《中国疾病预防控制中心关于印发〈政府采购需求管理办法〉实施方案的通知》（中疾控资产便函〔2021〕1369 号）等加强采购制度建设工作的文件。

（王悦）

实验室和实验动物管理

【开展新冠肺炎疫情防控工作】

（1）中国疾控中心新冠肺炎疫情一级响应期间，实验室管理处加强对中国疾控中心新冠检测实验室的生物安全监管工作；协调中国疾控中心生物安全三级实验室开展新冠病毒活动的申请；参与《国家卫生健康委办公厅关于加强疾控机构新冠病毒核酸检测实验室质量控制的通知》《疾控机构新冠病毒核酸检测质量控制方案》等相关文件的编制，为疫情防控检测工作提供技术支持及指导；负责全国运输到中国疾控中心的新冠病毒样本或毒株的准运证办理工作。

（2）实验动物中心与病毒病所动物生物安全三级（Animal Bio–Safety Level 3，ABSL–3）实验室开展新冠肺炎相关动物实验工作，实验动物中心 ABSL–2 实验室承接了新冠肺炎相关免疫原设计、变异株表位多肽的筛选及其免疫原性、S 蛋白免疫原性等的研究。

（3）实验室管理处张必科赴福建泉州、黑龙江哈尔滨、湖北武汉、河南商丘、陕西西安、黑龙江黑河等地参与新冠肺炎疫情处置工作，并作为国家卫生健康委流调专班副组长参与专班运行组织和管理工作。

【开展技术培训】面向中国疾控中心直属各单位及全国各省级疾控机构有针对性地举办各类培训班及召开相关培训会议，包括中心实验室监督检查员培训班（2021 年 1 月 11 日于北京）、实验室生物安全操作与污染风险监测线上培训班（2021 年 1 月 18 日至 2 月 28 日）、实验室生物安全操作与污染风险监测线下培训班（2021 年 3 月 29 日至 4 月 1 日于福州）、2 期全国病原微生物运输管理培训班（2021 年 4 月 20 日至 22 日于广州，2021 年 7 月 13 日至 15 日于长春）、全国病原微生物实验室生物安全战略研究和培训交流会（2021 年 5 月 20 日至 21 日于重庆）、新疆病原微生物运输管理培训班（2021 年 6 月 8 日至 10 日于乌鲁木齐）、全国疾控系统检验检测机构资质认定管理培训班暨实验室质量管理研讨会（2021 年 10 月 12 日至 13 日于盘锦）、中国疾控中心室主任和安全员线上培训班（2021 年 12 月 16 日于北京），累计培训 9 期，约 750 人次。此外，举办实验动物从业人员培训班（培训 100 人次）、6 期岗前培训班（培训 40 人次）。

【开展监督检查】组织专家对中国疾控中心各有关直属单位进行定期的季度实验室监

督检查 4 次和不定期抽查 3 次，对高致病性病原微生物菌毒种或样本库、危险化学品库、辐射源等进行重点检查。组织各直属单位迎接国家卫生健康委开展的在重要节日和会议前的实验室监督检查 4 次、迎接北京市卫生健康委隐患摸排检查 2 次、迎接北京市昌平区卫生健康委等部门开展的安全生产督导 5 次。

【举办全民国家安全教育日活动和实验室安全周活动】

（1）2021 年 4 月 14 日，举办了以“践行总体国家安全观，统筹发展和安全，统筹传统安全和非传统安全，营造庆祝建党 100 周年良好氛围”为主题的全民国家安全教育日活动。该活动联合北京市昌平区反恐怖主义办公室（简称反恐办）走进北京市私立汇佳学校，通过开设科普大课堂、表演突发公共卫生事件应急演练情景剧和参观移动检测车等形式，为学生宣传生物安全相关知识。

（2）2021 年 4 月 25 日至 30 日，举办了以“践行生物安全法，喜迎建党 100周年”为主题的第十五届实验室安全周活动，统一制作了宣传画并下发至有关单位，邀请专家对生物安全国际形势及全球治理和生物安全风险评估进行授课，组织相关直属单位实验室工作人员参加北京市红十字会的救护员培训。

【开展病原微生物运输审批及运输相关协调工作】

（1）依据《可感染人类的高致病性病原微生物菌（毒）种或样本运输管理规定》开展跨省运输至中国疾控中心的高致病性病原微生物菌（毒）种运输审批工作，2021 年共办理 132 个运输准运证书，涉及新冠病毒样本或毒株、高致病性禽流感病毒、结核杆菌、鼠疫等十余种病原。全年安排手机值班，为运输单位解答办理准运证的各类问题及办理紧急运输审批。为有关省份协调解决航空或陆路运输中存在的问题。

（2）2021 年，依据《出入境特殊物品卫生检疫管理规定》的要求，共办理了 25 个医用特殊物品出入境申请，其中出境 5 个、入境 20 个。

【开展检验检测机构资质认定工作】2021 年，组织了 12 个检验检测机构的评审工作，完成了 26 个机构的相关变更审批事宜；完成了 8 家获证机构的监督检查工作；完成了 2021 年评审员网上测试工作，卫生行业共 175 人报名全国检验检测机构资质认定评审员网上能力测试。与环境所联合开展饮用水中砷、镉检测实验室间比对项目考核，全国共计 460 家单位参加此次考核。统计中国疾控中心直属各单位能力验证工作，其中组织能力验证工作 19 项、参加能力验证工作 37 项。

【推动援疆、援藏、援外工作】

（1）2021 年 6月 8 日至 10 日，根据新疆疾控中心提出的需求，举办新疆病原微生物运输管理培训班，共60余人参加培训，培训维持了全疆地区疾控机构内感染性物质航空运输托运人资质的有效性，确保新疆地区感染性物质快速、安全运输。6月8日，为解决新疆各地州危险品运输资质问题，组织中国民航科学技术研究院、中国民用航空新疆管理局、南方航空新疆分公司管理部和新疆维吾尔自治区疾控中心的相关人员就新疆危险品运输问题进行研讨、交流。

（2）2021年9月13日至18日，派员参加国家卫生健康委组织的西部地区实验室生物安全培训班并授课，对昌都市疾控中心、昌都市人民医院、昌都市卡若区人民医院、察雅县疾控中心、察雅县人民医院新冠核酸检测实验室进行现场参观、指导。

（3）组织接收云南省疾控中心、甘肃省疾控中心10名实验室人员到中国疾控中心及有关直属单位进行进修。组织专家协助对援非盟非洲疾控中心实验室建设工艺布局、实验室信息系统建设等进行论证。

【开展相关标准、规范、技术方案的制定工作】

（1）推动“国家卫生健康标准委员会生物安全专业委员会”的建立筹备。主持起草卫生行业标准《病原微生物核酸扩增检验实验室能力通用要求》《疾病预防控制机构实验室仪器设备配置和管理要求》《病原微生物菌（毒）种国家标准株评价技术要求》。完成《病原微生物菌（毒）种保藏编号规则》等6项团体标准的预审。组织编制行业标准《生物安全领域反恐怖防范要求　第1部分：高等级病原微生物实验室》（GA 1802.1—2022）和《生物安全领域反恐怖防范要求　第2部分：病原微生物菌（毒）种保藏中心》（GA 1802.2—2022）。获批立项国家标准《人感染病原微生物与样本保藏通用要求》。

（2）参与制定国家标准（2个），包括《实验动物　术语》（GB/T 39759—2021）、《实验动物　安乐死指南》（GB/T 39760—2021）。起草《中国疾控中心实验动物中心ABSL–3实验室管理体系》（160个体系文件）。修订《中国疾控中心实验动物中心ABSL–2实验室管理体系（修订版）》（136个体系文件）。优化《中国疾控中心实验动物中心基因平台和病理平台技术方案》。参与《实验动物管理条例（征求意见稿）》的修订。参编农业行业标准《实验动物福利要求》。参编实验动物科学丛书之《实验动物医学管理》。参编《二级生物安全实验室设计建造与运行管理指南》。

【推进国家病原微生物菌（毒）种保藏中心建设】

1. 健全完善保藏管理制度体系

结合《中华人民共和国生物安全法》（简称《生物安全法》）相关要求，完善《国家病原微生物保藏中心（国家病原微生物资源库）病原微生物菌（毒）种或样本提供协议书（2021年版）》，进一步修订并完善病原微生物菌（毒）种保藏中心运行管理办法及其配套制度，并完成《国家病原微生物资源库制度汇编（2021年版）》。

2. 开展新冠病毒国家保藏工作

2021 年，全年接收来自全国新冠毒株的保藏申请。2021 年年初，在国家卫生健康委科教司的推动和指导下，启动了由广东省疾控中心分离的 501Y.V2 南非突变株国家保藏工作。通过国家病原微生物保藏中心（国家病原微生物资源库）共享 501Y.V2 南非突变株，给予国家保藏唯一编号并入库，向中国医学科学院、中国科学院等相关科研单位，以及国家病毒资源库、国家人类疾病动物模型资源库等国家科技资源共享服务平台共享毒株。随后，及时启动英国变异株及印度变异株等共享工作。

3. 修订完善保藏相关技术文件

加强《生物安全法》等法律法规标准学习，推进保藏工作质量体系建设，将鉴定等与保藏相关的检测项目纳入质量体系，将新建或优化传染病病原标准化鉴定技术 301 项汇编成册，填补 66 种传染病病原鉴定技术空白，特别是分子水平鉴定技术，提升了传染病病原鉴定发现能力。在质量管理体系保障下，中国疾控中心病原微生物保藏中心完成样本接收、检测、分离培养、鉴定、入库及对外提供等工作。

4. 推动国家病原微生物保藏库保藏体系能力建设与提升项目进展

在国家卫生健康委《新冠肺炎疫情提升公共卫生应急能力建设方案》的支持下，改造中国疾控中心 333 会议室，完成全国病原微生物资源保藏与大数据分析平台建设，现已建成国家病原微生物保藏中心会商室；对保藏信息管理系统进行改造升级，将机构管理的保藏样本赋予芯片级标识，通过智能设备及业务系统建设实现高效、精准、可信的样本保藏管理，形成统一、标准的保藏管理规范，构建国家病原微生物保藏库及相关工作体系。此外，积极协助国家卫生健康委科教司起草保藏工作“十四五”发展规划。

5. 建设信息平台

2021 年，国家病原微生物保藏中心（国家病原微生物资源库）在原有网站建设基础上，根据网站具体运行情况，追加了平台新的功能，包括系统导航栏、搜索、注册登录等功能入口，同时添加科技资源共享网及其他国家平台在线服务系统的链接，不断扩大平台服务范围与科普力度。为确保网站安全、持续对外提供服务，确定信息平台为网络安全等级保护第二级。2 月，完成网络安全等级二级备案（备案证书编号：11011445025-21001）；3 月，完成阿里云漏洞扫描系统安全评估报告；10 月，开始进行等级保护二级测评工作。

6. 搭建学术团体交流平台

2021 年 3 月至 10 月，先后赴厦门市疾病预防控制中心、中国海洋微生物资源库、国家干细胞资源库、国家作物种质库、国家生物医学实验细胞资源库、中国普通微生物菌种保藏管理中心、中国医学真菌菌种保藏管理中心、山东省济宁市第一人民医院医学真菌实验室、国家人类遗传资源中心等单位，针对病原微生物保藏与管理情况进行调研。4 月，参加中国医学装备协会医学实验室装备与技术分会第四届第八次常务委员会会议，参与中国合格评定国家认可委员会（China National Accreditation Service for Conformity Assessment,

CNAS）高级别生物安全实验室认可评审，指导地方工作。5月10日，组织召开病原微生物保藏机构工作研讨会。5月底，在苏州举办后疫情时代生物安全高端论坛暨第二届全国生物资源管理与利用学术研讨会，共计500余人参加了大会，并有13 000余人次在线观看。6月7日，参与国家卫生健康委科教司组织的病原微生物菌（毒）种保藏与分享研讨会。同时，指导部分省、市疾控中心推进省级病原微生物菌（毒）种保藏库及生物样本库建设。

7. 拓展多方交流合作渠道

联合中国计量科学研究院推动生物标准物质研制，联合清华大学出版社发起“生物资源能力体系建设”系列丛书编写出版工程，续签中国科学院微生物研究所战略合作框架协议，作为理事单位加入中关村国基条件科技资源共享服务创新联盟，联合《中华医学杂志》编委会发起“病原微生物菌（毒）种质量控制与使用规范专家共识”倡议。

【开展动物设施管理工作】保持ABSL-2实验室高效平稳运行（协议费用约100万元）。修订、起草ABSL-2、ABSL-3实验室体系文件。安装验收公共卫生体系建设实验室设备购置项目（554万元）设备。完成实验室设备购置项目（200万元）采购工作。完成公共卫生创新计划项目（339.5万元）参数编制。

【开展条件平台及资源库建设工作】建立病理实验平台。建设ABSL-3实验室。建设胚胎精子库平台。

【完成二期工程动物设施设计工作】完成二期工程动物设施（7 635平方米）的初步设计工作。

【开展ABSL-3项目立项、建设申请工作】ABSL-3实验室（8个核心工作间）项目工程建设竣工，并取得合格验收报告，具备试运行能力。对中国农业科学院哈尔滨兽医研究所、四川省疾控中心、青岛海关、中国动物卫生与流行病学中心ABSL-3实验室进行了调研。

【对外合作与交流】与《实验动物与比较医学》期刊开展合作，推荐实验动物中心业务骨干任编委、青年编委及审稿专家。作为协办单位举办首都实验动物管理论坛第二期专题研讨会。接收河南省疾控中心两名工作人员前来实验动物中心进修。北京实验动物学学会生物安全专业委员会成立并挂靠在实验动物中心。

【开展中国疾控中心实验动物福利伦理委员会秘书处工作】开展中国疾控中心实验动物福利伦理委员会的换届工作。开展5项实验动物福利伦理审查工作。

【其他工作】1 人获聘中国实验灵长类养殖开发协会专家库成员。建立独立通风笼具（individually ventilated cages，IVC）小鼠笼盒智能化监测系统。建立动物质量监测、环境质量监测方法。变更实验动物中心 ABSL–2 实验室活动备案。申请财政经费 800 万元用于实验动物中心一层西模式 ABSL–3 实验室改造。改造实验动物中心危险化学品库房。改造实验动物中心二层东机组。完成配电室变压器增容升级改造。改造实验动物中心视频教学室。

（赵赤鸿、魏强、李晶、姜孟楠、李思思、卢选成、李晓燕）

离退休人员管理

【离退休人员基本情况】截至2021年年底，离退休人员共1 454人，其中离休干部37人、退休干部1 153人、工人264人；党员677人；本年度新增退休人员45人，去世40人。其中，中国疾控中心机关离退休人员167人，包括离休干部2人、退休干部141人，工人24人；党员113人；机关司局级领导15人，处级干部46人，副高级以上职称74人；年龄在90岁以上3人，80～89岁26人，70～79岁46人，60～69岁78人，59岁及以下14人；本年度新增退休人员5人，去世3人。

【定期工作通报】继续抓好疫情防控有关工作，坚持与老同志通过微信平台进行沟通交流，传达学习有关文件精神。组织收听中组部举办的全国离退休干部网上专题报告会5场，共2 000多人参与。每月结合集中收到的医药费单据，听取老同志的意见及建议，不断推动工作落实、落细、落小。

【线上春节团拜会】因新冠肺炎疫情防控，不能按惯例召开老干部春节团拜会，中国疾控中心离退休干部处牵头，相关直属单位离退休部门共同参与，创新形式，制作了线上春节团拜会，将中国疾控中心党委的问候祝福和老同志奉献的节目通过微信链接转发给中国疾控中心每位老同志，并以音乐短片的形式展示了中国疾控中心参与新冠肺炎疫情防控的主要工作，诠释了“传承、坚守和担当”的主题含义。

【走访慰问】做好重要节假日期间和重点人群的走访慰问。2021年春节前夕，由于疫情影响，中国疾控中心领导不能带队进行走访，就委托离退休干部处以电话形式重点走访慰问15位生活困难党员、老党员、老干部，并安排为中国疾控中心机关离退休老同志送上慰问品，实现送温暖全覆盖。举办中国疾控中心机关“光荣在党50年”纪念章颁发仪式和专题座谈会，为14人发放纪念章。2021年，中国疾控中心机关走访慰问大病重病住院、生活困难老同志16人次，并为41位老同志庆贺生日，送上生日祝福和蛋糕。

【文体活动】重点结合建党百年主题和党史学习教育开展专题活动。在“七一”前后，开展建党百年知识答题，利用微信小程序问卷星，通过微信转发给老同志，尝试在线答题新形式，对参与的老同志发放专题书签等纪念品。迎接建党百年，推荐“百年初心——老党员的故事”14篇，其中1篇入选中央和国家机关工作委员会收录的专题文集。在中国疾控中心离退休人员中开展主题作品征集活动，共收到33件不同类型的作品。开展“我看建党百年成就专题调研”活动。组织中国疾控中心机关28名退休复转军人纪念八一建军节，在抗战胜利纪念日来临之际，对军队相关革命歌曲进行赏析。有限开放中国疾控中心潘家园老干部活动室100余次，活动室全年接待766人次。为老同志订阅报刊100余份，做好老干部活动室报刊宣传专栏。

【医疗健康服务】认真落实为抗战期间参加工作的离休老同志提高医疗待遇的有关文件精神，按程序组织申报，有2人医疗待遇提高到副省部级，有5人提高到按副省部级标准报销医疗费。同时，为离休干部提高生活待遇，补发了基本生活费，全部工作在建党节前落实。2021年，共收到离退休老同志医药费报销单据630多份，金额累计近300万元。协助办理52人次老同志就近自选医院变更申请手续。协助做好离退休人员健康体检，共有94位老同志参加。协助3位去世老同志家属办妥逝者告别、抚恤金和丧葬费发放等相关事宜，并对家属进行慰问。

【日常管理】管理好中国疾控中心机关离退休通知微信群，除了发送通知提示和交流沟通外，自2021年7月开始，每日推送《人民日报》“新闻早班车”栏目信息和天气预报，并根据季节更替转发健康知识，引导老同志了解时政方针，提升健康素养。为增强老同志荣誉感和归属感，方便和规范老同志出入工作区，参照大学校友卡思路，中国疾控中心机关为离退休人员设计、制作和发放了144张荣休卡。根据情况，及时提示老同志按照中国疾控中心和属地化要求，落实好疫情防控，做自我健康的第一责任人。

【能力建设】召开中国疾控中心直属单位离退休干部工作交流座谈会，利用线上和线下形式传达学习全国老干部工作会议和国家卫生健康委离退休干部工作会议精神，促进工作交流和学习借鉴。认真做好中国疾控中心离退休干部统计年报工作，完善更新全国离退休信息管理系统数据库。走访中国疾控中心直属单位，实地调研离退休工作情况，摸底编制老干部活动室修缮改造需求，加强离退休工作能力建设。

【其他工作】协助中国疾控中心机关一总支做好离退休党建工作，完成3个党支部换届选举。统计中国疾控中心机关离退休人员有侨身份，上报12人相关信息。

（王晓锋、丁宏斌、黄建军）

安全保卫管理

【综合治理】围绕“确保中心绝对安全”的总目标，贯彻“管行业必须管安全、管业务必须管安全”的总要求，不断强化红线意识和底线思维，切实履行好安全生产主体责任。紧紧围绕“保安全、保稳定、保发展”的工作主线，实现连续多年无火灾、无责任事故、无重大刑事案件的“三个零”工作目标，为中国疾控中心各项疾控事业稳定运行提供了坚强安全保障。

【安全教育】贯彻“确保中心绝对安全”的目标，不断提升中国疾控中心消防“四个能力”①建设及安全生产意识，全面加强安全教育。2021 年 5 月，组织在京中国疾控中心直属单位及相关处室的安全员开展消防安全培训及演练。9 月，开展新生安全教育工作。11 月，在消防安全宣传教育日联合后勤运营管理中心在中国疾控中心北区组织开展园区安保、物业人员消防应急演练。

【安全管理】依法制定《保卫处安全生产责任制》及《保卫处安全生产责任制考核内容和标准》，根据国标制定新的消防值班、巡检、维保记录表并完善《中控室查勤记录表》《园区巡查记录表》。完善《保卫处安全教育培训制度》《保卫处印章使用管理制度》《园区出入安全管理》等日常工作制度。健全相关规章制度，加强监督检查、培训、宣传教育等各方面工作，定期进行全员消防、防汛等应急演练，并组织演练评估分析。督促驻园区安保公司制定保安岗位职责处罚制度及安全生产责任制等制度。截至 2021 年 11 月，已整理中国疾控中心各类消防、安防规章制度，汇总完成 2021 年最新版。

【安全督导检查】通过定期检查、随机抽查、专项督查等方式，及时了解安全生产工作情况，确保各项保障措施落实到位。每月定期开展中国疾控中心北区安全检查，每季度保卫处会同后勤运营管理中心开展联合检查。在重要节日、重大会议、重点时期提前下发通知，提示直属单位、机关处室做好相关安全保卫工作，督促大家开展安全自查。对检查中发现的问题，填写安全检查工作记录，明确整改时限和整改期间采取的临时措施，同时制定隐患台账，确保隐患能够及时得到解决。2021 年，累计开展各类督导检查 11 次，填

---

① “四个能力”是指检查消除火灾隐患能力、组织扑救初起火灾能力、组织人员疏散逃生能力、消防宣传教育培训能力。

写安全检查工作记录 12 份，及时发现和消除安全隐患 8 处。

【新冠肺炎疫情内部防控】

（1）审核报备人员及车辆 4 000 余例，检测体温近 40 万人次，妥善处理疫情相关上访事件 6 起，清理流浪动物 100 余只。

（2）处理南大门其他突发事件 10 余起。防汛期间保卫处与后勤运营管理中心联合进行防汛抢险工作，报告并协助处理其他部位跑水事件 12 起。完成中国疾控中心重大会议安全保卫保障工作 2 次。2021 年 6 月，完成单兵型一键报警系统设备验收并将其投入使用，为园区突发应急事件快速反应提供保障。

（3）开展“中国疾控中心生物安保建设项目”工作。项目已完成设计、造价咨询及监理工作，正进行施工招标采购工作。此项目旨在全面提升中国疾控中心安全保卫、消防安全、生物安全实验室运行能力。对园区基础设施设备进行全面升级改造，通过“5G+AI”在该项目的应用，高度融合园区各领域数据资源，对园区安防、访客管理、周界生物警戒、班车智能管理、环境空间等关键指标进行综合监测分析，实现园区人、事、物统一管理。

（王海东、刘鹏）

后勤管理与园区运营

【后勤行政工作】

（1）完成总部及相关直属单位 4 辆公务用车资产处置及 3 辆公务用车指标申报。完成相关直属单位 3 批次房屋出租审批备案工作。发放机关职工住房补贴、未达标住房补贴、级差补贴 210 余万元。审核机关职工医药费 1 192 人次，组织完成机关职工 527 人体检。完成中国疾控中心集体户口 524 人管理，全年办理户口迁入 55 人、迁出 47 人，户口资料外借 100 人次。组织“幸福工程——救助贫困母亲行动”善款筹集，共筹集善款 45 935 元。

（2）完成总部及相关直属单位的地下空间管理，储备防汛物资，开展防汛演练。完成地下空间信息数据统计备案工作。

（3）承担国家机关事务管理局和国家卫生健康委组织的重要目标人防防护工作，中国疾控中心北区防空地下室被列为 2021 年中央国家机关重要目标人防防护项目。通过从关键人员掩蔽、关键物资存储、关键业务开展三个方面全面提升重要目标人防防护建设能力，实现中国疾控中心北区防空地下室“战时防空、平时服务、应急支援”的核心功能。

【南北办公区、研究生院学生及职工家属区后勤保障】

（1）完成通勤、保洁、绿化、收发、公寓、会议服务、物业维修、工程管理及北区餐厅的运营管理和安全生产工作。2021 年，中国疾控中心南区、北区各项后勤维护保障系统运行正常，无火灾事故、无刑事案件、无安全责任事故。

（2）完成研究生院学生后勤保障工作，负责潘家园、南纬路 2 号院、天坛西里 10 号院三处研究生宿舍及昌平教学区学生就餐的管理工作。完善《学生公寓管理办法》，制定《学生宿舍入住原则》《阅览室管理规定》等，提升规范化管理水平，全年保障 395 名学生住宿，服务保障到位。完成 210 名学生总金额 10.65 万元的疫情期间住宿费退费工作。

【公共卫生事件后勤保障】

（1）完成疫情防控期间应急工作人员用餐、住宿、会议服务、用车、保障物资采购、保障物资分发、组织职工和学生接种疫苗等工作，确保各项应急响应工作顺利开展。

（2）制定《新冠肺炎疫情一级响应保障支持组库房管理实施细则》，明确临期物资及到期物资的处置方式，有效提高了应急物资的利用率。累计向各工作组及机关职工分发个人防护物资，为赴前线的专家配备及发放个人携行物资，共计 58 批次。组织对应急物资定期进行盘点，完成各类应急物资的出入库管理、入账销账等工作，确保防疫物资账账相符、账实相符。

（3）北区餐厅共保障 2.8 万余人次的加班就餐，公寓保障 1.5 万余人次的加班住宿。累计接送往返国家卫生健康委报送材料的工作人员、赴前方一线的专家，以及运送应急物资等 100 余车次共计 1.3 万千米。组织职工和学生完成 2 批次累计 1 700 人次的疫苗接种。

【内部疫情防控工作】

（1）加强与属地管理部门的联系，积极落实属地各项防疫工作要求。完成南纬路办公区、潘家园辖区的进出管理、环境消杀、物业等重点人群健康监测等工作。加强日常督导检查，确保内部防控各项制度落实到位。

（2）定期巡查各物业服务人员的体温监测和记录情况。配合升级开通通勤班车及摆渡车门禁系统，增强园区疫情防控能力，保证对各工作人员的健康情况及时了解、及时报备。

（3）组织培训由相关服务人员组成的消杀工作分队，重点针对通勤班车、电梯、会议室、卫生间、走廊、餐厅、公寓、候车厅、外环境等区域，要求每天三次定时定点进行消毒，并组织专人每日对消毒情况进行巡查。

【大型修缮项目管理】

1. 潘家园办公区消防系统改造项目

对潘家园办公区消防系统的联动型火灾报警控制器、火灾探测器、消防主机、UPS 电源等设备进行更新，提升潘家园办公区消防安全防控能力。

2. 学生公寓改造项目

主要完成天坛西里学生宿舍安防系统、供电系统、卫浴、空调、宿舍家具等设施设备的修缮更新。天坛西里学生宿舍于 2021 年正式启用，提高了研究生院学生入住率，改善了学生住宿环境，提升了安全保障能力，同时缓解了南区各直属单位学生床位紧缺的困难。

3. 北区公寓基础设施设备更新改造项目

通过对北区公寓空调、热水器、电视、床垫、枕头、毛巾等设备的更新和无线网络的升级改造，提高了北区公寓的硬件条件，提升了对网络、卫浴等设施的保障能力，确保北区公寓正常运转。

（谷鑫、陈同年、王晓雪）

党群工作

【以党的政治建设为统领，深化“模范单位”创建工作】贯彻落实《中共中央关于加强党的政治建设的意见》，深刻认识“两个确立”的决定性意义，以实际行动践行“两个维护”。在前两年创建工作的基础上，于2021年评选出4个中国疾控中心“模范单位”，要求各级党组织向“模范单位”学习，不断强化政治功能。发挥党组织的政治保障作用，负责中国疾控中心内部常态化疫情防控管理工作，开展党员自愿捐款支持新冠肺炎疫情防控慰问工作。强化意识形态工作，建立中国疾控中心意识形态工作责任制，开展中国疾控中心内部自查工作，组织层层签订意识形态责任书。

【突出理论武装，全面贯彻习近平新时代中国特色社会主义思想】把学习贯彻习近平新时代中国特色社会主义思想作为首要政治任务，认真组织学习党的十九届五中全会、十九届六中全会及历次全会精神，在26次党委常委会上开展中心组集中学习。与退役军人事务部、北京市昌平区百善镇党委开展党建联学，开展“读讲一本书”活动，组织领导干部参加国家卫生健康委直属机关“面对面大讲堂”活动，组织青年参加中央和国家机关工作委员会“学党史·强素质·作表率”读书活动和“党在我心中”青年党史知识大赛，推动理论学习走深走实。充分发挥疾控分会平台作用，加强对抗疫先进人物和事迹的宣传，组织开展庆祝中国共产党成立100周年征文活动，编辑出版疾控系统党建书籍。加强学生思想政治工作。所开展的2个党建课题分别获得全国党建研究会科研院所专委会一等奖、二等奖。

【开展党史学习教育，坚定理想信念】制定中国疾控中心党史学习教育工作方案，成立两个巡回指导组，加强组织领导。组织召开10次党委常委会专题学习研讨，开展中国疾控中心“书记讲党史”专题党课和主题党日活动。热烈庆祝中国共产党成立100周年，组织党员干部认真收听收看习近平总书记在庆祝大会上的重要讲话。开展“七一”主题党日活动，组织中国疾控中心党委委员参观中国共产党历史展览馆。通过网站专栏和工作简报对党史学习教育情况及时进行宣传报道，刊发200多篇宣传报道，编发11期工作简报，营造浓厚的党史学习教育氛围。组织中国疾控中心党支部开展党史学习教育专题组织生活会。

【全面推进党支部标准化规范化建设，夯实中心基层党组织基础】2021年1月11日，组织完成中国疾控中心党委换届选举工作，指导中国疾控中心各级党组织按时换届，为中国疾控中心事业发展和基层组织建设打好坚实基础。以“四强”党支部为目标，全面推进党支部标准化规范化建设，按照党支部达标标准进行全面考核评估，中国疾控中心共有 9 个党支部达标，无不达标党支部。开展“两优一先”推荐评选工作，中国疾控中心 216 名党员和 37 个基层党组织分别获评中央和国家机关、委直属机关和中国疾控中心“两优一先”。认真开展党建述职评议考核工作，2021 年发展党员 18 名。

【落实全面从严治党主体责任，加强党风廉政建设】制定 2021 年《全面从严治党、党风廉政建设和反腐败工作分工意见表》，组织层层签订党风廉政建设责任书，有效传导管党治党政治责任。积极推进巡视整改“清零”工作，待疾控体系改革启动后，将成立中国疾控中心总部党委。认真开展委党组 2020 年下半年专题会商会整改工作，加强对寄生虫病所的“双重管理”机制建设，向委直属机关党委报送整改工作报告，确保整改成效。根据委直属机关党委的反馈意见，认真开展 2020 年度党建述职评议考核整改工作。

【开展 A 级权力廉洁风险点自查工作】对照《中国疾病预防控制中心党风廉政建设和反腐败工作领导小组关于对廉政风险 A 级权力运行检查情况的通报》再次梳理自查 A、B、C 级廉洁风险点，修订完善权力清单，进一步规范权力运行机制。

【监督中国疾控中心内部新冠肺炎疫情常态化防控工作】调整中国疾控中心北京新冠肺炎疫情防控工作领导小组成员，督促完善常态化疫情防控措施，制定《中心内部新冠疫情常态化防控工作巡查记录表》，要求直属单位和中心处室举办 100 人以上的会议、培训等线下活动时务必填写《举办会议、培训等线下活动备案表》并报国家卫生健康委疫情联防联控办公室备案登记。

【推动中国疾控中心整改工作落实】围绕经济活动管理三年专项行动、科研管理自查、生物安全管理自查、梳理问题线索整改 4 项工作，跟进监督检查，推动整改工作落实。按照驻委纪检监察组和国家卫生健康委党组专题会商会要求，梳理问题线索整改落实工作取得的阶段性实效，归纳总结 6 个方面 16 个问题，经过 3 个月集中整改，全部整改到位。中国疾控中心及直属单位健全完善相关工作制度 72 项。

【开展整治群众身边腐败和作风问题自查工作】开展整治群众身边腐败和作风问题自查工作，对照中国疾控中心处室和直属单位填报的《整治群众身边腐败和作风问题工作情况表》，汇总自查清单，制定整改措施，并将工作情况上报至国家卫生健康委直属机关纪委。

【开展执纪审查工作】完成巡视移交问题线索核查工作，对所反映的问题全部予以了结。履行3名党员党纪处分程序，坚持以案促改，针对发生违纪问题的高风险重点环节，针对制度建设薄弱区域，加强对廉政风险点的排查与分析，提出纪检监察建议8个，督促完善《中国疾病预防控制中心政府集中采购目录内项目采购实施细则》等4项制度。

【组织参加国家卫生健康委直属机关工会庆祝中国共产党成立100周年系列活动】2021年5月至7月，组织干部职工2 300余人次参加国家卫生健康委直属机关工会庆祝中国共产党成立100周年“铭记百年史　奋进新征程”系列活动，六大文体活动1 045人次获国家卫生健康委奖项，中国疾控中心工会为1 955名参加者发放价值为15.4万元的帮扶产品作为纪念品。

【参与筹备中国疾控中心成立20周年相关活动】2021年，中国疾控中心工会在庆祝中国疾控中心成立20周年活动中负责开展20周年线上文艺演出活动，为中国疾控中心奋战5年、10年、15年、20年的职工发放纪念奖牌，以及开展20周年画册群团工作部分汇编等工作。

【开展政治理论学习】2021年12月，组织320名工会干部、职工代表及直属单位班子成员学习党的十九届六中全会精神，发放《党的十九届六中全会<决议>学习辅导百问》《深入学习贯彻习近平总书记关于工人阶级和工会工作的重要论述》等自学书籍。

【开展疫情防控工作】加强疫情防控保障支持，慰问抗疫职工1 530人次，发放约42万元慰问金（品）。2021年5月，为《时代的脊梁》提供抗疫人物宣传材料。6月，为抗疫专班职工配发健身用品。6月至10月，组织征集148名援鄂队员抗疫感悟，编入《战疫风采录》。协助中国疾控中心新冠肺炎疫情一级响应工作框架保障组开展保障支持工作，慰问抗击新冠肺炎疫情回京隔离职工96人次。

【开展家庭文明建设系列活动】2021年4月，开展中国疾控中心2019—2020年度先进集体（个人）评选工作，组织评选表彰23个最美家庭，推荐获评国家卫生健康委直属机关最美家庭候选家庭2个。6月，举办“献礼建党百年　情系疾控童心”书画摄影作品展，400余名职工子女参加，中国疾控中心工会将参选作品制成纪念画册，并与《习近平关于注重家庭家教家风建设论述摘编》一同发放。

【巩固脱贫攻坚成果】2021年8月至12月，组织职工参加国家卫生健康委“恒爱行动——百万家庭亲情一线牵”公益编织活动，83名职工为新疆少数民族少年儿童和河南地区受洪水灾害影响的儿童编织毛衣等 122 件，相关视频报道在“编织梦想　情暖冬奥”2021 年“恒爱行动”云启动仪式中展播。9 月，参加国家卫生健康委赴委定点县开展的消费帮扶调研活动，全年采购价值为约 196.8 万元的定点帮扶县产品。

【培养选树先进典型】2021 年 2 月，完成全国劳模管理信息填报、专项补助资金统计发放及组织劳模疗休养相关工作。3 月至 4 月，组织申报各级荣誉，2 人荣获“全国三八红旗手”称号，1 人荣获全国五一劳动奖章，1 人荣获中央和国家机关五一劳动奖章，1 个部门荣获“中央和国家机关三八红旗集体”称号，1 人荣获“全国五一巾帼标兵”称号；推荐获得国家卫生健康委直属机关工会、妇工委 2019—2020 年度先进集体（个人）48 个，评选表彰 2019—2020 年度工会组织先进集体（个人）211 个。中国疾控中心工会被评为委直属机关“先进基层工会组织”和“模范职工之家”。

【组织职工文体活动】2021 年 10 月，完成国家卫生健康委文体协会在中国疾控中心招募会员工作，中国疾控中心 500 余名干部职工入会。11 月，组织参加中国职工文化体育协会等举办的“冰雪情・冬奥梦”绘画作品展。12 月，动员职工参加中华全国总工会组织开展的“中国梦・劳动美——永远跟党走　奋进新征程”全国职工线上运动会。

【开展困难职工帮扶慰问工作】2021 年，慰问大病困难职工、直系亲属去世职工、院士专家、挂职援外职工、党群工作干部、复转军人及军烈属等近 700 人次，发放约 45.2 万元慰问金（品）。6 月，申报残疾重病子女信息。12 月，组织完成国家卫生健康委直属机关工会困难职工申报工作。开展 2021 年度中央和国家机关干部职工特殊困难救助，申请并发放 30 人的困难职工和残疾子女补助 13.5 万元。

【精准服务干部职工】2021 年 2 月，为直属单位及中国疾控中心总部配置“母婴港湾”物资 8 箱，为孕产职工发放新生儿关爱礼包 32 份。

【夯实基层组织建设】2021 年 3 月，中国疾控中心工会指导艾防中心工会、妇幼保健中心工会完成换届选举工作。核实统计中国疾控中心直属各单位职工代表、工会委员会、经费审查委员会、女工委员会（妇工委）、党政领导等人员情况 300 余人次，开展政策解读及相关培训工作。

【强化干部队伍建设】2021 年，召开中国疾控中心工会委员会 14 次、群团部门工作部署会 3 次、处务会 6 次，会议集中开展党史学习教育相关活动。组织举办基层工会调查报表培训 1 次、工会财务工作培训 1 次。9 月，选招“三生”1 名、招聘职工 1 名。11 月，组织参加国家卫生健康委直属机关工会举办的 2021 年工会统计年报调查工作培训等活动。

【加强经费收缴管理】完成向国家卫生健康委直属机关工会上缴 2020 年度工会经费、接收回拨工会经费工作。督办中国疾控中心各级工会组织 2021 年度工会经费收缴工作。完成国家卫生健康委直属机关工会“被审计单位 2020、2021 年度经费收缴情况”统计核查及上报工作。

【采购健身设施】2021 年 8 月至 12 月，完成台球室、乒乓球室和健身房设备的采购工作，其中采购台球桌 1 套（20 300 元）、乒乓球台 3 台（17 277 元）及全套健身设备（中标价格 98 900 元）。12 月初，台球桌和乒乓球台已经全部组装完成并投入使用。

【开展职工心理保健需求调研工作】2021 年 12 月，组织全体职工开展心理保健需求调研工作，深入了解新冠肺炎疫情影响下干部职工心理健康状况，及时掌握职工对心理疏导的需求，累计回收调查问卷 979 份。

【制止餐饮浪费】2021 年 12 月，面向中国疾控中心全体职工发布“制止餐饮浪费　践行光盘行动”倡议书，加强新形势下干部职工作风建设，贯彻落实习近平总书记关于坚决制止餐饮浪费行为的重要指示精神。

【开展青年理想信念教育】举办第八届“与信仰对话”主题团日活动，邀请中国疾控中心党委副书记、纪委书记严俊，国家援鄂中医队队长、东直门医院党委书记叶永安围绕青年理想信念和党史学习教育开展主题团课活动，200 余名青年参加。

【开展青年理论学习】2021 年，以团支部为单位召开专题学习会 25 次，600 余名团员青年参加。为中国疾控中心 36 个青年理论学习小组配发 70 本学习书籍，为 750 名团干部、团员青年印发建党 100 周年纪念学习笔记本。

【开展主题志愿服务活动】2021 年，开展第六届“青年专家走基层”暨“走基层·阳原行”活动，在河北省阳原县两所学校讲授健康课程 140 课时，累计培训 2 600 名学生，捐赠各类文具 8 500 多件、健康宣传材料 900 多份、体育用品 300 多件、健康宣传品 1 500 件。

【举办“读讲一本书”活动】举办“读讲一本书”青年演讲比赛选拔赛，17 名青年参赛。推选优秀青年代表参加国家卫生健康委直属机关“读讲一本书”演讲比赛，最终取得一等奖的优异成绩。

【开展共青团基础工作】2021 年，完成团内统计、团费收缴、青年评议、智慧团建登记等工作，累计完成“智慧团建”系统转接和审核 400 余条目，指导 2 家直属团组织完成换届选举工作。在《中国共青团》等杂志刊发团队专访和主题文章。

【服务青年职工】2021 年，举办及参加兄弟单位单身联谊会 4 次，联系订购免费观影和优惠演出票，以及联合研究生院开展主题团课 2 次，累计 400 人次参与。

【开展联学联讲活动】与北京海淀上地学区、国家卫生健康委继续教育中心、北京中医药大学东直门医院、中国中医科学院广安门医院开展联学联讲活动，多个单位团干部及青年代表 60 余人参加。

【健全统战对象数据库】2021 年 9 月，在原有民主党派数据库的基础上增加党外知识分子数据库。复核中国疾控中心无党派人士重点人物信息。统计有侨身份职工情况，包括归侨及侨眷。

【开展统战干部及党外人士培训自学活动】2021 年 11 月，为统战干部和党外人士采购发放统战书籍，建立联络人制度，搭建工作交流群。

【开展统战干部学习活动】组织统战干部学习十九届六中全会精神，建立统战工作月报告制度，连续 4 个月报告统战工作开展情况。

【组织完成北京市区级人大选举工作】2021 年 8 月至 11 月，组织中国疾控中心南区、北区 1 192 名职工参加北京市西城区和昌平区人大代表换届选举，中国疾控中心总部朱晓磊、病毒病所高晨同志分别当选。

（路凯、曾彦、项春、陈思）

第二部分

直属单位工作概况

传染病预防控制所

【机构设置和人才培养】编制人数 300 人，截至 2021 年 12 月底，在编职工 267 人，其中专业技术人员 246 人、管理人员 8 人、工勤人员 13 人；专业技术人员中取得正高级资格 78 人、副高级资格 88 人、中级资格 45 人、初级资格 35 人；具有大学及以上学历的职工占职工总数的 89.14%，其中具有研究生学历的职工占 65.54%。

【开展干部队伍建设】截至 2021 年年底，共有领导班子成员 5 人，新提拔 3 名中层干部，已有中层干部职位 47 个。2021 年，开展招聘高校应届毕业生工作，筛选 649 份简历，报名人数同比增长 300%，专业岗位报名和录取人数比达到 100 ∶ 1，组织专业笔试、面试、政审、体检等招聘相关工作，应届毕业生入职 11 人，社会招聘人员入职 2 人，其中招录博士毕业生 2 人、硕士研究生 8 人。开展国家卫生健康委专业技术资格申报工作，2021 年申报 34 人，同比增长 56%。组织 59 名干部开展“得到 App”碎片化时间管理培训工作。

【开展党史学习教育活动】2021 年，深入开展党史学习教育活动，制定党史学习教育方案，成立领导小组和办公室，组织召开工作例会，制作党史学习教育简报。传染病所党委和各党支部认真制订党史学习教育计划，把党史学习教育与“四史”宣传教育相结合，强化理论武装，不断巩固主题教育成果。领导班子通过学习中心组带头领学，各党支部以

“三会一课”[①]、主题党日、专题学习、联学联建、讲党课、收看专家辅导报告、党史知识测试、观红色影视话剧作品、参观博物馆党建成就展、参观红色教育基地等多种方式丰富学习内容和形式，带领群众一起学，激励党员、群众学党史、感党恩、跟党走，把学习成果转化为工作动力。

【推进党支部标准化规范化建设】2021 年，树立“党的一切工作到支部”的鲜明导向，以“一支部一品牌”为抓手，抓严抓实党支部建设，加强支部工作的战斗力与凝聚力。各在职党支部建立了自己的支部品牌：第一党支部（星火相传党支部）、第二党支部（深耕厉行党支部）、第三党支部（应急先锋党支部）、第四党支部（服务先锋党支部）、第五党支部（团山汇聚党支部）、第六党支部（疾控先锋党支部）。各党支部围绕支部品牌，加强支部建设，凝聚正能量，为支部建设提供新动力。

【开展“我为群众办实事”实践活动】2021 年，把“我为群众办实事”作为党史学习教育重要内容，积极推进指导。结合传染病所业务工作，精准服务群众，推动解决群众最关心的问题，开展“我为群众办实事”10 余项相关工作。

【开展监督执纪工作及各项专项检查】2021 年，开展对 A 级权力运行的监督，“三生”招聘工作监督 2 次，外聘人员招聘工作监督 2 次，研究生招生复试工作监督 7 次。开展对 3 名新任职中层干部的廉政谈话。对党员干部申报奖项、评优、表彰、换届选举等廉政审核出具廉政意见证明 7 次。协助党委抓党风廉政建设，落实党风廉政建设责任制。协助党委抓好党建工作，开展党史学习教育督导检查 14 次，督导检查 6 个在职党支部的专题组织生活会。在党员和群众中开展党史学习教育活动情况的调研访谈工作，共访谈 39 人次。开展 3 次党支部“三会一课”制度落实情况检查。开展新冠肺炎疫情常态化防控措施落实情况巡查工作 12 次。

【开展经常性纪律教育和警示教育工作】2021 年，发挥各支部纪检委员的职能作用，向党员干部开展教育、宣传、提醒工作。组织党员干部学习《中国共产党党内监督条例》《关于新形势下党内政治生活的若干准则》《中国共产党廉洁自律准则》《中央和国家机关党员工作时间之外政治言行若干规定（试行）》等党内法规。定期发送《廉政教育专刊》，为中层以上干部更新廉政提示桌牌 2 次。在元旦、春节、端午节、中秋节、国庆节期间开展纠正“四风”[②]工作，及时向全体党员发送廉洁提醒微（短）信，通报违纪违法典型案例

---

① “三会一课”是指定期召开支部党员大会、支委会、党小组会，按时上好党课。

② “四风”是指形式主义、官僚主义、享乐主义和奢靡之风。

40余件。组织党员干部收看《正风反腐就在身边》电视专题片。

【发挥纪检审计职责，加强内部控制】2021年，为充分发挥内部审计和纪检部门的监督职责，进一步规范单位内部日常管理行为，针对“三重一大”①制度落实、合同管理、预算执行、采购管理、课题管理、成果转化管理等情况开展专项检查，共查阅2021年以来党委会及所务会会议纪要18份、会议计划（议题）18份、经济合同65份、财务凭单98笔，抽查采购项目2项、科研课题项目2项、成果转化项目2项及2021年1月至9月公务用车使用管理情况等，提出工作建议并形成专项审计报告。

【开展卢金星同志担任法定代表人期间的经济责任审计工作】2021年7月至9月，积极配合中国疾控中心审计处和外部审计开展卢金星同志担任法定代表人期间经济责任审计工作，负责对审计范围、具体审计程序和方法、相关审计工作底稿及审计报告和审计建议等方面开展沟通核实、协调配合和收集资料等工作，推进审计顺利实施，确保审计结果的公允性。依据相关法律法规要求，结合传染病所实际，制定了《传染病所内部控制基本制度（试行）》，经党委会讨论通过，于2021年6月9日起执行。基本制度的制定，为单位层面内部管理经济活动提供了制度保障，同时为各业务层面内部控制制度的建立奠定了基础。

【传染病所网站改版上线】2021年12月初，传染病所新门户网站（https：//icdc.chinacdc.cn）正式上线。新门户网站在网页设计、板块方面进行了更新；增设了特色资源平台栏目，展示传染病所的专业特色资源，如传染病预防控制国家重点实验室、大型仪器设备共享服务平台、中国幽门螺杆菌抗生素耐药地图等；增加了专题板块，如健康科普、出版物、学术期刊等。在满足内部员工办公需求的同时，新门户网站也更重视对传染病所工作和科研成果的宣传及推广。

【全力做好后勤保障工作，积极配合中国疾控中心二期工程建设】2021年，经多方协调和不懈努力，克服年代久远、房屋历史资料缺失、房产证载明面积与房屋资产入库账面面积不一致、数据核实困难等诸多困难，经两次测绘和多次现场勘查，成功办理4块土地和房屋的《不动产权证书》，为传染病所房屋土地资产管理和中国疾控中心一期工程房产落宗、二期工程开工建设打下良好基础。根据中国疾控中心基建处的要求，协助查找相关档案图纸进行比对和重点部位标记，多次现场走访标记地下水电等管线位置，减少了勘察

① “三重一大”是指重大事项决策、重要干部任免、重大项目投资决策、大额资金使用。

时间，节省了大量资金，推进了建设进度，同时协助进行了 151 亩[①]土地范围内现有房屋的现场摸底工作，助力中国疾控中心二期工程建设。

【推进新冠肺炎疫情防控常态化工作】2021年 1 月 7 日，派出移动 P3 实验室检测队 26 人驰援河北邢台南宫市执行新冠肺炎疫情病毒检测任务。持续派出专家完成全国新冠肺炎疫情发生省、市的应急处置及社区防控：共派遣 37 人次分赴黑龙江、河北、辽宁、广东、江苏、河南、湖南、湖北、新疆、内蒙古、甘肃等地参加疫情应急处置；共 16 人次分赴广西、内蒙古、秦皇岛、重庆、上海等地参与重大会议、活动的新冠肺炎疫情防控保障；派出专家前往辽宁、天津、陕西、广东进行新冠病毒疫苗接种调研；派出 4 人执行上海、黑龙江、天津新冠病毒疫苗接种驻点任务，协助推进全国新冠病毒疫苗接种工作顺利进行；继续按照要求派遣人员到国家卫生健康委、中国疾控中心新冠肺炎疫情处置部门和专班工作。

【开展新冠肺炎疫情人员动态管理和核酸检测工作】

（1）2021 年，持续加强本所内疫情防控措施和人员管理措施。1 月 1 日至 3 月 19 日，收到健康监测直报 3 423 条。7 月 30 日至 12 月 31日，每周上报人员情况，并对居家隔离、京外、休假、应急等人员进行统计，对新冠肺炎疫情进行常态化防控实施动态管理。

（2）2021 年 1 月至 2 月，完成 4 次园区内重点人群核酸检测。11 月，承接中国疾控中心园区、昌平教学区 1 312 名职工、外单位工作人员和学生的核酸检测工作，并在 12 小时内报送检测结果。

【徐建国院士荣获“第六届全国杰出专业技术人才”荣誉称号】2021 年 10 月 27 日，中组部、中宣部、人社部、科技部联合下发了《关于表彰第六届全国杰出专业技术人才和专业技术人才先进集体的决定》（人社部发〔2021〕84 号），传染病预防控制国家重点实验室主任徐建国院士荣获“第六届全国杰出专业技术人才”荣誉称号。

【开展细菌性传染病及自然灾害应急处置工作】2021 年，派出专家 10 余人次分赴发生炭疽疫情的山东、山西、安徽、内蒙古进行处置指导，8 人次完成后续防控措施落实调研工作。内蒙古、宁夏人间鼠疫发生后，立即派出 3 位专家前往当地开展疫情调查处置，规范当地疫情信息报告机制，促进实验室检测能力提升。云南、四川发生地震后，派出 3 人次执行抗震救灾及灾后救助防病任务，同时进行地震鼠疫防控评估和灾后公共卫生风险评估。7 月，在河南发生特大暴雨内涝自然灾害后立即派出 3 人次执行灾后应急处置工

① 1 亩≈666.7 平方米。

作，指导现场卫生防病工作。

【开展鼠疫移动监测联合应急演练】2021 年 9 月 22 日至 27 日，经中国疾控中心批准，会同内蒙古综合疾控中心、四川疾控中心、新疆疾控中心共同在内蒙古举办鼠疫移动监测应急演练，派出移动 P3 实验室及 19 位专家赴四子王旗和苏尼特右旗开展现场鼠疫移动监测工作。此举加强了国家与基层疾控机构的应急协作能力，提升了地方疾控对鼠疫等自然疫源性传染病的监测和疫情应急处置水平。

【开展国家致病菌识别网监测工作】

1. 国家致病菌识别网相关工作平稳有序开展

2021 年，国家致病菌识别网通过平台监测及报告发现霍乱、流行性脑脊髓膜炎（简称流脑）、鹦鹉热等病例（含聚集性病例），立即要求全国 298 家网络实验室通过平台加强相应病种监测，并进行疫情协查。组织完成数据分析、汇总专家结论，形成 6 份动态协查报告并上报国家疾控局。督促地方保持监测及做好预警，防范疫情发生，保障人民安全。结合立克次氏体新发现病原的相关技术信息，对山东、云南、贵州、海南、广东、四川等省的疾控技术人员进行立克次氏体、衣原体、支原体、螺旋体、伤寒沙门菌检测技术培训，并制订以上病原的监测工作计划。及时通告新发现病原的技术信息，提升各省病原检测技术及相关传染病监测水平，为传染病的监测预警提供更为先进的技术手段和策略。

2. 国家致病菌识别网监测工作纳入 2021 年重大传染病防控项目

2021 年 7 月，财政部、国家卫生健康委发布《关于下达 2021 年重大传染病防控经费预算的通知》（财社〔2021〕84 号），将国家致病菌识别网监测工作纳入重大传染病防控项目，通过中央转移支付补助经费 2.34 亿元，支持省市级网络实验室开展细菌性传染病实验室监测预警工作。国家致病菌识别网中心实验室组织编写了《基于国家致病菌识别网的细菌性传染病监测工作方案（2021 年）》工作文件，指导各级网络实验室和哨点医院开展监测工作，先后组织各级网络实验室开展了溯源协查 331 起及多起跨省域的传染病疫情基因组流行病学分析，撰写动态监测报告 6 份，评估疫情风险，提供疫情防控建议。

3. 国家致病菌识别网监测工作的开展提升传染病检测监测能力

2021 年，国家致病菌识别网监测工作稳步推进，各级网络实验室的传染病实验室检测和监测能力明显提升。32 个省级中心实验室中，31 个能够开展病原快速鉴定、核酸检测、耐药性检测和分子分型分析，25 个具备全基因组测序能力。288 个地市级网络实验室中，266 个实验室具备病原快速鉴定、核酸检测、耐药性检测和分子分型分析能力，部分东部省份的地市级网络实验室也具备全基因组测序能力。对各级网络实验室开展的关键技术盲样考核结果显示：全基因组测序技术考核合格率 80.64%，耐药性检测考核合格率 97.2%，分子分型分析考核合格率 92.7%，数据填报合格率 95%，实验室检测监测新技术应用能力提升明显。在新冠肺炎疫情防控中，分布于所有省级、地市级疾控中心的各级网络实验室建立的全基因组测序平台完成了多起新冠肺炎疫情基因组溯源分析，在本区域的新冠肺炎疫情防控中发挥了重要作用。

4. 国家致病菌识别网信息系统列入可向基层采集业务数据系统清单

2021 年 5 月，国家卫生健康委依据“一数一源”“一数多用”的原则，实行数据责任清单制度，发布《国家卫生健康委办公厅关于印发委本级向基层采集数据业务信息系统清单的通知》（国卫办规划函〔2021〕252 号）。国家致病菌识别网信息系统列入清单列表，可向基层采集业务数据，保障了监测数据采集的完整性和可靠性，促进国家致病菌识别网监测工作持续开展。

5. 国家致病菌识别网监测数据库持续扩展

2021 年，国家致病菌识别网开展重要细菌性传染病病原学实验室监测，涉及引起肠道、呼吸道和自然疫源性传染病的相关病原菌，包括霍乱、炭疽、伤寒、副伤寒、流脑等 20 多种，分离获得了各类病原菌 11 万余株并开展病原菌检测、鉴定和实验室分析工作。其中，法定传染病病原 71.48%，其他重要传染病病原 28.52%。法定传染病病原种肠道传染病病原 96.40%，自然疫源传染病病原 2.56%，呼吸道传染病病原 1.04%。监测数据库中收录元数据 113 633 条、耐药最低抑菌浓度（minimal inhibitory concentration，MIC）数据 34 609 条、分子分型指纹图谱 64 656 条和全基因组序列 5 958 条。数据库的建立和扩展为传染病疫情暴发的早期发现、传播分析和溯源追踪提供数据分析基础。

【全国病媒生物监测网络获得中央财政转移支付支持】2021 年，全国重要病媒生物监测工作在经费支持上获得重大突破，重大传染病防控项目全国病媒生物监测年度经费达 1.108 亿元。在中央财政的大力支持下，病媒生物监测点已覆盖全国所有省份，病媒生物生态学、抗药性和病原学“三位一体”监测网络全面展开，其中生态学监测点 1 165 个（含媒介伊蚊监测点）、抗药性监测点 113 个、病原学监测点 375 个，为构建多点触发的媒介生物传染病监测预警平台建设及媒介生物可持续控制奠定了基础。为确保病媒生物监测工作和经费科学、有序执行，先后组织两次监测工作会议和培训班，给各省下发了《中国疾控中心传染病所关于印发 2021 年重大传染病防控项目病媒生物监测方案的通知》（中疾控传便函〔2021〕121 号）。

【传染病所媒介生物控制室通过经合组织良好实验室规范认证】2021 年 5 月 15 日，作为世界卫生组织媒介生物监测与管理合作中心，传染病所媒介生物控制室在世界卫生组织 GLP① 能力建设项目支持下，通过加拿大标准委员会（Standards Council of Canada，

---

① GLP，good laboratory practice，良好实验室规范。

SCC）认证，成为通过经济合作与发展组织（Organization for Economic Cooperation and Development，OECD）（简称经合组织）GLP 认证的中国首个公共卫生杀虫产品药效评价实验室。该实验室的建成提升了我国公共卫生杀虫产品评价科学化和规范化水平，推动了我国公共卫生杀虫产品评价的国际互认，将加快我国公共卫生杀虫产品走向国际公共卫生市场，为构建人类卫生健康共同体作出重要贡献。

【启动和推进媒介生物控制学学科建设项目】2021 年 6 月 30 日，全国公共卫生与预防医学名词审定委员会媒介生物控制学名词编写和审定两个分委会成立，积极推进了媒介生物控制学体系构建、名词梳理和编审工作。

【媒介生物控制学系成立】2021 年 7 月 8 日，为推进媒介生物控制学高层次应用型公共卫生高端人才培养，传染病所领导与山东大学公共卫生学院领导在山东大学举办共建项目的签约仪式，同时为媒介生物控制学系、世界卫生组织媒介生物监测与管理合作中心研究和培训基地挂牌。从 2021 年秋季学期开始，媒介生物控制学系在中国疾控中心和山东大学公共卫生学院开设“媒介生物控制学概论”课程，两个单位的 40 余名研究生选修了该课程。媒介生物控制学系其他课程将在 2022 学年开始被陆续授课。

【传染病所病媒生物博物馆开馆】2021 年 6 月 1 日，病媒生物博物馆正式开馆，中国疾控中心、中国疾控中心传染病所、中华预防医学会、中国生态学学会和中国卫生有害生物防制协会等单位的领导和代表参加了开馆仪式。病媒生物博物馆占地面积 300 余平方米，内分 9 个模块展区，介绍了我国重要媒介生物的生物学、生态学和传播疾病方面的知识，以及预防控制的科学理念、策略、技术和方法，同时展示了蚊、鼠、蜱、螨、蚤、虱、臭虫、蝇、蟑螂、白蛉、蠓、蚋、虻、螺等重要病媒生物的多种类型实物标本、图片、视频、模型、电子档案等。截至 2021 年年底，病媒生物博物馆已接待预约参观团队人员超过 1 000 人。病媒生物博物馆已经申获“中华预防医学会健康科普基地”认证。

【形成并推广中国疟疾消除媒介按蚊控制策略和技术体系】2021 年，通过长期持续地对我国消除疟疾媒介按蚊控制关键技术进行科研攻关，在我国代表性疟疾流行区进行试点研究，并积极总结中华人民共和国成立以来不同情景下媒介按蚊控制策略和核心技术，形成了基于爱国卫生除害防病组织基础的、具有中国特色的“疟疾媒介按蚊分层、可持续控制策略”及技术体系，为中国成功消除疟疾发挥了关键技术支持。此外，依托世界卫生组织媒介生物监测与管理合作中心平台积极向全球宣传推广，为实现“无疟疾世界”愿景提供了中国疟疾媒介控制模式。

【参与新冠肺炎病毒感染救治及灭活疫苗研发】2021 年，依托生物安全三级实验室平台，配合北京市疫情防控工作，持续为北京市重症患者救治工作提供重要的技术支撑，在新型冠状病毒应急检测、重症患者细菌及真菌合并感染诊断等方面发挥重要作用。1 月至 11 月，该平台保障新冠灭活疫苗毒种评价工作有序开展，为全国 12 家疫苗生产企业进行外源因子、病毒滴度检测等实验活动提供有力保障，同时保障中国和智利、巴西、印度尼西亚、土耳其等国家上万份三期临床血清样本评价工作有序开展。

【协助多地医院诊断婴儿肉毒毒素中毒】2021 年，协助北京和河北地区多家医院确诊了 9 例婴儿肉毒毒素中毒病例，挽救了多个患儿的生命。其中一例在 ICU 需体外膜肺支持，确诊后及时采用特异性血清治疗使患儿恢复了健康，创造了生命奇迹，取得了良好的社会反响。

【试运行国家微生物耐药监测与防控平台】2021 年，依托“十三五”重大专项，与多单位联合搭建的国家微生物耐药监测与防控平台试运行。该平台基于“同一健康”理念，从实验室监测和网络监测两个层面汇总分析和展示药物敏感性检测信息。实验室监测汇总了细菌药物敏感性检测技术方法、标准、操作指南，为实验室工作提供了技术支撑。网络监测建立网络监测最小数据集和指标分析集，实现了畜牧养殖、食品、健康人群和临床医疗等不同领域来源菌株耐药监测数据的互联互通和综合、高效的汇总、分析和展示。

【开展中国细菌性疫苗可预防疾病实验室监测网相关工作】2021 年，继续完善细菌性疫苗可预防疾病病原学、耐药监测和血清学检测的实验室技术和外部质控体系，在全年组织网络实验室开展呼吸道病原室间盲样考核和比对工作 1 次。同时，在浙江义乌和河南永城现场开展以人群为基础的实验室主动监测工作，开展疑似百日咳流行病学个案调查和分离菌株，进一步丰富细菌性疫苗可预防疾病实验室菌株、样品库，研发转化百日咳抗体质控血清制备技术。对耶尔森菌现有样本菌株库进行规范化和精细化管理，补充完善样本及菌株的病原学、免疫学与分子分型特征信息，在甘肃、青海、内蒙古等地开展耶尔森菌细菌学及血清学监测。

【传染病专项中能力建设项目成果亮相】2021 年 10 月，“基于病原细菌基因组的传染病网络化监测技术体系研究”作为传染病专项中能力建设项目的重要成果产出课题，以展板和视频的方式亮相于由科技部、国家发展和改革委员会、财政部、中国共产党中央军事委员会装备发展部（简称军委装备发展部）、中国共产党中央军事委员会科学技术委员会（简称军委科技委）、北京市人民政府共同主办的国家“十三五”科技创新成就展。

【传染病标准专业委员会召开工作会议】2021 年 4 月 10 日至 11 日，国家卫生健康标准委员会传染病标准专业委员会于湖北武汉召开了工作会议，参会人员包括传染病标准专业委员会全体委员及秘书处工作人员，中国疾控中心、国家卫生健康委医管中心、国家食品安全风险评估中心等的领导及标准化专家。在总结回顾 2020 年传染病标准专业委员会工作的基础上，针对 2020 年新冠肺炎疫情防控工作经验，围绕此次疫情防控工作中暴露出的标准需求和短板，各委员专家提出完善传染病标准体系结构的建议。此外，此次工作会议研讨了传染病标准与部分同类传染病诊疗指南之间的使用情况和差异，各委员专家有针对性地提出工作思路和建议。

【参与编写《世界卫生组织鼠疫管理指南》及修订《鼠疫诊断标准》】2021 年，传染病所王鑫研究员作为全球 12 位鼠疫专家之一，参与编写《世界卫生组织鼠疫管理指南》及修订《鼠疫诊断标准》，向国际社会发布中国研究成果。这是中国专家第一次参与鼠疫管理国际指南和标准的制定。

【获得修订弯曲菌国家标准授权】以自主研发的食源性弯曲菌培养基及检测技术为基础，2021 年，获得国家卫生健康委关于国家标准《食品安全国家标准　食品微生物学检验　空肠弯曲菌检验》（GB 4789.9—2014）修订授权。截至 2021 年年底，该国家标准（GB 4789.9—2014）的修订仍在进行中。

【完成医疗器械临床试验机构备案登记工作】2021 年，为促进科技成果转化工作深入开展，积极参与涉及传染病相关诊断试剂、药品的临床试验工作，传染病所医疗器械临床试验机构备案登记工作启动。7 月，开始进行临床试验参与人员的遴选和培训，于 10 月 30 日完成临床试验人员的学习培训工作，相关人员均取得国家药品监督管理局高级研修学院《医疗器械临床试验质量管理规范（GCP）培训结业证书》。12 月 29 日，顺利完成国家药品监督管理局医疗器械临床试验机构备案工作，取得备案号（械临机构备 202100121）。

【启动“扩大认知　遏制耐药”提高抗微生物药物认识周活动】2021 年 11 月 18 日，举行以“扩大认知　遏制耐药”为主题的提高抗微生物药物认识周活动启动仪式，徐建国院士，以及中国疾控中心健康传播中心、传染病所相关科室领导及师生参加了启动仪式。启动仪式结束后，科普宣传和问卷调查等一系列活动在昌平园区、昌平城北街道社区、北京市昌平区第一中学、昌平区休闲广场多地举办，将抗微生物药物知识送到普通民众的身边。本次科普宣传活动提高了民众对抗微生物药物及合理使用抗微生物药物的认知，为营造全社会关心、支持、参与遏制耐药性的良好氛围作出了贡献。

【科技成果转化各类项目签约金额超 3 000 万元】2021 年，技术转让、技术服务项目签约 5 项，金额逾 1 000 万元，分别为：与艾棣维欣（苏州）生物制药有限公司“新冠 DNA 疫苗（INO–4800）I 期和Ⅱ期临床研究”的合作协议、“脑膜炎奈瑟菌抗血清（兔源）制备工艺”的技术转让协议、与圣湘生物科技股份有限公司关于“产毒艰难梭菌多重荧光定量 PCR 检测技术”的转让协议、“用于大肠杆菌与志贺菌甄别的试剂盒（ZL 202010874531.9）”的技术转让（专利实施许可）合同、“大肠杆菌与志贺菌甄别系统（软件简称 ColiSFinder）（2020SR1759012）”的技术转让（软件著作权转让）合同。技术开发项目签约 53 项，金额逾 2 000 万元。

【开展科学技术研究】

（1）2021 年，完成结题验收课题共计 59 项，其中重大专项 44 项（牵头课题 4 项）、重点研发 13 项、部委委托项目 2 项。在研课题 98 项，其中国家科技重大专项 25 项（牵头 2 项）、国家重点开发计划 19 项（牵头 2 项）、国家科技资源共享服务平台项目 1 项、国家科技资源调查专项 1 项、国家自然科学基金项目 22 项、北京市自然科学基金 1 项、国际合作项目 6 项、传染病所自主课题 14 项、国家卫生健康委及其他项目 9 项。

（2）2021 年，申请中标课题共计 11 项，发表论文 313 篇（SCI 收录 186 篇），申请国家发明专利 15 项（参加 3 项）。截至 2021 年年底，已授权发明专利 16 项（参加 3 项），其中发明 13 项、实用新型 3 项。

【开展研究生教育】2021 年，在读研究生 113 人，其中博士研究生 53 人、硕士研究生 60 人。在站博士后 3 人。新招收研究生 30 人，其中博士研究生 13 人、硕士研究生 17 人（其中学硕 14 人、专硕 3 人）。毕业研究生 20 人，其中博士研究生 6 人、硕士研究生 14 人，授予学位 19 人。获得奖学金一等奖 3 人，二等奖 8 人。新增研究生导师 7 人。招收温州医科大学、山西医科大学、南京医科大学等多所名校共计 52 名联合培养博硕士研究生。

【开展外事交流合作】2021 年，因公出国（境）任务共 3 批次、4 人次。2 批次 3 人次于塞拉利昂执行援助任务，1 批次 1 人次于瑞典执行科研合作任务，5 月均已按期回国。接待外宾来所访问共 1 批次 1 人次，就幽门螺杆菌基因组学、东亚幽门螺杆菌种群分化等研究方向开展深入交流探讨。2021 年，共有 7 批次 7 人次申请参加线上国际会议，执行 5 批次 5 人次。共申请两项国际合作项目，分别为中日笹川医学奖学金项目和第 44 期与亚太地区国际合作资金项目。

【联合国（UN）秘书长调查机制实验室能力测试再创佳绩】2021 年，传染病预防国家重点实验室牵头组织传染病所内多名专业技术骨干第四次参加由外交部和国家卫生健康委组织的，目的为选拔高水平枢纽实验室参与全球生物武器滥用事件的联合国（United Nations，UN）秘书长调查机制实验室能力测试，并被外交部推荐主持 2022 年度 UN 部分能力测试项目。

【开展援疆、援藏工作】2021 年，积极协助新疆申报成功国家自然科学基金 1 项，协助西藏申报省级重点实验室和完成援藏任务。协助援助任务中鼠疫菌鉴定和基因组测序溯源工作。资助西藏参加培训 2 人，新疆参加培训 1 人，西藏进修人员 2 人。

【开展健康扶贫工作】2021 年，积极发挥工会组织作用，将职工福利采购与消费帮扶工作紧密结合。采购脱贫地区农副产品，花费逾 20 万元。倡导干部职工热心社会公益事业，116 名同志向贫困母亲献爱心，向幸福工程活动捐款 8 660 元。职工自愿购买脱贫地区农副产品，花费 1 105 元。上述举措彰显了传染病所职工的社会责任感和良好精神风貌。

【评价和开发新型微生态制剂】2021 年，在多年开展培养组学分离需氧和厌氧培养的微生态细菌，对优良益生菌候选株进行鉴定、筛选的研究基础上，评价和开发可有效防治细菌和病毒感染、代谢性疾病、炎症性肠炎、过敏性疾病等新型微生态制剂。开展临床前研究和人群研究，获批 1 项专利（ZL 202010091080.1）。

【与北京市疾控中心联合签署实验室协议】2021 年，与北京市疾控中心联合签署实验室共建工作协议，制定联合实验室管理方案，就高致病性病原体鉴定开展技术合作。此举为满足北京市传染病防控工作中高等级生物安全实验室工作需要，提升了北京市属地疾病防控能力，为提升北京市应对新发突发传染病疫情能力提供了新的途径。

【《中华流行病学杂志》引证指标创新高，位列同类期刊第一名】2021 年，《中华流行病学杂志》创刊 40 周年，《2021 年版中国科技期刊引证报告》显示：《中华流行病学杂志》总被引频次、影响因子和即年指标均创新高（核心总被引频次为 6 488 次，扩展总被引频次为 10 084 次；核心影响因子为 2.250，扩展影响因子为 3.863；核心即年指标为 4.575，扩展即年指标为 5.391）。《中华流行病学杂志》被 PubMed/MEDLINE、PMC、Europe PubMed Central（EPMC）①、Scopus②、EMBASE③、美国《化学文摘》（Chemical

① EPMC 是基于 PubMed 数据库的一个学术文献资源库，为用户提供世界范围内的与生命科学相关的文章、书籍、专利和临床指南。

② Scopus 是一个新的导航工具，它涵盖了世界上最广泛的科技和医学文献的文摘、参考文献及索引。

③ EMBASE 是荷兰的生物医学与药理学文摘型数据库及全球最大的医疗器械数据库。

Abstract，CA）[①]、世界卫生组织 COVID-19 数据库等多个国际知名检索系统和数据库收录，入选《科技期刊世界影响力指数（WJCI）报告（2021）》，WJCI 值为 4.327，在“预防医学与公共卫生学”学科入选的全球 191 种期刊中位列第 21 名，位于 Q1 分区，在同学科入选的中国大陆 41 种期刊中位列第一名。

【《疾病监测》创办渐入佳境】《疾病监测》杂志于 2021 年 3 月入编《中文核心期刊要目总览（2020 年版）》基础医学类核心期刊，同月荣获国家卫生健康委宣传司和中国健康教育中心联合颁发的 2020 年委管出版物主题宣传优秀报刊证书；4 月被收录为中国科学引文数据库（Chinese Science Citation Database，CSCD）核心库来源期刊；12 月被收录为中国科技核心期刊（中国科技论文统计源期刊）。根据中国精品科技期刊遴选指标体系综合评价结果，《疾病监测》杂志入选“第 5 届中国精品科技期刊”，即“中国精品科技期刊顶尖学术论文”（简称 F5000 论文）项目来源期刊。

（阚飙、卢金星、陈霞、马远、郑敏）

① CA 是世界上著名的检索刊物之一。

病毒病预防控制所

【党建工作】2021 年，深入学习贯彻党的十九大、十九届六中全会精神和习近平总书记系列讲话精神，持续加强党风廉政建设，开展庆祝中国共产党成立 100 周年系列活动，深入推进党史学习教育，不断提升党建工作质量。以党委理论学习中心组为带动，采取领学与自学、线上与线下、集中和分散相结合的方式，提升党史学习教育效果。开展党史学习教育实践活动，组织赴昌平烈士陵园、香山革命纪念馆等地进行学习。各支部将学党史纳入“三会一课”，把学习教育融入日常、抓在经常。开展“书记讲党史”主题党日活动，病毒病所党委报送的“牢记革命历史 传承红色基因 践行革命精神 奋进伟大时代”主题党日活动被国家卫生健康委直属机关党委评为优秀主题党日活动。举办“光荣在党 50 年”纪念章颁发仪式，增强党员的荣誉感、归属感、使命感。严格落实疫情防控工作具体要求，加强首都疫情防控责任，发挥党组织和党员作用，做好病毒病所内部新冠肺炎疫情常态化防控工作。发挥群团组织纽带作用，组织职工开展“重温党的历史 走好初心之路”健步走、“少年儿童心向党”作品展、“百年丰碑 健康印记”摄影展等活动，丰富职工精神文化生活。组织团员青年开展“青春飞扬·铸疾控梦想”主题团日、赴北京大学红楼参观等活动，激励青年知党、拥党、向党。关心离退休职工，开展编制组和歌唱团线上活动，建党节、国庆节期间组织慰问，帮助他们解决实际困难。

【人员基本情况】截至 2021 年 11 月底，共有正式职工 246 人，其中专业技术人员 218 人、管理人员 21 人、工勤人员 7 人。在专业技术人员中，具有高级专业技术资格的人员占 59%，具有中级专业技术资格的人员占 27%，具有初级专业技术资格的人员占 14%。

【内设机构主任助理选聘工作】为了各处室建设发展需要，培养、引导和鼓励青年骨干力量，保障各处室管理和业务工作的运行，2021 年 10 月 26 日，经第 20 次所务会研究决定，开展选聘内设机构主任助理工作。

【人事档案专项工作】2021 年 8 月，开始启动人事档案专审及信息化工作，完成招标采购的相关工作，中标公司已完成 170 余人份的档案初审，复审、数字化及验收工作计划在 2022 年 8 月底完成。

【编制外聘用人员管理办法（试行）制定工作】为加强编制外聘用人员的管理，保障用人部门和编制外聘用人员的合法权益，创新用人机制，合理配置人力资源，构建和谐稳定的劳动关系，促进各项工作的顺利开展，依照《中华人民共和国劳动合同法》，结合中国疾控中心有关规定及病毒病所实际情况，经第 18 次所务会研究决定，制定了《病毒病预防控制所编制外聘用人员管理办法（试行）》。

【科研项目管理规章制度制定工作】2021 年 2 月 22 日，为了加强科研项目经费间接费用的管理，根据国家最新相关政策要求，重新修订印发了《病毒病预防控制所科研项目经费间接费用管理办法（试行）》（中疾控病科技发〔2021〕7 号）。10 月 28 日，为进一步加强病毒病所财政科研项目结余资金的管理，重新修订印发了《病毒病预防控制所财政科研项目结余资金管理办法（试行）》（中疾控病财务发〔2021〕15 号）。

【科研项目基本情况】2021 年，申请各级各类课题 86 项，获批课题 36 项，获批课题经费约 13 567 万元，在研课题 124 项，到位科研课题经费约 7 431 万元（不含国际合作项目）。

【重大专项项目等项目结题验收】2021 年，协助国家科技重大专项、国家重点研发计划项目、H7N9 疫情防控科技攻关应急专项、北京市科技新星计划等 70 余项项目负责人完成综合绩效评价工作。

【侯云德院士科学研究青年基金结题验收】2021 年 4 月，根据《侯云德院士科研青年基金资助项目管理办法（试行）》（中疾控病科技发〔2019〕4 号）的要求，启动 2019 年资助的侯云德院士科研青年基金资助项目结题验收工作，有 5 个项目顺利结题，6 个项目由于受新冠肺炎疫情影响，申请了延期结题。

【2021 年度自然科学基金相关工作】

（1）2021 年 1 月至 3 月，完成 38 项国家自然科学基金项目的申报工作，承担申报 26 项，参与申报 12 项。完成 2017 年度结题项目结余资金收回工作。2 月，完成 2020 年度国家自然科学基金 5 个项目结题报告的填报工作，5 个项目全部通过了国家自然科学基金委员会的结题审核，准予结题。完成 2020 年度国家自然科学基金 9 个项目的年度进展报告填报的组织工作，9 个项目全部通过了国家自然科学基金委员会的审核。

（2）2021 年 1 月，为深入贯彻党的十九届五中全会精神，落实好党中央、国务院和国家卫生健康委援疆和扶贫工作部署，根据《新疆疾控中心 2020 年援疆需求要点》中的科研援疆需求，病毒病所张勇研究员对新疆疾控中心申报 2021 年国家自然科学基金项目给予技术指导。

【国家重点研发计划项目申报工作】根据《国家卫生健康委科教司关于请协助参与重点专项2021年指南平行评估的函》的要求，于2021年2月7日召开病毒病所国家重点研发计划“十四五”项目申报研讨会，针对“十四五”国家重点研发计划“病原学与防疫技术体系研究”重点专项“2021年度项目申报指南（征求意见）”进行了讨论，初步拟定了申报意向，鼓励青年科学家积极参与申报。2021年5月，开展国家重点研发计划“病原学与防疫技术体系研究”等“十四五”重点专项2021年度项目申报工作，病毒病所作为承担单位牵头申报项目4项（含3项青年科学家项目）。

【北京市自然科学基金申报工作】2021年4月，组织开展北京市自然科学基金面上和青年项目申报工作。7月，组织开展北京市自然科学基金－海淀原始创新联合基金项目申报工作，并于11月完成立项项目计划书填报工作。

【新冠论文梳理工作】2021年1月，根据工作安排，及时梳理了自2020年以来病毒病所发表的新冠论文。2月，根据中国疾控中心《关于请梳理提供与疫情早期相关的学术论文的函》的要求，组织并完成相关论文的梳理和上报工作。

【新冠科研先进宣传材料制作工作】2021年1月，根据国家卫生健康委科教司《关于请提供一线科研人员先进典型线索的函》的要求，完成《厚植家国情怀，书写使命担当——武桂珍先进事迹报道》《新冠防控的科研先锋队——病毒病所应急技术中心新冠疫情防控主要事迹》和《首次上传的5条基因组序列的重要意义》等材料的撰写工作。2月至3月，根据中国疾控中心科技处要求，组织协调全国科技系统抗击新冠肺炎疫情先进集体和个人的推荐工作。

【人才推举】2021年1月，完成生命科学学会联合体“青年人才托举工程”项目候选人推荐工作，推荐1名青年科学人员。6月，根据中国疾控中心《关于开展2021年国家高层次特殊支持计划科技创新领军人才遴选推荐工作的函》的精神，推举1名研究员为“国家高层次特殊支持计划科技创新领军人才”，上报中国疾控中心参加遴选。9月，完成中源协和生命医学奖1项申报工作。

【科技项目查重工作】2021年10月至11月，根据中国疾控中心科技处要求，组织科室开展科研资源和数据管理自查工作，自查科研项目累计107项，形成《中国疾病预防控制中心病毒病预防控制所科研资源和数据管理自查工作总结报告》并上报中国疾控中心。

【人类遗传资源管理】2021年，按照《病毒病预防控制所人类遗传资源管理办法（试行）》的要求，共办理人类遗传资源项目审批 17 项。2021 年 3 月，根据北京市实验动物管理办公室《关于协助北京市人类遗传资源调查的函》《关于开展北京地区人类遗传资源调查工作的通知》的要求，完成 2017—2020 年涉及人类遗传资源的采集、保藏、利用、对外提供活动，以及大样本队列研究项目基本情况的梳理工作。

【医学伦理审查管理】2021 年，病毒病所伦理审查委员会审理伦理项目 39 项，获得审批项目 39 项，其中会议审查 14 项、备案审查 2 项、申报项目提供审查证明 23 项。8 月，完成国家医学伦理专家库推荐工作。

【科研基地管理】2021 年 3 月，根据中国医学科学院《关于报送国家卫健委重点实验室 2020 年度报告的通知》（医科体基发〔2021〕68 号）的要求，组织国家卫生健康委医学病毒和病毒病重点实验室和微生物基因组研究中心编写 2020 年度国家卫生健康委重点实验室工作年度报告。11 月，组织国家卫生健康委医学病毒和病毒病重点实验室、微生物基因组研究中心实验室主任和骨干参加 2021 年国家卫生健康委重点实验室线上会议，会议总结了“十三五”期间管理工作情况，介绍了委重点实验室“十三五”评估相关工作安排。

【学术委员会管理】充分发挥学术委员会的专业引领、审核工作，组织召开学术委员会会议 5 次，根据讨论内容以邮件方式对 6 篇版面费超 2 万元的学术论文发表的必要性进行了审核，形成会议纪要。

【科研成果管理】2021 年，完成各类成果奖项申报 9 项，其中以第一完成单位申报 3 项、参与申报 6 项。按奖项类别，主持申报中华医学科技奖 1 项、中华预防医学会科学技术奖 2 项，参与申报中华预防医学会科学技术奖 1 项、湖南省科学技术进步奖 2 项、广西科学技术进步奖 1 项、江苏医学科技奖 1 项、大连市科学技术奖 1 项。

【论文、专利、著作权、科研档案管理】2021 年，发表论文 278 篇，其中中文 108 篇、英文 170 篇，SCI 收录 137 篇，总影响因子 1 307.999，平均影响因子 9.5。2021 年，授权专利 9 项，作为第一完成单位 6 项、第二完成单位 3 项。完成副主编著作 1 本，参编著作 3 本。授权计算机软件著作权 7 件。

【外事接待和国际宣传】2021 年 4 月 25 日，按照国家卫生健康委国际合作司安排，朝鲜驻华使馆一等秘书全昌真（Jon Chang Jin）等 3 人访问病毒病所，参观了病毒病所中心实验室，病毒病所向外宾介绍了新冠病毒变异株检测和鉴定方法。

【援外疫情防控工作】援塞拉利昂固定生物安全实验室第三期技术援助项目第1批专家刘铁柱赴塞拉利昂长期工作，于2021年11月2日结束任务回国。援塞拉利昂固定生物安全实验室第三期技术援助项目第2检测队专家殷启凯、高利萍赴塞拉利昂执行援助任务。2021年9月15日至11月29日，马学军研究员应中国国际贸易促进委员会的请求，赴阿联酋迪拜执行2020年迪拜世博会中国馆疫情防控相关医疗保障任务。2021年11月20日至11月24日，中国疾控中心病毒学首席专家董小平赴中国香港执行实地调研香港疫情防控任务。

【国际合作项目管理】2021年，申请国际合作项目3项，获批项目1项，在研项目7项。到位经费160余万元。

【研究生招生工作】开展2021年硕士生招生复试、录取工作。组织开展2021年博士生命题、阅卷、复试、录取工作。2021年全年招收各类研究生105名，其中博士研究生18名、学术型硕士研究生14名、全日制硕士研究生8名、联合培养研究生65名。制订2022年研究生招生计划，报送研究生招生导师遴选表。编制发布招生目录，完成硕士研究生入学考试考务准备工作。

【研究生学位课程申请与开设】组织病毒病所15名教授为2020级硕士研究生开设“现代分子生物学技术”课程并授课，并组织完成考试及阅卷工作。组织病毒病所5名教授为2021级科研型硕士研究生开设“病原生物学概论”课程，随堂附考试。组织病毒病所、传染病所14名教授为2018级、2019级、2020级、2021级科研型硕士开设“专业英语”课程，随堂附考试，并完成考试命题及阅卷。

【学位分委会工作】2021年，组织召开第二学位分委会会议，分别审核了2020年博士/硕士学位论文开题、中期考核、预答辩环节，并审核通过博士学位论文答辩9人、硕士学位论文答辩17人，博士研究生共发表文章26篇，硕士研究生共发表文章21篇，总影响因子为49.138。

【研究生学位论文相关工作】2021年，完成26名研究生学位论文查重检测工作，组织开展拟申请学位的全日制研究生的学位论文评阅工作，实施学位论文双盲评阅，并将查重结果与盲审结果反馈至研究生本人及导师，对学位论文进行修改。顺利通过2021年北京市硕士/博士研究生论文抽查工作，抽查结果合格。

【师生获奖情况】5名研究生荣获中国疾控中心优秀研究生。1名博士研究生获中国疾控中心优秀博士论文一等奖，导师为谭文杰研究员。1 名博士研究生获中国疾控中心优秀博士论文三等奖，导师为马学军研究员。5 名研究生荣获一等奖学金，7 名研究生荣获二等奖学金，30 名研究生荣获三等奖学金。

【招生宣介活动】配合中国疾控中心开展 2021 年大学生“相约疾控”夏令营活动，采用线上学术讲座、播放招生宣传视频、招生咨询交流及研究会答疑等形式，向夏令营学员介绍病毒病所研究生教育理念。

【研究生会工作】完成 2021 年病毒病所研究生会换届和纳新工作。组织研究生实验记录本评比展示活动、庆祝中国共产党成立 100 周年歌唱比赛、专题讲座等各项活动 9 次。组织研究生办公室及宿舍安全卫生监督评选，并按季度对研究生宿舍开展安全防火检查。

【国家级继续医学教育项目】2021 年，申报 2022 年国家级继续医学教育项目 14 项（新项目 11 项，备案项目 3 项），组织 2021 年国家继续医学教育培训 5 项。

【预算公开】2021 年是卫生健康系统预算公开的第一年，病毒病所领导高度重视，按照《中华人民共和国预算法》《中华人民共和国预算法实施条例》及财政部和国家卫生健康委部门预算公开工作要求，结合病毒病所实际，组织制定预算公开工作方案，拟定舆情指引，反复斟酌预算公开文本，4 月 22 日在门户网站公开病毒病所 2021 年部门预算，取得良好社会效益。

【新冠肺炎疫情现场处置工作】2021 年 9 月 13 日至 29 日，病毒病所副所长王世文带领一支国家流调队赴福建省厦门市开展新冠肺炎疫情现场处置工作。

【新冠病毒疫苗接种督导工作】2021 年 5 月 15 日至 27 日，6 月 11 日至 28 日，病毒病所副所长王世文加入国务院联防联控机制新冠病毒疫苗接种驻四川省工作组，开展新冠病毒疫苗接种督导工作、外防输入和高考防疫工作督导。

【新冠病例测序分析工作】2021 年，累计协调完成 40 余起 3 000 余例本土疫情或输入关联本土病例，以及 2 700 余例输入病例的全基因组测序分析工作，参与共 600 余份 OA 报告的修改和反馈工作。

【国家卫生健康委及中国疾控中心新冠防控专班工作】参与中国疾控中心和国家流调溯源专班工作。参与冷链食品与新冠病毒传播风险评估研判及应对专班工作。参与国家流调专家队。

【中国疾控中心“七一”庆祝活动保障工作】2021 年 6 月至 7 月，作为中国疾控中心重大活动保障专家组成员，参与“七一”庆祝活动保障值班任务等。

【应急物资储备工作】完成 2021 年度中国疾控中心应急物资储备目录（病毒病部分）的编写、审核、招标、验收和存放等工作。参与国家发展和改革委员会卫生应急储备物资清单（病毒病部分）（“十四五”“十五五”“十六五”）编制工作。

【技术文件起草制定】2021 年，参与完成新冠肺炎疫情相关方案、风险评估报告、研判和防控建议等 23 份。参与完成新冠病毒变异株和新冠病毒冷链传播载体等 10 余份采访稿的修改工作。参与完成中国疾控中心流调溯源专班 60 余期《全国新冠肺炎疫情分析研判每日简报》，参与完成溯源报告《关于内蒙古甘肃等多地关联疫情溯源调查有关情况的报告》1 份。

【样本审批接收和毒株共享】2021 年，接收省疾控中心送检季节性流感、麻疹、疑似克雅氏病等样本 105 053 份。累计接收新冠样本 3 351 份。完成向中国人民解放军军事医学科学院、武汉大学、中国医学科学院医学实验动物研究所、昆明市医学科学研究所、中国科学院武汉病毒研究所、中国科学院微生物研究所和北京生物制品研究所有限责任公司新冠病毒毒株的共享。

【保健保障任务】2021 年，承担国务院办公厅、公安部、国家卫生健康委和国家疾控局等单位的常规新冠保健检测任务 630 次，累计 7 673 人次。完成 P3 实验室人员每 2 周进行的新冠核酸健康检测 532 人次及全所的健康检测 967 人次。

【第十七届生物安全周】2021 年 4 月 25 日至 30 日，开展以“织牢国家生物安全防护网，共建人类命运共同体”为主题的第十七届生物安全周活动，组织病毒病所共计 239 人参加了培训活动，并对《生物安全证书》和《BSL–3 生物安全培训证书》进行更新注册。

【专项培训】开展新入所人员的生物安全培训、全员培训、援塞拉利昂三期项目第二批专家行前培训，以及质量监督员、实验动物从业人员、病原微生物运输管理人员、压力容器上岗人员、从事高致病病原微生物实验活动人员、第三届国家人间传染病的病原微生物实验室生物安全评审专家等专项培训。开展《生物安全法》和《中华人民共和国固体废物污染环境防治法》等线上培训。

【接受检查及实验室备案工作】2021 年，接受中国疾控中心、属地卫生健康委员会、属地安全生产监督管理委员会、属地环保局、北京市卫生健康委、国家卫生健康委等单位约 20 次检查。11 月，完成所有 BSL–1 级和 BSL–2 级实验室的备案工作。

【毒种库改造工作】完成毒种库人脸识别等毒种库智能化升级改造及毒种库易漏水管道的改造工作。

【实验动物伦理和 CMA 质量认证工作】2021 年，完成 87 份实验动物伦理审查和 521 份中国检验检测机构资质认定（China Inspection Body and Laboratory Mandatory Approval，CMA）检测报告。

（苏晓婷、李旭彬、王晓芳、赵秀军、李静）

寄生虫病预防控制所（国家热带病研究中心）

【工作概况】

1. 推动获得世界卫生组织中国消除疟疾认证

完善国家消除疟疾报告，开展8省认证培训指导和6省现场或线下认证，做好认证准备工作。2021年6月，世界卫生组织宣布中国获得消除疟疾认证。总结消除疟疾经验，开展防止疟疾输入再传播技术培训，巩固消除疟疾成果。中国从每年3 000万例疟疾病例减少到零例，如期实现消除疟疾目标是中国卫生事业的一大壮举。

2. 推进血吸虫病、包虫病等寄生虫病防治进程

参与编制血吸虫病、包虫病等重点寄生虫病防治“十四五”规划。协助开展寄生虫病中转项目绩效管理、预算申报和督导。组织全国寄生虫病监测，开展全国绦（囊）虫病防治试点、洪涝灾害后钉螺扩散风险监测、野鼠血吸虫感染情况调查、潜在风险地区传播媒介白蛉抽样调查，完成疫情周报100余期、月报24期、年报4份、年度监测报告5份。加强防治基地和江西防治示范区建设，在山西阳泉建立黑热病防治基地。加强寄生虫病参比实验室网络管理。开展寄生虫病健康教育作品评选，举办“全国疟疾日”“全健康日”进社区活动及青年科学家进校园活动，参与上海健康科普精准配送活动。完成全国两会、中国国际进口博览会等重大活动期间寄生虫病应急值班工作。

做好援藏、援疆工作，巩固健康扶贫成果。援助建设国家卫生健康委西藏包虫病防控重点实验室，加强涉藏地区重点寄生虫病防控，组织西藏参比实验室现场评审，选派1名援疆干部。

3. 完成新冠肺炎疫情防控应急支持任务

10余名专家入选国家应急防控专家队、流调专家队，15人次专家赴9省参与疫情流调溯源和防控指导及口岸省份防控督导，12人参与全国疫情分析。圆满完成所内防控。

4. 加快国家热带病研究中心建设

推动国家热带病研究中心海南分中心挂牌成立。热带病国际联合研究中心被科技部评为年度“优秀”。推进上海交通大学医学院－国家热带病研究中心全球健康学院合作共建。与上海交通大学医学院附属瑞金医院开展医防合作，成立热带病和寄生虫病医联体，联合申报国家医学中心。招收研究生21名，毕业14名。举办继续教育项目8项。在研课题39项，获批14项。发表第一作者或通讯作者SCI论文80篇。授权专利7项。获2021年中华预防医学科学技术三等奖1项。入选国家“十三五”科技创新成就展科技成果1项。《贫困所致传染病（英文）》（*Infectious Diseases of Poverty*）连续3年被评为中国最具国际

影响力学术期刊。

5. 开展全球健康合作

围绕中非合作和“一带一路”倡议，实施中非血吸虫病和疟疾防控一期项目、中坦疟疾试点项目。举办第五届海南国际健康产业博览会“全球公共卫生应对与挑战——全健康与热带病防控论坛”。在第四届中非地方政府合作论坛上分享合作经验。2 名专家赴塞拉利昂开展中塞实验室合作。建立热带病防治澜湄联合实验室。经过推荐，瑞士热带病与公共卫生研究所约克·乌辛格（Jürg Utzinger）教授获 2021 年度中国政府友谊奖。

6. 启动实施“十四五”发展规划

编制完成《寄生虫病所“十四五”发展规划（2021—2025 年）》，下发各部门实施。完成异地扩建工程项目可行性研究报告（代项目建议书）编制，取得《建设项目用地预审与选址意见书》和《规划土地意见书》。

7. 加强内部管理

学习贯彻习近平新时代中国特色社会主义思想，庆祝中国共产党成立 100 周年，开展党史学习教育，加强党建工作。开展公共卫生人才队伍典型案例分析，招录新职工 10 名，推进 11 个学术带头人团队培养工作，选派 10 余名骨干驻点或借调。继续保持“上海市文明单位”称号，荣获“全国青年文明号”称号及“全国五四红旗团支部（团总支）”称号。

【通过世界卫生组织中国消除疟疾认证】2021 年，在国家卫生健康委、中国疾控中心的领导下，圆满完成世界卫生组织中国消除疟疾认证准备工作，顺利通过世界卫生组织中国消除疟疾认证，主要开展以下工作。

（1）完成国家消除疟疾报告中文版、英文版。举办国家消除疟疾报告编制工作会、专家审核会，完善报告，整理归档支撑材料，出版《中国疟疾地图集》。

（2）开展内外部预评估。协助完成辽宁、浙江、四川、安徽、海南、湖北、广东、云南等省消除疟疾现场认证准备工作的指导与督导。

（3）与世界卫生组织独立评估组专家积极沟通，提交云南省和湖南省疟疾疫情案例报告，推动两起案例报告获审核通过。

（4）配合做好世界卫生组织中国消除疟疾认证专家组来华认证评估。2021 年 5 月，专家组来寄生虫病所听取中国消除疟疾工作情况、考察国家参比实验室、查阅疟疾防控资料，对辽宁、四川开展线上认证，赴安徽、海南、湖北、云南进行现场认证。

（5）6 月 30 日，世界卫生组织宣布中国获得消除疟疾认证。中国从每年 3 000 万例疟疾病例减少到零例。

【开展新冠肺炎疫情应急防控工作】根据上级统一部署，参与新冠肺炎疫情应急防控。多名专家入选国务院新冠肺炎疫情联防联控机制专家队、流调队。选派寄生虫病所副所长肖宁等专家参与吉林、黑龙江、福建、内蒙古、宁夏、青海、江苏7省（自治区）的流调溯源和防控指导，以及上海、福建、天津、山东4个口岸省（直辖市）的防控督导，累计15人次。派员赴北京参与中国疾控中心流调溯源专班工作。调整充实疫情分析团队技术力量，完成中国疾控中心新冠肺炎疫情分析支持任务。召开寄生虫病所应急响应例会，做好内部疫情防控工作，实现零感染。

【启动实施寄生虫病所“十四五”发展规划】2021年，根据《“健康中国2030”规划纲要》《健康中国行动（2019—2030年）》等文件精神，围绕国家“一带一路”倡议与中非合作需求，编制完成《寄生虫病所“十四五”发展规划（2021—2025年）》，明确全所未来五年发展目标、主要任务，以及热带病控制消除创新工程和相关指标，于10月下旬发至各部门实施。“十四五”期间，以建成集疾控应急、科学研究、教育培训、信息交流、全球健康于一体的亚洲领先的国际热带病防治研究核心机构为总目标，发挥亚洲寄生虫病防控领域“领头雁”作用，提升在全球寄生虫病和热带病控制消除技术支撑方面的核心竞争力，为巩固消除疟疾成果、推动消除血吸虫病、控制包虫病等重点寄生虫病提供技术支撑。

【国家热带病研究中心海南分中心揭牌成立】为助力海南自由贸易港建设，2021年3月29日，国家热带病研究中心海南分中心在海南揭牌成立，海南省人民政府王路副省长、中国疾控中心高福主任、国家卫生健康委疾控局贺青华一级巡视员、国家卫生健康委科教司刘登峰监察专员、海南省卫生健康委周长强主任、中国疾控中心寄生虫病所周晓农所长共同揭牌。国家热带病研究中心海南分中心的建设目标是：成为国家热带病研究中心在南方热带地区的热带病研究基地；围绕区域热带病防控之急需开展科学研究，促进区域热带病预防控制、科学研究、临床救治、教育培训、国际交流“五位一体”同步发展；推进我国乃至全球热带医学研究的发展，使其成为我国及东南亚国家热带病研究领域的孵化平台，引入思路、技术、项目，共享成果产出。

【完成异地扩建工程项目可行性研究报告（代项目建议书）】2021年，组织完成异地扩建工程项目可行性研究报告（代项目建议书）编制，主要完成以下工作。

（1）编制项目可行性研究报告。委托上海投资咨询集团有限公司编制项目可行性研究报告（代项目建议书）。多次召开研讨会，细化建设需求，深入研究项目建设的可行性及必要性，修订完善建筑设计概念性方案。

（2）申报并取得上海市奉贤区规划和自然资源局颁发的《建设项目用地预审与选址意见书》和《规划土地意见书》，委托完成项目用地土壤环境调查评估。

（3）完成社会稳定风险评估。委托上海投资咨询集团有限公司编制社会稳定风险评估报告，2021年12月，取得奉贤区南桥镇人民政府、奉贤区委政法委关于评估报告的备案意见。

（4）开展项目节能评估。委托上海市节能减排中心有限公司编制完成项目节能报告，提交上海市发展和改革委员会审批。

（5）协调土地意向书。进一步明确土地拆迁补偿等费用金额和依据。

【与上海交通大学医学院附属瑞金医院合作成立“寄生虫病与热带病医联体”】2021 年 5 月，举办“寄生虫病与热带病医联体”签约仪式。中国疾控中心冯子健副主任、上海交通大学医学院附属瑞金医院宁光院长、上海交通大学医学院胡翊群副院长，以及寄生虫病所周晓农所长、陈晓红书记、许学年副所长等出席签约仪式。寄生虫病所与上海交通大学医学院附属瑞金医院共同签约《中国寄生虫病与热带病医联体公约》，期望通过医联体平台为更多基层医疗机构提供远程诊疗、人才培养机会，推动寄生虫病和热带病领域医防协作，提升全国寄生虫病和热带病诊治水平，共同促进全国寄生虫病和热带病控制和消除。瑞金医院感染性医疗联合体的 20 余家成员单位专家在线参加了签约仪式和学术讲座。

【召开“全球公共卫生应对与挑战——全健康与热带病防控论坛”】2021 年 11 月，在海口举办“全球公共卫生应对与挑战——全健康与热带病防控论坛”。该论坛作为第五届海南国际健康产业博览会主论坛之一，举办了 10 余场平行学术交流与国际热带病防控合作论坛和培训。论坛围绕海南自由贸易港建设背景下的全健康与热带病防控体系建设需求及任务，分析我国热带病防控工作中面临的问题与挑战，从人类、动物、环境、健康多个领域提出在人才培养、技术措施、制度体系、社会治理等方面应用“全健康”理念的应对思路和工作建议，为海南自由贸易港建设提供借鉴，同时还探讨了如何把中国经验输入到世界其他地区，助力“一带一路”热带病防控工作开展。

【开展团总支建设工作】2021 年 5 月，寄生虫病所团总支荣获共青团中央“全国五四红旗团支部（团总支）”称号。在寄生虫病所党委和上级团委的领导下，团总支带领全所团员青年争当疾控先锋、贡献于全球健康事业，展示青春奋斗的风采。

（1）政治建团思想立团，加强思想政治引领。深入学习宣传贯彻党的精神，扎实开展富有卫生特色及疾控特点的团建活动。以“青年健康成长”为本，开展青年思想状况团建课题研究、技能讲座、交友联谊活动。多名青年获“上海市青年五四奖章”等荣誉。

（2）多点合作拓展联动，互学互长扩大影响。加大从事全国寄生虫病防治工作团员的青年联动，建设泛长三角疾控团建联盟；多单位联建，形成特色品牌项目；落实区域化建设跨行业团建。

（3）关键时刻冲锋在前，投身抗疫彰显担当。青年基层驻点 23 人次，多名青年援助巴布亚新几内亚及非洲各国，其中援非青年 3 人次获得“塞拉利昂共和国政府公共卫生合作奖章”。新冠疫情暴发后，4 名青年骨干赴湖北、10余名青年赴北京或在上海参加抗疫工作，1 名青年专家参加国务院联防联控疫情防控督导，相关部室和个人获“全国卫生健康系统新冠肺炎疫情防控工作先进集体（个人）”称号、“公共卫生先锋奖”等。

【荣获“第 20 届全国青年文明号”等多项荣誉称号】2021 年 9 月，寄生虫病所包虫病室荣获“第 20 届全国青年文明号”称号。寄生虫病所包虫病室青年面对严重的高原反应和严酷的自然环境，坚持每年在高海拔地区工作长达 150 余天，寄生虫病所包虫病室逐渐成长为一支在关键时候能站出来、顶上去的队伍。先后派出 10 人次青年骨干驻点包虫病防治实验基地、西藏流调办、甘孜州工作站等基层站点 6 个月以上，支持藏区包虫病防治工作。3 名青年赴非洲驻扎累计 24 个月以上，2 名同志参加援鄂抗疫，8 人次参加全国新冠肺炎疫情防控督导。韩帅担任中国疾控中心援鄂战疫前线青年突击队队长，获“全国向上向善好青年”称号。7 人次获得国家卫生健康委通报表彰，12 人次获得省部级以上奖励。选派 6 名青年骨干到世界卫生组织、国家卫生健康委锻炼，提高青年实干能力。团队青年获“塞拉利昂共和国政府公共卫生合作奖章”“上海市青年五四奖章”“上海市教卫工作党委系统优秀共产党员”“西藏自治区包虫病综合防治先进个人”等荣誉称号。

【获 2021 年度中国政府友谊奖】2021 年 9 月，瑞士热带病与公共卫生研究所约克·乌辛格（Jürg Utzinger）教授获 2021 年度中国政府友谊奖。

【荣获 2020 年度国家国际科技合作基地绩效评估“优秀”】2021 年 9 月，科技部公布 2020 年度国家国际科技合作基地绩效评估结果，基于 2015—2019 年基地年报、基地自评估报告，以及对基地国际合作执行情况、产出、成效及问题和建议等方面进行全面评估，热带病国际联合研究中心被评估为“优秀”。自 2014 年 11 月被科技部批准以来，在寄生虫病所的管理和支持下，热带病国际联合研究中心基地严格遵循“以合作为基础、以项目为支撑”的原则，为坦桑尼亚依法卡拉卫生研究所、瑞士热带病与公共卫生研究所、英国伦敦卫生与热带医学院、埃及西奥多比尔哈兹研究所、英国利物浦热带医学院挂牌，开展“国家级热带病国际联合研究中心”共建合作，联合各方力量，进一步加强热带病和全球卫生学科的国际交流，向其他国家推广中国寄生虫病和热带病控制成功经验，为构建人类卫生健康共同体作出贡献。

（周晓农、王汝波、陶苾颖、罗恒锋、周丹丹、孙佳洁）

性病艾滋病预防控制中心

【工作概况】2021 年，在国家卫生健康委和中国疾控中心的领导下，以习近平新时代中国特色社会主义思想为指导，紧紧围绕“学党史、悟思想、办实事、开新局”，凝聚全体职工智慧和力量，指导和支持全国防治专业队伍，坚持抗疫和防艾双线作战，全力推进遏制艾滋病传播“六大工程”，艾滋病、性病、丙肝①防治工作取得积极进展。

1. 倾力支持新冠肺炎疫情防控

继续将新冠肺炎疫情防控作为头等大事，集中资深专家和优秀技术力量，先后派出以韩孟杰主任、吕繁副主任为代表的专家 20 多人次开展流调溯源、社区防控、督导指导、疫情专班、疫苗接种专班等抗疫任务。

2. 开创宣传教育新局面

指导各地进一步丰富常态化宣传教育，接力开展大型“宣传月”活动。举办“世界艾滋病日”主题宣传活动，国务院副总理孙春兰参加活动并给予充分肯定。利用公众号、网站开展宣传。

3. 落细落实防治措施

深化实施“应检尽检”，推动“应治尽治”，强化免费抗病毒治疗药品供应保障，全面落实推广使用安全套、重点人群综合防治、戒毒药物维持治疗等措施，稳步推进暴露前后药物预防，实施校园抗艾防艾行动。各项防治指标稳中向好，全人群艾滋病感染率持续控制在 0.1% 以下。

4. 巩固深化攻坚成果

强化凉山州攻坚行动技术支持和工作站建设，为“扩病”“扩面”的第二阶段行动启动提供有力技术支撑。推进第四轮艾滋病综合防治示范区建设。加强援疆、援藏和三区三州等地区防治技术支持与指导。

5. 推进科研创新攻关

积极将最新科研成果转化为防治实践，建立疫情传播风险分类“中国标准”，复制型 DNA-rTV 疫苗Ⅱ a 期临床试验顺利完成全部临床访视，应用病毒基因测序和分子传播网络分析技术等指导精准防控。推动基于互联网新媒体平台宣传干预、检测远程诊疗和健康管理等技术。

6. 强化技术培训支撑

通过远程和现场等多种方式深入开展全国艾滋病丙肝防治技术督导和技术支持。发布

---

① 丙肝全称丙型病毒性肝炎。

青年学生宣传教育核心信息，更新修订《艾滋病自愿咨询检测工作指南》《HIV 传播网络监测和干预技术指南（试行）》等多份工作指南。

7. 贡献中国防治智慧

加强国际合作，举办中国－东南亚、中国－非洲国家艾滋病防治南南合作技术交流视频会议，中俄传染病研讨会，以及艾滋病发现 40 周年学术交流会、中非合作论坛等技术交流活动，继续开展澜沧江－湄公河跨境艾滋病联防联控项目，分享中国经验。

8. 消除丙肝公共卫生危害

落实《消除丙型肝炎公共卫生危害行动工作方案（2021—2030 年）》，开发《丙肝防治宣传教育核心信息》，建设丙肝防治信息系统，加强艾滋病感染者的丙肝筛查救治。

【艾滋病防治工作进展】

1. 宣传教育与信息交流

举办 2021 年“世界艾滋病日”主题宣传及艾滋病防治常态化宣传教育“五进”① 扩展年活动。制作展示“十三五”防治成效的宣传片、检测知识动画片及重点人群宣传材料 6 部（艾滋病防治宣传教育“五进”＋艾滋病检测知识系列动画片第八部），充分利用各种媒体平台开展公益宣传，扩大艾滋病防治宣传的覆盖面和影响。利用微信公众号推送科普短文 112 篇，微信公众号订阅量突破 13 万人，阅读量数百万人次。更新艾滋病防治宣传材料资料库，收集各地报送宣教材料 320 余份，改版艾滋病防治宣教材料库并更新相关内容，促进各地宣教材料设计制作和开展宣教活动。做好艾防中心门户网站运营维护及内容建设工作，网站信息发布 342 篇；建设 2021 年“世界艾滋病日”专版，及时上传发布艾滋病日相关宣教材料和主题活动开展情况。向中国疾控中心网站推荐原创稿件数居直属单位第一名。通过舆情监测平台、与社会组织沟通、专题监测等多种方式加强艾滋病舆情监测，提交舆情监测报告 43 篇。

2. 监测、检测

（1）哨点监测。2021 年，全国运行艾滋病监测哨点共 1 852 个，覆盖 8 类监测人群。其中，吸毒者、男男性行为者、暗娼、性病门诊男性就诊者、男性长途汽车司乘人员、男性流动人口和青年学生共有 1 486 个哨点纳入分析，完成问卷调查 562 483 人，其中完成 HIV、梅毒和 HCV（hepatitis C virus，丙型肝炎病毒）抗体检测的人数分别是 562 399 人、562 403 人和 562 300 人；孕产妇哨点从 2020 年开始调整为收集哨点所在妇幼机构的检测信息，HIV 抗体检测 995 970 人，梅毒抗体检测 998 923 人；HIV、梅毒和 HCV 粗阳性率分别为 0.4%、1.2%、4.5%。

（2）咨询检测。2021 年，全国开展 HIV 抗体检测 322 806 899 人次，较 2020 年检

① “五进”是指进社区、进企业、进医院、进校园、进家庭。

测人次数（284 307 712 人次）增加了 13.5%；新报告 HIV/AIDS① 数 129 337 例，较 2020 年（131 671 例）减少了 1.8%；检测发现病例比例为 0.04%，同 2020 年（0.046%）基本持平。

（3）实验室网络建设。全国艾滋病检测实验室网络建设持续加强，其中具备 HIV 病毒载量检测和 HIV 基因型耐药检测能力的实验室增加幅度较大。截至 2021 年年底，全国共有艾滋病检测确证实验室 739 个（包括确证中心实验室 35 个、确证兼筛查中心实验室 490 个、确证实验室 214 个），覆盖了 91.7% 的地级市；艾滋病检测筛查实验室 49 173 个（包括筛查中心实验室 231 个、筛查实验室 13 030 个、检测点 35 912 个），覆盖了 96.9% 的县区。已开展艾滋病相关 CD4 细胞检测、HIV 病毒载量检测、HIV 基因型耐药检测的实验室分别有 1 195 个、446 个、61 个。针对全国艾滋病检测实验室网络开展血清学、病毒学、免疫学、耐药、丙肝等检测项目的能力验证工作。

（4）全国艾滋病疫情分析和估计。与联合国艾滋病规划署、世界卫生组织共同开展 2021 年中国艾滋病疫情估计。使用联合国艾滋病规划署和世界卫生组织推荐的、国际上使用最为广泛的 Spectrum/EPP 方法作为疫情估计基本方法。基于我国艾滋病流行地区差异大的特点，在国家层面根据艾滋病疫情流行特点和地域特征进行分区估计，得到全国估计结果。

截至 2021 年年底，存活艾滋病病毒感染者和病人人数约为 140 万人（120 万 ~ 160 万人），全人群艾滋病感染率约为 9.9/10 000（8.5/10 000 ~ 11.3/10 000）。2021 年，新发感染人数约为 7.8 万人（6.2 万 ~ 9.4 万人），全人群新发感染率约为 0.55/10 000（0.44/10 000 ~ 0.67/10 000）。艾滋病病毒感染者和艾滋病病人的死亡人数约为 5.3 万人（4.4 万 ~ 6.3 万人）。

3. 随访管理与抗病毒治疗工作

（1）随访管理。2021 年，各项随访管理考核指标继续保持在较高水平。截至 2021 年 12 月底，艾滋病病毒感染者和艾滋病病人规范随访比例达 93.6%；艾滋病病毒感染者和艾滋病病人的配偶 / 固定性伴 HIV 检测比例达 93.4%；艾滋病病毒感染者和艾滋病病人首次 CD4 检测比例达 87.9%。

（2）抗病毒治疗。2021 年，各项抗病毒治疗考核指标继续保持在较高水平。截至 2021 年 12 月底，存活艾滋病病毒感染者治疗比例达 92.6%，在治病人的病毒载量检测比例达 94.5%，病毒抑制率达 96.4%。

（3）耐药检测。2021 年，全面推动抗病毒治疗失败病人的耐药检测，指导耐药检测的临床应用。2020 年，收集到 10 755 例治疗失败者耐药检测，发生耐药的比例为 51.2%。使用一线治疗方案者发生耐药的比例为 51.5%，对核苷类反转录抑制剂耐药的比例为 30.7%；对非核苷类反转录抑制剂耐药的比例为 48.5%。使用二线治疗方案者发生耐药的

① AIDS 全称 acquired immune deficiency syndrome，即获得性免疫缺陷综合征，一般指艾滋病。

比例为 48.6%，其中克力芝耐药比例为 1.1%。耐药整体情况与以往年份相近。

（4）药品供应保障。2021 年，印发《关于新冠疫情防控形势下做好免费抗病毒治疗保障工作的通知》，分别组织召开 31 个省份药品管理工作会议及药品和美沙酮生产、供应、销售企业会议，全面压实各方责任，各省份建立月报告制度，各药品生产供应企业建立周报告制度，动态掌握药物使用与库存情况，分析研判药物供需变化，及时化解供应风险。修订印发《国家免费艾滋病抗病毒治疗药品及盐酸美沙酮原料药艾防中心采购管理办法》，明确了确定药物采购预算单价的原则及工作程序，提高了工作效率。

4. 高危人群干预工作

（1）经吸毒传播途径的干预。截至 2021 年年底，30 个省（自治区、直辖市）开展戒毒药物维持治疗（简称“维持治疗”）工作，共设立维持治疗门诊 801 家，延伸服药点 371 个，约 7.3 万人接受维持治疗，治疗人员年保持率 86.5%。全国门诊平均在治人数为 91 人，其中 1 个省门诊平均在治人数超过 200 人，占全国开诊省份的 3.0%。在治人数在 200 人及以上的门诊共有 74 个，占全国开诊门诊总数的 9.2%；开诊时间在 1 年以上、在治人数不足 50 人的门诊有 584 个，占全国开诊门诊总数的 72.9%。在治人员 HIV、HCV 和梅毒检测率分别为 82.7%、78.9% 和 81.6%，与 2020 年同期（三项检测率分别为 82.2%、78.7% 和 81.4%）相比基本持平，其中 19 个省（自治区、直辖市）三项检测率均在 75% 以上。

参加维持治疗吸毒人员艾滋病病毒新发感染率从 2006 年的 0.95% 下降到 2021 年的 0.07%，下降幅度为 92.6%。2004 年至 2021 年，维持治疗工作共避免了约 1.8 万名吸毒成瘾者感染艾滋病病毒，累计减少海洛因滥用约 150 吨，减少毒资交易约 1 000 亿元。

针具交换工作方面，截至 2021 年年底，全国月均有 578 个针具交换点开展工作，覆盖 374 个县（区），参加针具交换的月均人数为 18 399 人。参加针具交换吸毒人员月均超过千人的省（自治区）有云南、广西、四川、贵州、湖南和广东，上述 6 个省（自治区）月均参加针具交换人数占全国月均参加针具交换人数的 95.5%。2021 年，参加针具交换的吸毒人员进行 HIV 抗体检测 21 215 例，报告 HIV 抗体检测阳性 19 例，阳性检出比例为 0.09%。

（2）经性传播途径的干预。暗娼人群干预方面，在 2021 年继续围绕实现“三个 90%”的工作目标，场所外展干预实施以安全套推广使用及检测促进为主的综合干预措施。全国 31 个省（自治区、直辖市，不含新疆生产建设兵团）共有 2 885 个县（区）开展了高危人群干预工作。全国月均干预暗娼 34.5 万人，较上年（29.9 万人）上升 15.4%；月均干预覆盖率为 78.4%，较上年（71.8%）有所上升；本年暗娼人群 HIV 阳性检出比例为 0.06%（534/937 127），较上年 0.06%（482/838 098）持平。全年累计发放安全套约 2 562 万只，宣传材料约 642 万份。

男男性行为人群干预方面，2021 年，全国月均干预男男性行为者 21.1 万人，与上年（20.1 万人）相比上升了 5.0%；月均干预覆盖率为 70.9%，较上年（69.9%）基本持平。男男性行为人群 HIV 阳性检出比例为 2.3%（13 293/569 249），较上年 2.5%（12 540/493 936）有所下降。

5. 艾滋病综合防治示范区工作

2021 年，按照国家卫生健康委疾控局要求，依据《第四轮全国艾滋病综合防治示范区工作指导方案》和《第四轮全国艾滋病综合防治示范区评估方案》，创新开发了示范区自评估方案，完成对 120 个示范区 2020 年工作进展情况评估，并进行通报。组织开展 2021 年示范区现场评估工作，形成《第四轮全国艾滋病综合防治示范区 2021 年现场调研评估报告》。组织召开 4 个片区会议，开展现场调研。形成《第四轮全国艾滋病综合防治示范区 2021 年工作进展报告》。

6. 凉山州艾滋病防治与健康扶贫攻坚行动及重点地区防治

2021年，制作凉山州攻坚宣传材料，协助组织召开凉山典型经验交流推广会，做好凉山州攻坚第一阶段成绩的宣传和经验的推广和引导。推动攻坚第二阶段方案的出台，协助召开凉山州艾滋病防治和健康扶贫攻坚第一阶段行动总结会暨凉山州艾滋病等重大传染病防治攻坚第二阶段行动启动会。推进艾滋病、结核病、丙肝、梅毒等“多病同防”和第二阶段工作在 17 个市县全面开展等。

7. 国际合作和社会组织参与

（1）国际合作。2021 年，加强国际合作交流，让世界了解中国，贡献中国防治智慧。参加联合国艾滋病高级别会议等国际会议，推动将“预防为主”等防治理念和策略措施纳入全球战略，支持联合国艾滋病规划署出台《2021—2026 年全球艾滋病战略》。深化“一带一路”沿线国家和地区交流，举办中国 – 东南亚、中国 – 非洲国家艾滋病防治南南合作技术交流视频会议，中俄传染病研讨会，以及艾滋病发现 40 周年学术交流会、中非合作论坛等技术交流活动，继续开展澜沧江 – 湄公河跨境艾滋病联防联控项目，分享中国经验。更新并完成《“金砖国家”、美国、“一带一路”沿线国家艾滋病防治情况报告》。

完成《2021 年中国艾滋病监测》并在线提交。组织收集填报数据并分析，形成《2021 年中国艾滋病监测》指标结果表、2020 年经费矩阵表、2020 年十项承诺的主要工作进展报告、国家承诺与政策问卷 A 和 B 等，向联合国艾滋病规划署在线提交《2021 年中国艾滋病监测》和抗病毒治疗的数据。这是我国作为负责任大国的应有之举，也展现了我国开放的姿态。

（2）社会组织参与。2021 年，加强与社会组织参与艾滋病防治基金管理委员会办公室（社会组织基金）的沟通联络渠道，通过多种方式与北京、安徽、贵州、河北、湖南、吉林、江苏、陕西、四川、重庆等地艾滋病相关社会组织进行沟通，了解工作情况，提供工作建议。

【性病防治工作进展】2021 年，开展凉山州医疗机构梅毒等性病诊疗能力的现况调查，调查覆盖全州 17 个县（市），涵盖县（市）人民医院、妇幼保健院、中医（彝医）医院三类医疗机构，包括综合性医院 22 家及专科医院 17 家，了解了凉山州医疗机构基本情况，摸清了凉山州疫情形势。推进凉山州性病防治能力建设，规范病例报告、随访管理及数据上报，指导开展宣传干预和疫情分析研判。

【丙肝防治工作进展】

1. 探索丙肝病例诊疗管理模式

继续做好丙肝病例报告工作，提高丙肝病例报告质量。探索既往报告丙肝病例诊疗管理模式，在试点地区调查梳理中国疾病预防控制信息系统中既往报告的丙肝病例流行病学特征和抗病毒治疗及管理情况，摸清抗病毒治疗的相关基础信息，为有效提高我国丙肝病例发现和抗病毒治疗水平、为中国消除丙肝公共卫生危害提供策略性意见和建议。

2. 完成 2020 年全国法定传染病发病与死亡报告中有关丙肝疫情的分析

进一步加强丙肝病例报告数据质量核查，指导全国 28 省 244 县区的 330 家医院开展报告数据质量现场核查，完成全国分析报告。

3. 继续开展以医院为基础的丙肝哨点监测工作

丙肝哨点监测工作覆盖天津、辽宁、吉林、浙江、山东、河南、湖北、湖南、广东、广西、四川、云南、甘肃、新疆 14 省（自治区、直辖市）36 区县的 72 家医疗机构。推进扩大丙肝人群哨点和丙肝医院哨点数量。

【信息系统建设工作】2021 年，完成艾滋病基本信息系统本级用户权限的新增和变更、艾滋病防治基本信息系统及抗病毒治疗模块的常规维护和戒毒药物维持治疗数据信息系统运行维护及客户端服务、艾滋病工作信息系统和戒毒药物维持治疗数据信息系统承载平台采购工作。印发《艾滋病综合防治数据信息系统用户与权限管理规范（2021 版）》。完成全民健康保障信息化一期工程——疾病预防控制信息系统艾滋病感染者随访和抗病毒治疗相关功能上线后的权限功能包设置。完成艾滋病综合防治信息系统数据质量核查工作。推进疾控信息化为基层减负工作。启动丙肝防治信息系统建设工作。

【会议培训、技术指南修订、基层调研、应急事件处理】2021 年，举办大型培训班 9 期，共计培训超过 1 200 人次。全国艾滋病丙肝防治技术现场技术支持 490 人次，涉及 20 多个省份。为重点地区 6 名高级学员提供为期半年的培训。发布青年学生宣传教育核心信息，更新修订《互联网＋艾滋病干预工作指南（试行）》《艾滋病自愿咨询检测工作指南》《HIV 传播网络监测和干预技术指南（试行）》《艾滋病病毒职业暴露防护手册》等多份工作指南。完成艾滋病及丙肝的疫情分析报告、哨点监测报告、全国艾滋病数据质量评估报告、我国 HIV/AIDS 死亡分析报告、全国艾滋病诊断试剂临床质量评估报告等技术报告。完成印发艾滋病综合防治信息月报、季报、年报共 12 期。印发 3 期《国务院防治艾滋病工作委员会工作动态》。全面参与新冠肺炎疫情防控工作，处理应急事件。

【科研与学术交流】

（1）2021 年，新获批科研课题 / 项目 9 项（合作研究 2 项），总经费约为 536.4 万元。其中，国家自然科学基金项目 2 项，均为合作研究；国家卫生健康委及其省部级资助项目 4 项；国际资助课题 3 项。

（2）在研科研课题 / 项目 30 项（合作研究 17 项），总经费达 16 763.51 万元。其中，传染病重大专项 14 项（合作研究 10 项），国家自然科学基金项目 8 项（合作研究 4 项），科技部重点研发项目 1 项，传染病预防控制国家重点实验室课题 3 项，其他省部级项目 4 项（合作研究 3 项）。

（3）获奖 3 项。"中国高危人群 HIV 经性传播综合防治措施创新与集成应用"获中华医学科技奖三等奖，艾防中心为第一完成单位。"我国艾滋病'治疗即预防'核心策略的关键技术研究与应用"获中华预防医学会科学技术奖二等奖，艾防中心为第一完成单位。"创新性艾滋病传递检测关键技术研究及推广应用"获中华预防医学会科学技术奖三等奖，艾防中心为第一完成单位。

（4）发表论文 92 篇：中文论文 56 篇，英文论文 36 篇。其中，SCI（影响因子≥ 5）文章 11 篇，平均影响因子约为 4.64。参与编辑书籍 1 本：《实验室生物安全手册》（ISBN 978-7-117-29208-5）。

【国际交流】2021 年，办理因公出国（境）3 批次、3 人次，成行 1 批次，为驻国际组织长期工作同志任务延期。办理外宾来华备案 1 次，为瑞典专家参加项目讨论电话会议。举办线上国际会议 3 次，分别为中国－非洲国家艾滋病防治南南合作技术交流视频会议、中国－东南亚国家艾滋病防治南南合作技术交流视频会议、世界艾滋病日艾滋病防治学术研讨视频会议。办理参加在线国际视频会议申请 3 次，成行 1 次，为第六届东方经济论坛"卫生护盾：怎样预防新的传染病"会议。

【研究生教育】2021 年，艾防中心导师总数为 27 人，其中博士生导师 11 人，硕士生导师 16 人（公共卫生硕士导师 3 人）。在读研究生共 89 人。共组织 4 场硕士研究生招生网络远程复试、1 场博士研究生招生考核、2 场网络远程复试，录取硕士研究生 22 人、博士研究生 7 人。毕业博士研究生 8 人、硕士研究生 14 人，其中非全日制公共卫生硕士 2 人。

【文秘工作】2021 年，共发上报文 57 件、平行文件 44 件、便函 255 件，收文 2 123 件，处理内部请示 2 642件。

【固定资产管理】对日常固定资产的登记进行核对，截至 2021 年 12 月 31 日，在用固定资产 4 711 台（件），资产总值 9 048.29 元。2021 年，新增资产 82 台（件），价值 396.19 万元。处置资产 245 台（件），价值 963.35 万元。

【实验室管理】2021 年，完成生物安全三级实验室实验活动资格评审，完成生物安全二级实验室实验活动变更备案工作。完成实验室安全自查 12 次，组织接受外部检查 15 次。完成 32 个生物安全体系文件修订。完成保藏中心资源平台建设升级。完成《HIV 毒株建立技术规范》网上征求意见。完成 2021 年度国家病原微生物资源平台自评报告。完成艾防中心生物安全事件应急预案制定，建立艾防中心生物安全专项工作小组。完成 2 次实验室生物安全培训，包括 3 次应急演练；组织实验室人员进行内外部培训百余人次。完成实验室人员健康监护 44 人次。完成包括生物安全二级、三级实验室设备强检 168 件，完成生物安全三级实验室各项设施设备维护记录单 40 份，保障实验室设施设备安全运行。全年无生物安全事故发生。

【采购工作】2021 年，完成“艾滋病防治技术指导与能力建设”项目试剂耗材等及“实验室设备购置”项目设备的采购，金额共计 193 万元。组织实施 27 项采购项目，采购金额合计 582 万元。完成 2020 年经费 168 万元儿童用齐多夫定（AZT）及 1 340 万元 562 kg 美沙酮采购任务。2021年经费进口药采购成交金额 6.7 亿元，国产药采购成交金额 13.2 亿元，节约资金 1.16 亿元。

【纪检监察审计工作】制定工作要点，严格执纪审查，持之以恒正风肃纪，对问题线索按程序进行查办。开展新冠肺炎疫情防控常态化工作的监督检查和巡查。开展多种形式的党风廉政和警示教育，落实中央八项规定精神，纠正“四风”，在重要节点传达、转发违反规定的通报及典型案例，每逢节假日对党员干部进行廉政提醒，在党风廉政建设平台发布主流媒体文章。与科室负责人签订年度《党风廉政建设目标责任书》。加强对餐饮浪费行为的监督。关口前移，严把中国疾控中心对外签署合同、委托 / 合作协议类审核。有计划、有重点地开展内审工作，积极配合协助外部审计及督促完成不符合项整改。

【人事管理工作】截至2021年年底，共有在职工作人员134人，其中编制内职工104人、聘用30人。编制内人员进出13人（调入4人，调出2人，退休7人）。编制外人员进出12人。完成干部任免5人。

【党、团、群、工会工作】召开党委会议17次。组织召开职工座谈会1次。开展“六一”儿童节亲子、午间论坛、职工健步走等活动。

（王俊杰、齐妍）

慢性非传染性疾病预防控制中心

【工作概况】

1. 继续推进慢性病相关监测工作

2021 年，出版《中国慢性病及危险因素监测报告 2018》。全年收集分析死因数据 824 万条，开展线上线下相结合的全国死因监测培训班，出版《中国死因监测数据集 2020》。继续完成 2019 年全国居民慢性阻塞性肺疾病（简称慢阻肺）监测数据清理、分析及报告撰写工作。完成重点人群口腔健康状况监测国家级抽样及省级抽样工作培训、数据平台开发等。完成“十三五”期间“中国居民心脑血管事件报告”试点项目绩效总结及 2020 年度数据汇总，开发心脑血管发病监测质量评估系统，完成 2015—2019 年发病监测数据质量评估。完成《中国居民营养与慢性病状况报告（2020 年）》相关内容，为《中国卫生健康统计提要（2020）》《中国卫生健康统计年鉴（2020）》提供基础数据。

2. 促进慢性病综合防控工作

2021 年，在国家卫生健康委疾控局的领导下继续推进慢性病防控综合示范区工作，组织完成 125 个第三批国家级慢性病综合防控示范区复审，完善示范区官方网站建设，开展示范区建设效果评估。开展山东减盐项目 2011—2016 年干预效果评估工作，在河北、浙江、深圳和重庆开展减盐防控高血压推广工作，实施人群减盐干预。规范慢病高风险人群健康管理技术与模式，组织专家制定健康管理信息化标准。开展糖尿病前期预防、高危人群生活方式干预、患者管理与评估。继续开展淮河流域癌症综合防治项目，开展叶酸干预人群长期健康效应调查。为全国开展抗疫国债项目提供技术指导，参与慢阻肺高危人群早期筛查与综合干预项目，推动中国居民慢阻肺等慢性呼吸系统疾病预防、肺功能检查、早期诊断、干预和患者随访管理。

3. 开展重点人群健康促进工作，加强科普宣传工作

2021 年，完成深圳试点青少年牙周疾病早期干预评估现场工作，完成“健康口腔助成长”项目评估工作，对全国儿童口腔疾病综合干预项目信息系统进行维护管理。继续开展老年人心理关爱项目、老年期重点疾病预防和干预项目，开展阿尔茨海默病、帕金森病科普宣传。组织开展第六届“万步有约”健走激励大赛，覆盖全国 31 个省份 620 个县区，30 万余人参加。结合慢性病纪念日，组织专家录制 9 期在线科普访谈视频，向公众传播慢性病防控知识。

4. 扎实推进伤害防控工作

2021 年，继续实施全国伤害监测工作，全年收集病例数 100 万余条，增设儿童专科

医疗卫生机构，逐步构建和完善我国儿童伤害监测体系。继续组织实施 2019—2021 年度“基于社区的预防老年人跌倒健康教育干预效果研究项目”。完成联合国儿童基金会“2016—2020 儿童伤害预防项目”中期评估，启动 2021—2022 年联合国儿童基金会伤害项目合作。

开展预防老年跌倒和儿童伤害的科普宣传。在重阳节、世界骨质疏松日期间，与国家卫生健康委疾控局联合发布《预防老年人跌倒健康教育核心信息》，联合多个单位开展以“识风险，防跌倒”为主题的多种形式的防跌倒健康科普活动。在暑期联合中国宋庆龄基金会发布防溺水行动倡议书，通过网络直播开展促进儿童道路安全和儿童溺水预防的科普宣传。受国务院妇女儿童工作委员会委托，起草完成《中国儿童发展纲要（2021—2030 年）》儿童安全领域内容。

5. 开展科研合作交流工作

2021 年，组织申请国家自然科学基金项目 5 项，重点研发计划项目课题 3 项，2021 年在研科研项目 139 项。举办学术交流 10 余次。管理现有国际合作项目 8 项。开展世界卫生组织慢病社区综合防控合作中心申请工作。

【疫情保障工作】根据国家卫生健康委的要求，落实完善中方与世界卫生组织达成的新冠病毒溯源相关工作任务，重新整理和分析武汉疫情早期的数据和资料，与世界卫生组织来华专家在武汉共同开展新冠病毒溯源工作。派人参加中国疾控中心新冠肺炎疫情流调溯源专班、日报专班和现场工作人员备勤队。

【政策支持】2021 年，完成《中国居民营养与慢性病状况报告（2020 年）》相关内容。为《中国卫生健康统计提要（2020）》《中国卫生健康统计年鉴（2020）》和《中国防治慢性病中长期规划（2017—2025 年）》中期评估提供基础数据。受国家卫生健康委老龄健康司委托，起草完成《中国老年人健康状况报告（2021）》。受国务院妇女儿童工作委员会委托，起草完成《中国儿童发展纲要（2021—2030 年）》儿童安全领域内容。参加全国人民代表大会常务委员会《中华人民共和国医师法（草案）》社会公众意见征集活动。

【死因监测】2021 年，出版《中国死因监测数据集 2020》。收集分析死因数据 824 万条。开展线上线下相结合的全国死因监测培训班，共培训约 2 万人。完成漏报调查方案制定及培训。申请 9 个计算机软件著作权登记证书，推广数据分析方法应用。

【慢性病及其危险因素监测】2021 年，编写完成《中国慢性病及危险因素监测报告 2018》。完成《中国慢性病及危险因素监测手册》。采用线上线下相结合的形式，举办“慢性病及其危险因素监测能力建设培训班——监测数据综合利用”，培训学员约 5 000 人，学员满意度97%。完成中国成人慢性病与营养监测项目数据展示分析平台升级工作。开展慢性病及其危险因素监测质量控制体系构建，完成2013年和部分2018年慢病监测生物样本转运储存及管理工作。基于重点研发计划——重大慢病流行病学监测大数据平台构建和关键技术研究项目，形成了重大慢性病流行病学监测大数据采集标准，建立了数据交换和共享机制。探索连续监测数据趋势分析方法，分析了6次慢性病危险因素监测的肥胖数据，阐明我国成人居民超重和肥胖的流行趋势，评估了防控效果。

【慢性阻塞性肺疾病监测】2021年，完成2019—2020年全国居民慢阻肺监测数据清理、分析及报告撰写工作。进一步完善慢阻肺病例登记规范。通过线上线下相结合的形式开展全国慢性呼吸病综合防控能力培训。继续完善全民健康保障信息化工程一期——慢阻肺病例登记报告系统，推动全国开展慢阻肺登记报告相关工作。

【肌肉骨骼疾病监测】2021年，完成《中国居民慢性病与营养监测工作方案》中肌肉骨骼疾病调查方案的制定，在2个省开展预试验工作。

【中国居民心脑血管事件报告】2021年，完成“十三五”期间“中国居民心脑血管事件报告”试点项目资金使用绩效总结。完成2020年度心脑血管发病数据上报27万余条，数据上报及时率90%，完成1个数据库建设。开发心脑血管发病监测质量评估系统，累计采集9 014例患者临床信息，完成一期5省10个试点数据整理和总结，以及二期项目单位的现场调查工作。通过线上线下相结合的形式开展全国心脑血管疾病综合防控能力建设，对全国心脑血管疾病防控进展、质量评估技术、智能化慢病管理技术进行培训。完成二期8省30个点质量评估系统操作培训。

【中国心血管健康指数研究】自2015年起，联合相关临床与科研机构，创新开展单病种慢病健康综合指数研究。在2017年和2019年的基础上，于2021年与中国心血管健康联盟、北京市心肺血管疾病研究所、中国卒中学会等机构共同研究并发布《中国心血管健康指数（2021）》，对心血管病防治工作产生积极作用。

【慢性病综合防控示范区建设工作】2021年，在国家卫生健康委疾控局的领导下，通过材料复核、线上线下相结合等方式组织完成125个第三批国家级慢性病综合防控示范区复审，完成复审工作报告。持续完善集评审管理、技术支持、风采展示、人群服务于一体的示范区官方网站建设。完成示范区技术推广平台阶段小结，组织开展示范区慢病资源与措施研究，评估示范区建设效果。配合国家卫生健康委疾控局完成中国防治慢性病中长期规划中期考核评估，完成全国慢性病核心知识调查，开发慢性病自我管理在线系统，出版

《慢性病综合防控践行探索精选（第二集）》，并举办 9 期“慢病防控 · 云端沙龙”，进行案例推广。

【重点人群脊柱健康流行病学调查与干预项目】针对 6 省 24 个监测点开展了两轮现场预调查，并对各省第一个调查点开展督导和技术指导。2021 年，项目完成 87% 的现场调查工作。

【慢性阻塞性肺疾病干预】继续在全国 4 个县区开展慢阻肺预防干预试点工作。为全国开展抗疫国债项目——基层呼吸疾病筛查干预能力提升项目提供技术指导，参与慢阻肺高危人群早期筛查与综合干预项目，推动中国居民慢阻肺等慢性呼吸系统疾病预防、肺功能检查、早期诊断、干预和患者随访管理。完成国家重点研发计划——“慢阻肺危险因素、病因与发病机制研究”中课题“我国人群慢阻肺危险因素与患病率的动态变化及患病预测研究”验收工作，形成慢阻肺患病及相关危险因素变化研究报告和慢阻肺患病预测方法报告。

【减盐防控高血压项目】开展山东减盐项目 2011—2016 年干预效果评估工作，在河北省、浙江省、重庆市和广东省深圳市开展减盐防控高血压推广工作，实施人群减盐干预。

【淮河流域癌症防治项目】继续协调中国疾控中心多部门和多家科研机构开展淮河流域癌症综合防治项目，组织公卫医师癌症防控专业培训，2021 年，完成 14 个项目县区开展胃癌危险因素预实验及调查。

【叶酸干预人群长期健康效应调查】进一步完善信息随访系统。开展江苏省、浙江省项目前期沟通工作，启动江苏省太仓市、江苏省昆山市和河北省元氏县的家庭寻访和结局登记工作。完成对河北省丰润区、满城区、乐亭县历史资料现场核对工作，对丰润区和满城区历史资料完整的家庭开展结局登记。

【糖尿病高危人群早期干预国家策略研究】继续开展糖尿病高危人群早期干预国家策略研究，2021 年，完成多轮 440 人次的专业技术人员专题培训，并超额完成 6 637 例糖尿病高危患者的招募、入组和基线信息采集等工作。

【结直肠癌筛查民生工程项目】作为技术指导单位参与扬州市邗江区结直肠癌筛查民生工程，2021 年，全程参与并技术指导首批筛查工作，筛查人数约 4 万人。

【口腔卫生工作】2021 年，完成重点人群口腔健康状况监测国家级 267 个监测点抽样及省级抽样工作培训、数据平台开发等工作。完成深圳试点青少年牙周疾病早期干预评估现场工作。完成对北京市、上海市、广东省珠海市、青海省西宁市、贵州省遵义市的“健康口腔助成长”项目评估基线调查工作，形成 2020 年健康口腔助成长效果评估报告。参加中国教育科学研究院幼小中大一体化健康教育项目，将口腔健康教育内容纳入学校常规健康教育课程，使其成为学校健康教育课程中重要内容之一。对全国儿童口腔疾病综合干预项目信息系统进行维护管理。

【老年健康工作】继续开展老年期重点疾病预防和干预项目和老年人心理关爱项目。2021 年，在 3 省完成老年期重点疾病的预防和社区老年人重点疾病的追踪调查及听力筛查工作。组织全国 900 个城乡社区开展老年人心理关爱工作。受国家卫生健康委老龄健康司委托，制定中国老年人健康素养统计调查备案制度，形成指标框架、调查方案、调查表和预调查报告，完成《中国老年人健康素养统计调查制度》征求意见稿。出版《中国骨质疏松症流行病学调查报告 2018》。

【健康促进工作】2021 年，继续在重庆市和广东省深圳市开展高风险人群健康管理项目，建立不同类型的功能单位干预对照试点，形成重点疾病与健康危害因素专业技术报告。参与出版《中国人群身体活动指南（2021）》《营养与疾病预防——医学减重管理手册》。编制中华预防医学会“身体活动与健康标准体系”系列团标中“社区人群身体活动干预规范”团标。组织开展第六届“万步有约”健走激励大赛，覆盖全国 31 个省份 620 个县区，30 万余人参加。本届大赛主办城市为山西省临汾市侯马市，并评选出甘肃省张掖市（甘州区）为第七届主办城市。

【伤害监测】在 300 家医疗机构继续开展全国门诊 / 急诊伤害监测，2021 年，收集病例数 100 万余条，编写出版《全国伤害监测数据集（2019）》，修订完成《全国伤害监测报告卡》。开展医院信息系统伤害监测数据抓取技术开发项目，以石家庄市人民医院为基础，探索通过改造医院信息系统实现门诊 / 急诊伤害监测数据直接抓取的方法与技术。逐步构建和完善我国儿童伤害监测体系，在 15 个省的 17 家儿童专科医疗卫生机构开展儿童门诊 / 急诊伤害监测试点工作，2021 年收集试点数据 1.5 万条。在浙江省、广东省和重庆市启动致死性儿童溺水监测试点项目。继续开展产品伤害监测，收集门诊 / 急诊产品伤害病例报告 15 万例，完成数据清洗和分析工作。

【伤害干预】继续组织实施 2019—2021 年度“基于社区的预防老年人跌倒健康教育干预效果研究项目”。完成联合国儿童基金会“2016—2020 年儿童伤害预防项目”中期评估，并启动 2021—2022 年项目工作。完成红河州（红河哈尼族彝族自治州）通学安全项目终期评估。建立了气象敏感性伤害的预测模型和预警方案。受国家卫生健康委疾控局委托，起草《社区老年人跌倒预防控制技术指南》《预防老年人跌倒健康教育核心信息》。受国家卫生健康委人口监测与家庭发展司委托，起草《托育机构婴幼儿伤害预防控制指南（试行）》。

【科研合作交流】2021 年，组织申请国家自然科学基金项目 5 项，重点研发计划项目课题 3 项，在研科研项目 139 项。举办学术交流 10 余次。管理现有国际合作项目 8 项。开展世界卫生组织慢病社区综合防控合作中心申请工作。报送线上双边会议 2 批次。

【教育工作】2021 年，组织招收博士 2 人、硕士 14 人。新增博士生导师 1 人、硕士生导师 2 人。完成中国疾控中心 2 门集中授课任务。接收进修人员 3 人。获批国家级继续教育项目 5 项 7 期。

【对外宣传】完成门户网站和新媒体平台账号的运维工作。面向单位业务骨干开展“慢病科普星计划”。结合传统节日和慢性病纪念日，开展慢阻肺防治、老年跌倒预防、儿童伤害预防、儿童溺水预防等主题科普宣传，组织专家录制 9 期在线科普访谈视频。组织 2021 年中国健康科普大赛慢病及伤害分主题评选工作。与科普中国合作，开拓中国疾控中心科普宣传渠道。出版专著《慢性病患者流感疫苗接种知识口袋书》，促进慢性病患者提高流感疫苗接种知识知晓度。

【信息化建设】开展“慢性病与伤害防控信息管理系统”建设工作，整合现有自建信息系统，实现中国疾控中心资源统一管理。做好全民健康保障信息化工程一期中死因登记系统和重点慢病监测系统的业务管理工作。开发完成财务服务平台。

【资产管理】2021 年，完成新增资产录入 220 件，做好资产计提折旧 / 摊销，完成报表的统计上报。上报《2020 年度中央行政事业单位国有资产决算报告》《2020 年度行政事业单位国有资产报告》，以及每月资产月报。完成年度资产盘点 3 338 件，做到账账相符、账实相符。组织开展 2021 年度资产报废工作，共报废 35 件资产。

【财务工作】参加 2020 年国家卫生健康委财务年报编报工作评比，获 2020 年度全国卫生健康财务年报三等奖。在国家卫生健康委财务司开展的 2021 年度国库集中支付资金支付使用情况自查中，未发现国库集中支付违规疑点。1 名专家入选科技部财务专家库。

【人事工作】2021 年，派出借调上级单位 14 人次。完成中国疾控中心 2014—2020 年全体在册职工养老保险和职业年金数据校核清算，继续开展基于目标管理的绩效考核体系建立研究。

【党建工作】组织中国疾控中心党总支学习教育。召开党总支委员会议。开展中国疾控中心青年理论小组活动、中国共产党成立 100 周年主题党日系列活动、党员大会。指导各党支部开展工作，开展“我为群众办实事”及“健康老区行”工作。开展党员发展工作及党外知识分子学习活动。组织开展中国共产党成立 100 周年系列重要文件精神学习、政治机关意识教育、模范单位建设、党支部标准化规范化建设、“灯下黑”专项整治工作及党建知识答题。

【综合管理】2021 年，按照中国疾控中心统一部署，开展中心经济活动管理专项行动。组织开展政府采购三年专项行动，每月上报行动进展报告。加强网络安全管理，开展自查 2 次，整改 3 次，进行专题培训 1 次。承担《中国疾病预防控制中心周报（英文）》组稿工作。筹备中国疾控中心成立 20 周年纪念活动。通过慢病中心报到小程序做好单位职工健康报告和日常行程填报工作。

（吴静、郭浩岩、周脉耕、蒋炜、刘芳、赵一凡）

营养与健康所

【工作概况】2021 年，领导班子带领全所职工凝心聚力，在中国疾控中心统一领导下，认真贯彻落实《国民营养计划（2017—2030 年）》和《健康中国行动（2019—2030 年）》之合理膳食行动各项措施，开展政策研究和人群营养改善行动，组织营养与食品标准体系建设。按计划组织实施了营养与健康监测、食物成分监测、全国碘缺乏病实验室外部质量控制考核、农村义务教育学生营养改善计划及儿童营养改善项目监测评估等工作。分别开展了“十三五”国家重点研发计划重点专项“基于我国母乳组分的特需乳制品创制及共性关键技术研究”“膳食营养评估和干预技术研究”“儿童、老年个性化营养设计和营养健康食品创制及产业化”“神经系统疾病专病社区队列研究”“保健食品功能评价的生物模型与人体试食规范及体系”“中国食物消费参数构建与暴露评估技术研究”“人体中农兽药化学污染物与慢性疾病的相关性研究”等课题，以及国家科技基础资源调查专项“中国 0—18 岁儿童营养与健康系统调查与应用”“中国孕产妇营养与健康科学调查”等一系列研究项目。同时，新获批各类科研课题 28 项，其中国家重点研发计划项目 1 项、课题 1 项，国家自然科学基金 1 项，国家卫生健康委及其他省部级课题 5 项，横向课题及其他课题 20 项。科研产出包括发表科研论文 225 篇，其中 SCI 文章 73 篇，平均影响因子为 5.45。主编、参编及编译的论著共 15 部。新获批专利 1 项，申请专利 10 项。新获批软件著作权 7 项。

【营养政策标准体系建设】作为国家卫生健康委发布的《餐饮食品营养标识指南》的起草单位，为促进该指南的推广应用，设计研发了“餐饮食品营养标识工具”，已完成内测，经过专家论证后，将作为该指南配套工具推广使用。以队列数据为基础，为《中国居民膳食指南》和《中国居民膳食营养素参考摄入量》的修订提供数据支撑。组织完成《成年居民适宜久坐时间评价指南》《成年居民健康生活方式综合评价指数》《老年人食品质构特征指导规范》等 10 项营养标准前期项目的研制工作。

【营养与健康监测】2021 年，完成第七轮中国居民营养与健康状况监测总体方案、问卷编制与研发，召开国家级营养学、统计学等相关专家及省级专家会。在北京市密云区和东城区完成问卷预调查。组织全国 31 个省（自治区、直辖市）200 个监测点开展疾控机构及人员状况网络问卷调查工作，完成 1 700 余人技能状况问卷收集、录入，总体方案和问卷提交国家卫生健康委备案。组织完成国家卫生健康委疾控局出版的《中国居民营养与慢性病状况报告（2020 年）》营养相关部分的撰写、修订和编校工作。完成《2015—2017 年中国居民营养与健康状况监测报告》的撰写，内容涵盖 2015—2017 年中国居民营养与健康状况监测的全部人群（包括成人、儿童及孕妇乳母），主要报告指标包括身高和体重状况、营养不足状况、腰围状况、超重肥胖状况、贫血状况、铁营养状况、维生素 A 营养状况等，增加了成年女性营养状况、行为和生活方式及营养相关疾病状况等。

【食物成分监测】开展食物成分监测系统的功能拓展与完善，按照《2021 年中国食物成分监测工作方案》，尝试采用区域性网络讨论形式，落实各省监测规划。完成 31 个省（自治区、直辖市）地产食物资源调查，开展 480 种原型食物、150 种现制现售加工食品、300 种区域性典型成品菜肴的成分监测和 1 500 种儿童常消费预包装食品数据整理，新增食物信息库信息 20 万条。整理完成水产资源成分数据的校核分析。出版了反映不同水碘地区食物碘含量富集状况、加工食品碘强化水平的《碘・食物营养查询手册》。新建黄酮类、酚酸类、多酚类植物化学物检测及维生素 K_2 测量新技术。

【全国碘缺乏病实验室外部质量控制网络运行工作和技术培训工作】2021 年，制备考核盲样和标准物质 15 000 多套，组织全国 31 个省（自治区、直辖市）和新疆生产建设兵团省、地、县三级共 3 000 多个实验室参加了尿碘、盐碘和水碘检测考核工作，尿碘合格率分别是 100%、99.4% 和 97.7%，盐碘合格率分别是 100%、99.4% 和 99.2%，水碘合格率均是 100%，发放考核结果通报和考核合格证书。特别支持西藏自治区疾控中心在拉萨市和林芝市举办两期 2021 年西藏碘缺乏病实验室检测技术培训班，促进该区域实验室能力提升。西藏 7 个地市级实验室首次全部反馈考核结果且三项考核均合格，县级盐碘考核合格率也从 50% 提高到 73.3%。在辽宁、山西、河南、安徽、福建、四川和云南 7 省开展餐饮服务单位合格碘盐覆盖率调查，共调查 4 277 家餐饮服务单位，碘盐覆盖率为 98.3%，合格碘盐覆盖率为 93.5%。

【"农村义务教育学生营养改善计划"监测】2021 年，与全国农村义务教育学生营养改善计划领导小组办公室联合发布农村学生营养健康监测和指导方案，在专家研讨和基层调研基层上，形成工作手册，升级监测平台，为基层提供主要数据分析功能，并整合学生电子营养师系统。组织两期基层疾控系统和教育部门现场培训班、2 000 余人网络培训班。在 31 个省 727 个国家试点县、部分地方试点县和非试点县开展农村学生营养健康监测评估工作，采集百万学生的体检数据，以及十余万学生的生化和问卷调查数据。在 7 个深入监测县 2 500 余名学生中开展体成分和膳食摄入调查，并在 8 个"营养校园"试点区县开展儿童营养健康教育调查。

【儿童营养改善项目监测评估及营养包质量监测】2021 年，完成儿童营养改善项目效果评估工作方案。对 22 个项目覆盖省 160 个项目县 185 名工作人员进行了培训。组织 21 个省开展项目实施效果评估，完成 4.69 万名 6 ~ 23 月龄婴幼儿问卷调查、体格测量、血红蛋白检测和数据录入分析工作，完成儿童营养改善项目监测评估年度报告。从 6 家中标企业仓库和 8 个项目实施省份采集 54 个批次共计 358 个营养包样品，对营养包开展质量监测工作，其中对抽检的 12 个批次的样品进行了感官、营养素含量、污染物和微生物等 20 个多指标的检测；对企业仓库采集样品进行蛋白质、脂肪、维生素 A 等 6 个指标的检测；对项目实施点库房采集样品进行感官、蛋白质、脂肪等指标的检测；完成 2021 年儿童营养改善项目营养包质量监测结果报告。

【早期儿童营养包干预长期健康作用评估】2021 年，持续在 10 个省 15 个县开展第四轮早期儿童营养包作用评估工作，完成 4 100 名儿童健康状况追踪监测工作，包括身高、体重和血红蛋白的体检及问卷调查等内容，并对儿童抬头、坐、翻身、爬、站、走、跳等大运动发育状况进行了调查评估。完成 1 100 份头发、520 份唾液、200 份粪便等生物样本采集及检测分析，形成了早期儿童营养包干预长期健康作用评估项目年度工作报告。

【农村地区孕妇乳母营养评估与干预】2021 年，继续在贵州和河南的四个县开展孕妇乳母补充品干预研究。完成目标人群的孕妇和乳母营养包发放和干预工作，探索了孕妇和乳母营养包发放方式。组织项目县对孕妇营养包和乳母营养包的储存、发放、随访、质控、问卷等环节进行现场调研。继续开展孕妇乳母营养评估与干预工作，共完成 4 个项目点的现场调查和血样采集，获得孕妇、乳母的孕期信息和乳母分娩数据及膳食数据等，完成约 1 300 余份血清的铁指标、维生素 D、同型半胱氨酸、叶酸、维生素 B12 的测定工作，为农村地区孕妇乳母营养评估与干预提供了基础数据。

【中国全人群营养与健康监测与干预】2021 年，在山西、重庆、广西、江苏、福建开展调查，完成方案和问卷设计并通过伦理审查；召开 5 个项目省份及 10 个项目点的项目启动会并进行技术培训，录制视频培训课件并下发，用于省级和县级培训；对山西襄垣、榆次开展现场培训和督导，对江苏海门、山西太原开展省级培训；对广西宾阳、广西北海、江苏浦口、江苏海门、重庆奉节、重庆江津开展线上督导。食物生熟比研究在 5 个省份的基础上增加深圳、浙江，继续完成重庆、江苏的数据收集及整理工作；整理 300 余种食物、800 余种烹饪方式的图谱。

【城镇化过程中居民营养健康变迁评估及干预】2021 年，在河北、河南、湖南、重庆 4 个省（直辖市）共 8 个城镇化速度不同的市县，每个调查点选取 40 个家庭，对所有家庭成员进行追访。对 2019 年的调查人群继续开展家庭和个人问卷调查、体格测量、连续 3 天 24 小时膳食调查，以及空腹血样、尿样和粪便样品的采集，建立了约 1 000 人的追踪队列数据库，包括个人基本情况、膳食摄入数据、肥胖等慢性病状况和生物样检测指标等。

【中国母婴营养与健康队列研究】2021 年，完成 2 000 人次母婴随访、250 人份生化指标检测、480 份生物样本的营养指标检测、400 人份粪便样本中微生物 DNA 的扩增建库和测序，深入探究生命早期膳食营养对母婴营养与健康的影响。

【食品安全与营养健康四方合作协议】国家卫生健康委食品安全标准与监测评估司（简称食品司）、国家食品安全风险评估中心、中国疾控中心营养所分别与中国农业大学、北京工商大学签署食品安全与营养健康四方合作协议，持续推进创新驱动科学研究、加强人才培养、促进科研成果转化、加强国际项目合作与交流。

【营养能力建设】推动《健康中国行动（2019—2030 年）》之合理膳食行动，落实营养指导员指标任务。撰写、发布《营养指导能力提升培训方案》《营养指导员培训大纲（草案）》等材料，组织专家撰写营养指导员教材并参与考核大纲编制等相关工作。

【标准指南制定】受国家卫生健康委食品司委托，完成《学生营养状况监测与评估技术指南》《学生营养膳食监测与评估技术指南》《人群食物消费营养状况评价标准》规范性文件及编制说明的撰写。

【省部级营养专项重点实验室评价技术规范制定】完善与修改《省部级营养专项重点实验室评价技术规范》的建设职责、实验室研究方向、仪器设备与能力建设、分类评价要求和申请书，形成文本、编制指南、问答及合法性审查相关文件，完成送审稿。

【食品安全国家标准制修订】参与《食品安全国家标准 预包装食品营养标签通则》（GB 28050—2011）标准修订，建议将提醒儿童青少年注意避免盐油糖过多摄入作为提示语纳入标准。参与《食品安全国家标准 食用盐碘含量》（GB 26878—2011）标准修订，完成新疆、云南、福建和山西 4 个省（自治区）400 多份主要食物样品中碘含量检测和碘盐稳定性观察研究。

【晋陕四县营养扶贫专项工作】2021 年，完成 410 名老年人和孕产妇营养干预效果跟踪监测评估工作，包括一般体检、血液多种营养素指标采集检测及膳食、疾病负担问卷调查等工作。初步结果显示，营养干预改善了晋陕四县监测人群的贫血和矿物元素及维生素等营养素缺乏状况。

【儿童超重和肥胖防控的综合干预及营养校园的建立】在北京市顺义区等 3 个区开展儿童营养改善策略研究试点，并延伸到石家庄新华区等其他 8 个区县。组织基层疾控和学校人员开展网络培训，提供统一教程，组织试点学校开设营养健康课。

【国家营养社区试点创建工作】完成 2021 年山东省潍坊市、北京市海淀区马连洼街道第四批国家营养社区试点创建，以及对 2020 年青岛市、丹东市、侯马市 3 个试点的调研。通过推动营养社区创建项目，将营养工作融入各项健康常规工作，当地形成广泛共识。项目示范区（县）围绕项目创建方案和考核指标，整合数据，科学开展营养诊断，根据发现的问题和当地实际情况，通过技能竞赛等形式提升居民“营养社区”建设的参与度，并以营养健康单位、营养健康食堂、营养健康小屋、健康主题公园、健康促进与教育实践基地等不同环境为载体，加强营养知识的传播，大力营造营养与健康的核心文化氛围。试点单位还充分发挥健康大数据优势，指导公众形成健康饮食习惯。在针对重点人群提供营养健康咨询与服务方面，各试点单位也结合当地特点将营养知识有针对性地送到老百姓手中。国家营养社区试点的创建为当地打造营养科普队伍、提升营养服务能力提供了更高的平台。

【营养健康知识传播】2021 年，“中国营养与健康”和“营养进万家”等新媒体号全年发布科普文章 150 余篇、视频 44 条，阅读总量达 150 万余次。在持续开展常规科普的同时，营养教育室主动创新科普形式，在内容上更贴近公众营养需求，在形式上更加体现互动元素，以增加用户黏性和科普的趣味性。通过开展线上“你的体重你做主”挑战赛，实现了 59 万人次通过营养所官方微信公众号平台进行网络互动。通过设计、上线“营养信使”表情包（下载量达 3.3 万次），将营养知识通过表情包和特有形象渗透到公众的社交语系当中。通过与腾讯合作，在腾讯多个媒体平台开设“系列科普营养说”专栏项目，打造营养科普精品栏目。参加国家卫生健康委在线访谈及《健康之路·名医大讲堂》等中央级媒体节目的录制，在《健康报》《生命时报》等主流媒体发布科普文章，覆盖达 500 余万人次。

【“百年献礼”主题宣传活动】为迎接中国共产党成立 100 周年，以“持续推进营养政策法规研究，逐步完善营养标准体系建设”“加强营养调查与监测，促进中国居民营养与健康状况改善”“中国食物成分数据库发展”“中国居民膳食营养素参考摄入量研究之历史与发展”“持续推进学生营养改善，共同托起祖国未来”“老年营养工作”等多个主题多角度地总结和介绍建所以来的主要成就和贡献，通过营养所官网和官方微信公众号进行系列展播，以缅怀前辈和鼓励后来者，继承和发扬光荣传统，在新时期谱写营养健康工作的新篇章。

【科技基础资源调查专项“中国0—18岁儿童营养与健康系统调查与应用”】2021年，完成3万份问卷调查和体格检查、血红蛋白测定，6 400余份生物样品中维生素A、维生素D、铁、锌、碘等检测，5 000余份膳食调查；推进7个地区14个省28个调查点6~18岁学龄儿童的调查和录入；初步清理分析6.5万学龄儿童生长发育核心指标；确定专题报告框架，协助图集出版；做好结题前期准备工作。

【国家重点研发计划重点专项“基于我国母乳组分的特需乳制品创制及共性关键技术研究”】2021年，完成中国母乳宏量营养素和微量营养素含量的分析报告。清理母乳中功能成分（24种蛋白质、22种低聚糖、100余种甘油三酯）数据，分析不同泌乳阶段、地区母乳功能组分的变化规律，为制定婴幼儿和乳母的营养素推荐摄入量提供依据。该项目被科技部农村中心推荐为重点研发的重要创新成果并参加了“十三五”创新成果展。

【国家重点研发计划重点专项“膳食营养评估和干预技术研究”】2021年，完成了膳食采集管理平台、应用检索平台搭建和膳食图谱采集系统研发，开发菜品识别和估重技术；充实不同地域菜品库，初步构建了营养SNPs应用数据库和SNP组合高通量检测方法；完成5种脂溶性维生素的质谱定量分析，构建QTOF儿童血清非靶向代谢组学分析技术，建立同时检测4种目标蛋白的检测方法。初步提出了婴儿硒和胆碱AI（adequate intake，适宜摄入量）值，完成了预防2型糖尿病镁和硒建议摄入量基线调查、预防肌肉衰减蛋白质建议摄入量的随机对照试验，以及中老年人能量、蛋白质和维生素K需要量研究前期准备工作。

系统分析了我国5个地区儿童膳食模式、营养不良双重负担情况，完成了成人的膳食模式变迁与超重肥胖、华北地区60岁以上老人膳食模式与血脂的关联性分析。基于特定生理阶段人群的营养需求，开展了新营养包在贫血高发地区应用效果评价，以及生命早期营养干预的成本效益评估；开展了饱腹感、低能量专用食品研制，并评价该类膳食模式及专用食品干预效果；制定了老年肌少症营养干预研究方案，开展促消化蛋白酶活性包埋法、促吸收多酚–蛋白运载体系技术研究。完成新时期营养不良问题可视化数据系统研究方案及干预政策研究，分析婴幼儿营养不良问题状况及成因，荟萃改善策略，开展辅食喂养驱动因素与健康结局的关系研究；分析养老机构中老年人营养支持与膳食指导现状，开展健康状况评价和膳食指导App开发；分析城市化进程膳食结构变迁，提出干预策略。

【国家重点研发计划重点专项“儿童、老年个性化营养设计和营养健康食品创制及产业化”】2021年，利用老年营养包，开展了肌少症老年人群干预应用试验工作；观察苦荞低聚肽对小鼠速肌和慢肌的影响；申报美国发明专利1项，国内发明专利1项；顺利完成了课题结题工作，并根据完成的课题内容申报了成果鉴定，其中本课题研发的“生命早期千天营养改善孕妇和乳母营养包”通过专家评审。

【国家重点研发计划重点专项“神经系统疾病专病社区队列研究”】2021年，完成所有调查点随访调查的收尾工作，对随访调查的数据进行了清理与分析，完成1万余人份血尿酸检测工作，发表了3篇SCI文章和11篇中文文章。此外，按照要求，完成了数据汇交工作及结题审计工作。

【“十三五”国家重点研发计划“中国食物消费参数构建与暴露评估技术研究”】2021年，形成以污染物风险评估为导向的多维国家级2～17岁儿童青少年和成年人食物消费数据库各1套。梳理营养导向的食物分类系统和不同污染物食物分类系统，建立以污染物评估为导向的评估参数体系（2～17岁和18岁及以上成年人），为实现应急事件下不同类型污染物的快速评估和技术支持提供数据库基础。研究了不同时长膳食回顾的各类食物及营养素摄入量比较。

【“十三五”重点研发计划“保健食品功能评价的生物模型与人体试食规范及其体系研究”】2021年，建立基于微流控细胞培养平台的HepG2细胞评价模型、人源肾小球内皮细胞HGECs模型、肝肾细胞共培养模型及功能评价模型等8种模型，并利用细胞模型完成了对保健食品典型风险物质大黄素与橙黄决明素的体外毒理学评价。构建人体试食试验评价体系2个，申请发明专利1件。

【“十三五”重点研发计划“人体中农兽药化学污染物与慢性疾病的相关性研究”】2021年，完成我国首个自然大人群体内农兽药化学污染物残留数据库的构建工作。明确了8种与慢性疾病相关的高风险农兽药品种及8个农兽药化学污染物与人体健康风险的数据库。完成5项机器学习模型算法的开发和农兽药化学污染物与人体慢病患病风险数据信息平台构建等工作。

【科技基础资源调查专项“中国孕产妇营养与健康科学调查”】2021年，完成孕产妇膳食调查工具设计及国家级培训，启动现场调查，培训与督导10人次，完成700人次调查。

【实验室能力建设】2021年，组织实验室参加15次60项检验指标的中国合格评定国家认可委员会（CNAS）能力验证考核工作，满足 CNAS 能力验证频次要求。通过国家资质认定卫生行业评审组“双随机”监督抽查。组织完成离子色谱仪、原子吸收仪、原子荧光仪、全自动生化分析仪、电感耦合等离子体质谱仪（inductively coupled plasma–mass spectrometry，ICP–MS）等与资质认定和实验室认可相关仪器设备共 196 台（套）的量值溯源与归档工作。组织第十五届实验室安全周活动、“生物安全法”培训及答题，共 180 余人次参加实验动物从业人员、特种设备从业人员、感染性物质运输人员、实验室监督员、实验室主任和安全员培训。

【实验室检验能力培训】举办人血清中脂肪酸检测培训班，来自全国 14 个省疾控中心代表参加。培训包括：脂肪酸检测方法、脂肪酸相关营养、检验过程中的质量控制与实验室生物安全危害、我国营养健康政策与营养标准建设、中国居民膳食能量参考摄入量修订及中国居民营养与健康监测过去、现在和未来等内容专题讲座；实验演示和实践，分别对血清样本进行了脂肪酸检测的实验操作。培训学员全部通过考核，向他们颁发了合格证书。

【实验室安全管理工作】坚持“一日两查”的实验室日常管理制度。坚持新冠肺炎疫情期间每周实验室安全巡查。组织实验室骨干参加中国疾控中心实验室管理处监督检查员培训。迎接安全生产监督管理局、国家卫生健康委及环保局等部门的安全检查 10 余次。迎接中国疾控中心组织的实验室安全检查 4 次，组织整改落实工作。结合新冠肺炎疫情需要，为实验室配发泡腾片、烧烫伤膏等应急药品。为做好生物安全防护，购置储备护目镜、急救包等应急防护用品。为实验室转移处置医疗废弃物 639 千克、废实验试剂 650 千克，确保实验室安全运行，全年零事故。

【科研项目】2021 年，新获批课题 28 项，其中国家重点研发计划项目 1 项、课题 1 项，国家自然科学基金 1 项，国家卫生健康委及其他省部级课题 5 项，横向课题及其他课题 20 项。新获科研经费 1 400 余万元。

【科研论文及相关成果】2021 年，发表科研论文 225 篇，其中中文文章 139 篇，SCI 文章 73 篇，平均影响因子为 5.45。主编、参编及编译论著共 15 部。新获批专利 1 项，申请专利 10 项。新获批软件著作权 7 项。

【涉外调查许可证】通过国家统计局申请涉外调查机构资质认定，获得涉外调查许可证，有效期三年，自 2021 年 12 月 7 日至 2024 年 12 月 6 日。

【国际交流和专业支撑】在农业农村部和国家卫生健康委的指导下，派员参与了联合国粮食系统峰会行动小组“转向可持续消费模式”解决方案的制定与讨论，分享中国在营养健康上的政策支持与行动经验。参与撰写《中国粮食系统可持续发展路径报告》，介绍目前中国在“转向可持续消费模式”方面的成就与探索、转型过程中的问题和挑战及未来的发展目标。参与撰写联合国粮食及农业组织的《膳食数据报告》，总结中国健康与营养调查的实施与应用。通过交流了解各国在推动营养健康方面的工作和向可持续消费模式转变过程中的主要问题和具体举措，同时也提升了我国在营养健康领域的国际影响力。

【获奖情况】2021 年，以第一完成单位获得“中华预防医学会科学技术奖”三等奖 1 项，以第四完成单位获得“内蒙古自治区科学技术进步奖”一等奖 1 项，以第四完成单位获得“中国轻工业联合会科学技术进步奖”一等奖 1 项。

【人才培养】2021 年，在读研究生 73 名（其中博士研究生 22 名）。录取各类研究生 31 名（其中博士研究生 8 名）。15 名硕士研究生通过论文答辩并取得硕士学位。4 名博士研究生通过论文答辩，3 名取得博士学位。与北京大学公共卫生学院续签教学科研交流合作协议。

【财务管理】推行中长期规划管理，贯彻落实“过紧日子”工作，全面实施预算绩效管理，提高绩效管理效能，加强内部控制管理，不断完善财务工作管理流程，制定和修订相关制度，确保财务数据的准确性。荣获国家卫生健康委部门决算二等奖。

【党委、纪委换届选举】2021 年 4 月 25 日，召开营养所党委纪委换届选举党员大会。中国疾控中心党委副书记、纪委书记严俊莅临指导，全所 122 名党员参会。大会圆满完成了各项议程，选举产生营养所新一届党委委员 7 人和纪委委员 5 人。

【党史学习教育】组织庆祝中国共产党成立 100 周年主题党日活动，与怀柔区疾控中心党员干部在雁栖湖党史教育基地开展“肩负时代使命，重走复兴之路”党史学习教育联学活动。召开“奋斗百年路 启航新征程”暨庆祝中国共产党成立 100 周年主题党日活动。向国家卫生健康委直属机关推荐“书记讲党史”精品党课和主题党日活动示范案例各 1 件，所推荐案例获得“‘书记讲党史’精品党课”称号。开展党史学习教育线上答题。完成“光荣在党 50 年”纪念章颁发工作。扎实开展“我为群众办实事”实践活动，设置“我为群众办实事征求意见箱”。

【新冠肺炎疫情防控支援】2021 年，支援辽宁大连、河北石家庄、黑龙江绥化、陕西西安、广东广州、黑龙江哈尔滨、甘肃兰州、贵州铜仁等地疫情防控工作共计 12 人次，借调国家卫生健康委 17 人次、借调中国疾控中心机关 5 人次参与相关工作。

【内控管理和教育提醒】坚持以习近平新时代中国特色社会主义思想为指导，引导干部职工提高政治站位、坚定理想信念，盯住人、盯住事，发挥监督保障作用，深化内控管理。开展 A 级权力运行自查，促进权力运行公开透明。通过“每日一条、每周一课”（全年开展 45 期）、在重要节日进行廉政提醒等形式开展多层次的廉政教育，夯实干部职工拒腐防变的思想基础。顺利完成 2020 年度外审工作，审计发现问题均完成整改。

【离退休职工服务与管理工作】在中国共产党成立 100 周年之际，组织开展一系列相关活动。认真贯彻执行上级部门有关离退休工作的方针政策，落实好离退休职工的政治待遇和生活待遇。

（黄聪慧、孙静、刘宇赫、李天童）

环境与健康相关产品安全所

【工作概况】2021 年，深入学习贯彻习近平新时代中国特色社会主义思想和党的十九届六中全会精神，加强基层党组织建设和党风廉政建设，严格履行全面从严治党主体责任。

2021 年，按照国家卫生健康委及中国疾控中心的工作部署，在积极应对新冠肺炎疫情的同时，结合疾病预防控制体系改革方向，编制印发了《环境所发展规划（2021—2025 年）》，并按照规划要求完成各项重点工作任务。推进空气污染对人群健康影响监测和防护工作，在全国 87 个城市累计设立 167 个监测点。城市饮用水水质监测实现全国范围省市县全覆盖。国家人体生物监测项目完成 31 个省 332 个调查单元的现场调查和样本采集，完成《我国居民血铅水平及 20 年变迁研究报告》《我国居民体内邻苯二甲酸酯代谢物暴露水平分析》初稿。公共场所健康危害因素监测项目增加 3 种公共场所监测类别，编制发布 2020 年度公共场所健康危害因素监测技术报告。医院消毒与感染控制监测项目实现全国覆盖，省级监测点 32 个，哨点医院 96 家，每省增设 2 个市级监测点，开展医疗机构消毒效果监测试点。基于饮用水新型污染物风险监测编制完成《饮用水新型污染物风险监测项目重点实验室遴选工作方案》。典型地区农用地土壤质量健康影响专项调查、典型城市室内环境健康影响评估、不吸烟女性肺癌危险因素调查、环境健康风险评估、环境健康综合监测等重点工作进展顺利。制定并发布《农贸（集贸）市场新型冠状病毒环境监测技术规范》（WS/T 776—2021）、《公共厕所卫生规范》（GB/T 17217—2021）、《化学物质环境健康风险评估技术指南》（WS/T 777—2021）3 项环境健康卫生标准，以及《新冠肺炎疫情期间现场消毒评价标准》（WS/T 774—2021）和《新型冠状病毒消毒效果实验室评价标准》（WS/T 775—2021）2 项新冠肺炎疫情防控相关标准。环境健康宣传和健康促进工作持续深入，启动 2021 年中国环境健康宣传系列活动，组织“世界水日”宣传活动。积极拓展科研项目申报渠道，成果产出进一步提高，2021 年获批 8 项国家级科研项目（包括 6 项国家自然科学基金项目、2 项国家重点研发计划子课题）和 4 项首都卫生发展科研专项（包括 1 项重点攻关、1 项自主创新），全所职工以第一作者或通讯作者发表学术论文 140 篇，其中在 JACC①、EST②、EI③ 等发表英文论文 63 篇。加强环境与人群健康重点实验室和研究基地建设。进一步完善科教管理制度，编制印发《环境所科技成果转化管理办法

---

① JACC 全称 Journal of the American College of Cardiology，即《美国心脏病学会杂志》。

② EST 全称 Environmental Science & Technology，即《环境科学与技术》。

③ EI 全称 Environment International，即《国际环境》。

（试行）》《环境所关于进一步规范环境所伦理审查相关工作的通知》及《环境所单篇发表支出超过 2 万元的学术论文审核暂行规定》。

2021 年，获得国家卫生健康委“2020 年度卫生健康财务年报编制工作二等奖”“2020 年度部门决算工作考核二等奖”“2020—2021 年度部门预算工作考核三等奖”，环境所消毒与感染控制中心被中华全国妇女联合会授予“全国巾帼文明岗”称号。

【科学消毒、精准防护，应对新冠肺炎疫情】2021 年，按照国家卫生健康委和中国疾控中心统一部署安排，调派专家 43 人次赴石家庄、武汉、长春、绥化、瑞丽、营口、南京、扬州、郑州、厦门、额济纳旗、二连浩特、大连、满洲里、西安等抗疫一线，指导当地开展环境卫生和消毒处置、流调溯源等工作。调派专家 26 人次前往绥芬河、青岛、广州、郑州、厦门、瑞丽、西安、郑州等地开展低温消毒技术应用试点、新冠病毒气溶胶传播模拟实验及污水病毒检测实验。选派 10 人次参加疫情防控督导、全运会保障、世博会保障等工作。选派 28 人次借调国家卫生健康委应急办公室数据专班及疫苗专班、中国疾控中心疫情日报专班及流调溯源专班开展新冠肺炎疫情应急及疫苗接种不良反应监测等工作。参与编写《新型冠状病毒肺炎防控方案（第八版）》《大型隔离场所建设管理卫生防疫指南（试行）》等十余项技术方案及工作指南。编制出版《病毒气溶胶传播与控制》、纪实图书《科学消毒　精准防护——环境卫生与消毒应急行动纪实》等。

【编制印发《环境所发展规划（2021—2025 年）》】根据国家环境健康领域发展需求、国家“十四五”规划和疾病预防控制体系改革的要求，在调研美英等发达国家环境健康专业机构业务发展资料的基础上，从 2020 年 9 月开始组织编制新一轮发展规划，在全所进行动员并向各处室征集发展规划建议，在反复讨论、广泛征求环境所内外专家建议的基础上，形成了《环境所发展规划（2021—2025 年）》草案。2021 年上半年，进一步开展现场调研，了解各地疾控中心环境健康工作需求和工作中存在的问题，听取各地方疾控机构对规划编制的意见，后经所务会研究原则通过并形成了征求意见稿，再次征求全所职工意见后对《环境所发展规划（2021—2025 年）》进行了修改完善，于 2021 年 11 月 4 日正式发布。《环境所发展规划（2021—2025年）》将引领环境所下一阶段的发展方向和目标。

【推进空气污染（雾霾）对人群健康影响监测与防护项目工作】根据国家卫生健康委《坚决打好污染防治攻坚战　全面加强环境与健康工作三年行动方案》要求，在汾渭平原新增 3 个监测城市的 3 个监测点，截至 2021 年年底，已在 31 个省（自治区、直辖市）87 个监测城市设立了 167 个监测点。修订和完善 2021 年度监测工作方案和工作手册。审核、分析 2020 年度监测数据，撰写《数据质量评价报告》《健康影响及风险评估报告》，经专家研讨论证后，上报中国疾控中心和国家卫生健康委疾控局。在常规监测基础上，选择北京、广东、四川、湖南开展大气细颗粒物（$PM_{2.5}$）上新型污染物多氯联苯监测工作。通过线上、线下和进修等多种形式，对地方疾控的监测项目骨干开展监测、健康风险评估和新网报系统操作的技术培训，保障监测项目顺利开展。

【推进全国城市生活饮用水卫生监测项目】按照国家卫生健康委疾控局的总体部署，编制《全国城乡饮用水水质监测工作方案（2021 年版）》。对全国上报的 220 万余条监测数据进行汇总、整理、清洗和分析，编制上报《全国城市饮用水卫生监测工作技术报告（2020 年）》。2021 年，全国城市饮用水卫生监测范围覆盖 31 个省（自治区、直辖市）的 333 个地级及以上城市的 2 886 个县（市、区），以及新疆生产建设兵团的 9 个师的 45 个团场。对 2020 年全国省市县各级疾控系统上报的 34 万余条水质检测能力调查数据进行整理、清洗和分析，编制上报《全国疾病预防控制机构生活饮用水水质检测能力调查报告（2020 年）》。全国疾控系统水质检测能力调查范围覆盖 31 个省（自治区、直辖市）和新疆生产建设兵团的 29 个省级和 25 个省会城市、308 个地级和 2 785 个县（市、区）级疾病预防控制中心。2021 年 5 月，组织召开了 2020 年度全国城市饮用水卫生监测工作总结会。

【开展 2021 年度全国公共场所健康危害因素监测项目工作】组织全国 131 个监测城市的疾控机构对宾馆（酒店）、理发店、候车室、商场（超市）4 种公共场所开展健康危害因素监测。2020 年，全国完成监测场所 5 086 家，涵盖场所室内环境、室内空气、公共用品用具和公用设施设备物体表面的理化、微生物等环境健康危害因素 79 项指标 355 397 项次检测结果，收集场所基本情况和从业人员健康状况调查表 40 129 份，编制上报《公共场所健康危害因素监测项目 2020 年度技术报告》。修订发布《公共场所健康危害因素监测项目 2021 年度工作手册》，监测工作涉及宾馆（酒店）、游泳场（馆）、沐浴场所、美容店、理发店、候车室、商场（超市）、健身房 8 种场所。对全国疾控机构卫生技术人员开展培训，举办全国公共场所健康危害因素监测技术培训班 2 次。完成公共场所监测项目数据上报系统升级工作，为全国 144 个监测城市开展健康危害因素监测工作提供技术支撑。

【完成国家人体生物监测项目第二轮基线调查工作】2021 年，国家人体生物监测项目共完成 31 个省（自治区、直辖市）152 个监测点 418 个调查单元，共计 20 906 人的流行病学调查和样本采集工作，所有生物样本经冷链运输至环境所生物样本库保存，收集各类问卷和健康体检信息 59 950 条，入库血、尿生物样本 369 909 人份。依据国家人体生物监测项目一期环境化学物质检测数据，撰写《我国居民血铅水平及 20 年变迁研究报告》，为我国制定并实施铅污染控制标准提出科学依据，完成《我国居民体内邻苯二甲酸酯代谢物暴露水平分析》报告初稿。开展国家人体生物监测项目培训及督导工作 10 余次，开展全国省级项目负责人线上培训会，协助西藏、江西、河北、湖南、浙江、安徽、辽宁7个省（自治区）完成省级培训，协助山东、北京、重庆、贵州、广东，广西、湖南7个省（自治区、直辖市）完成首个监测点的现场技术指导，同时对其他监测点的现场工作进行线上技术指导。第二轮国家人体生物监测项目顺利完成，在国际上首次实现了人体生物监测项目与前瞻性队列的有机结合，为开展我国人群环境化学物质的动态监测及其人群健康效应提供了重要数据支撑。

【开展全国医院消毒与感染控制监测项目工作】2021年，全国医院消毒与感染控制监测项目监测点位已实现全国覆盖（除港澳台之外），监测项目省级监测点32个（含解放军疾控中心），哨点医院96家，每省增设2个市级监测点，开展医疗机构消毒效果监测试点，逐步推进市级监测点的设立。完成2020年32个监测点2万余条监测数据的审核、统计分析和报告撰写工作。启动医院消毒与感染控制数据系统和分析平台建设，已完成监测平台的搭建、数字证书的制作分发、上线试运行等工作。

【环境健康综合监测工作进一步深入】2021年，环境健康综合监测网络已扩大至涵盖我国14省200余区县级点位，综合监测点位通过系统平台采集环境与健康综合数据约500万余条。印发《2021年环境健康综合监测工作方案》，提供多元化数据采集与审核机制，指导各点位有效落实综合数据监测工作。持续开发完善环境健康风险评估技术工具并促进其应用，不断推进综合监测分中心建设工作。

【推进环境健康风险评估工作】起草发布《环境健康风险评估管理办法》，完成《环境健康风险评估试点2021—2022年工作方案》初稿编制。依托环境健康综合监测平台，完善了环境健康风险评估相关工具，实现了评估的自动化和可视化，并以饮用水健康风险评估为突破口，在试点推进了环境健康风险评估工作。依托空气质量健康指数（air quality health index，AQHI）预警平台，在21个试点城市发布AQHI，开发极端气温健康风险预警平台并在济南市试点发布，促进了环境健康公众服务。多次开展环境健康数据清理、分析与风险评估技术培训和工作经验交流会，提高各试点环境健康风险评估工作能力。逐步探索建立环境健康风险评估制度，部分试点已经初步建立了环境健康风险评估工作机制。

【开展典型地区农用地土壤质量健康影响专项调查工作】2021年，继续开展典型地区农用地土壤质量健康影响专项调查项目研究报告的框架编制工作，完成项目概述、调查地区及调查对象基本情况、农用地土壤及稻米镉水平分析、人群体内镉负荷水平等部分的编写。按照项目总体实施方案要求，完成土壤项目数据分析策略的制定，撰写提交2020年度项目总体工作报告。

【开展生活饮用水中新型污染物风险专项调查工作】开展饮用水中农药类、卤代苯醌类、微塑料检验方法研制工作。对饮用水中微塑料检验方法进行研究，在珠江、黄河、淮河、长江流域的代表地区开展出厂水和末梢水中微塑料丰度调查与测定工作。采用超高效液相色谱串联质谱方法对饮用水中100余种农药类指标的检验方法进行研制，初步完成了质谱条件探索。开展饮用水中卤代苯醌类消毒副产物检验方法研制工作，完成了质谱和液相方法研究。编制《饮用水新型污染物风险监测项目重点实验室遴选工作方案》，开展饮用水新型污染物风险监测项目重点实验室申报单位能力考核工作。

【推进典型城市室内环境健康影响评估项目工作】完成2021年项目实施方案与现场工作指导手册修改，在石家庄等多个点位推进连续监测试点工作，探索室内环境污染规律和防控节点，补充开展儿童生物样本采集与检测、儿童行为量表调查等探索性研究。

【开展不吸烟女性肺癌危险因素调查工作】室内环境因素对不吸烟女性肺癌影响调查项目启动6点位病例对照调查，绘制不吸烟女性肺癌风险自评估量化列线图，开展黑龙江肺癌影响因素的生态学回归分析，起草《不吸烟女性肺癌室内环境危险因素暴露评估规范》。

【完成中国老年健康标志物队列研究现场调查工作】2021年，项目组在中国18个长寿地区开展中国老年健康标志物队列研究，开展问卷调查和生物样本采集工作，累计上传7 077份问卷，其中存活问卷上传6 081份、死亡问卷上传996份，生物样本采集率为90%，对已经完成调查问卷、健康体检和样本入库的个体的数据进行初步审核和清理，并联合各级疾控工作人员对问题数据进行核对修改，存活问卷审核率为99.4%，生物样本和死亡问卷审核率都为100%。该项目是全球最大规模的百岁老人生物标志物研究，全面探索老年健康和健康长寿的关键因素，为全球百岁老人研究提供中国研究证据，对老年健康相关科研的开展和政策制定具有重要意义。

【制修订环境卫生和消毒标准】2021年，发布《农贸（集贸）市场新型冠状病毒环境监测技术规范》（WS/T 776—2021）、《公共厕所卫生规范》（GB/T 17217—2021）、《化学物质环境健康风险评估技术指南》（WS/T 777—2021）3项环境健康卫生标准，提出6项涉及人体生物监测、生活饮用水水质处理器安全与功能评价等标准立项建议。完成标准报批项目18项、会审2项、改进17项、预研究2项、实施评估1项。发布消毒标准4项，分别为《新冠肺炎疫情期间现场消毒评价标准》（WS/T 774—2021）、《新型冠状病毒消毒效果实验室评价标准》（WS/T 775—2021）、《二氧化氯消毒剂卫生要求》（GB/T 26366—2021）、《皮肤消毒剂通用要求》（GB 27951—2021）。完成1项标准改进、1项标准复审，分别为《小型压力蒸汽灭菌器灭菌效果监测方法和评价要求》（GB/T 30690—2014）和《疫源地消毒总则》（GB 19193—2015）。完成《内镜灭菌效果评价与检测方法》《邻苯二甲醛卫生要求》《消毒剂与抗（抑）菌剂中激素的评价规范及检验方法》3 项标准预评审，完成《消毒产品标签说明书通用要求》（GB 38598—2020）修改单的评审。

【加大援疆、援藏和扶贫力度】2021 年，选派张伟研究员赴任新疆疾控中心，支持新疆公共卫生业务发展与建设。在乌鲁木齐召开全国城市饮用水卫生监测工作总结会，邀请新疆疾控中心技术人员学习交流，前往新疆疾控中心开展调研。为落实援疆、援藏、对口帮扶工作任务，加强与帮扶单位学术交流与合作，助力健康中国发展战略，开展“科技助力健康中国”公益赠阅活动，向新疆、西藏及清涧县、子洲县、大宁县、永和县、于都县疾控中心赠阅《环境卫生学杂志》。积极落实精准扶贫任务，按照《国家卫生健康委财务司关于做好 2021 年政府采购脱贫地区农副产品工作的通知》的要求，全年在脱贫地区采购米、油、杂粮、水果等农产品，消费扶贫共计投入约 23 万元。

【环境健康宣传和健康促进工作持续深入】完成第四届全国中小学生作文绘画大赛作品评选，启动 2021 年中国环境健康宣传系列活动。组织召开“世界水日”宣传活动，通过开展饮用水安全知识讲座，饮水安全知识进社区、乡村和校园，以及现场问卷调查等活动，向公众普及生活饮用水卫生知识。通过“环境与健康”微信公众号推送环境健康相关科普文章 205 篇，该微信公众号关注人数 5.7 万人，同比增长 12 000 余人，累计阅读量 34 万次。

【空气污染（雾霾）对人群健康影响监测信息系统并入中国疾病预防控制信息系统】2013 年，空气污染（雾霾）对人群健康影响监测信息系统服务于中央转移支付项目空气污染（雾霾）对人群健康影响监测与防护工作。2017 年，该系统纳入全民健康保障信息化一期工程开展新版信息系统建设工作。2021 年 5 月，召开全国技术培训会，完成了中国疾病预防控制信息系统中空气污染部分的用户权限管理工作，6 月 1 日，该系统并入中国疾病预防控制信息系统正式上线运行。新版系统的建设运行极大提高了安全性、可靠性和稳定性，为保障监测工作顺利开展、提升监测数据质量提供了有力的技术支撑，为公共卫生大数据进一步应用奠定了基础。

【承担环境卫生学、卫生工程学、消毒学学科名词编制工作】为推动公共卫生与预防医学名词体系建设，全国公共卫生与预防医学名词审定委员会委托环境所开展环境卫生学、卫生工程学、消毒学 3 个二级学科的名词编写和审定工作。该项工作旨在建立一套能够反映时代特点的公共卫生与预防医学名词体系，规范名词的应用和推广，有助于推动中国公共卫生与预防医学整体学科发展。环境所所长施小明作为主编负责环境卫生学名词和卫生工程学名词的编写工作，消毒学首席专家张流波作为主编负责消毒学名词的编写工作。项目启动以来，组织全国相关高校、科研院所及疾控机构的专家骨干，分别建立了3个二级学科的名词编写委员会。截至2021年年底，3个二级学科编写的名词均通过了第一次审定委员会全体会议审定，为名词编写奠定了坚实基础。

【编制完成《公民应对气候变化健康素养》】为提高公民应对气候变化健康素养水平、"自下而上"推动公众参与气候变化应对，2021年5月，组织编写公开社会倡导性技术文件《公民应对气候变化健康素养》，经环境所内外专家多轮研究论证，确定《公民应对气候变化健康素养》框架并形成释义和编制说明文件。《公民应对气候变化健康素养》共包含36个条目，涵盖基本知识和理念、基本技能和健康生活方式与行为，旨在促进公众理性认识气候变化与健康的关系，普及应对极端天气气候事件的风险防范能力，提高全社会气候变化健康适应水平。

【提出《中国气候变化健康适应行动倡议》（中英双语）】本着"适应气候变化，保护人群健康"的理念，承担了世界卫生组织双年度项目"气候变化健康适应行动倡议研究"。通过系统梳理代表性国家、国际组织气候变化适应策略、方案和评估报告，分析总结中国现阶段适应策略的特点和薄弱环节，对气候变化典型和敏感地区开展健康适应措施试点调研，实地了解地方气候变化健康适应现况和需求。2021年11月，提出《中国气候变化健康适应行动倡议》（中英双语），填补了我国国家层面气候变化健康适应方案的空白，摸清部分地区卫生部门参与气候变化健康适应的工作基础，为国家进一步完善气候变化应对策略提供科学依据。

【科研立项和成果产出成绩显著】

（1）2021年，获批8项国家级科研项目（包括6项国家自然科学基金项目、2项国家重点研发计划子课题），获批首都卫生发展科研专项4项（包括1项重点攻关、1项自主创新），高质量完成国家重点研发计划"我国大气污染的急性健康风险研究"，还获批多项不同环境介质污染物与呼吸道病毒交互作用课题。

（2）徐东群研究员牵头的"空气污染健康影响监测与风险评估技术及应用"荣获中华预防医学会科学技术奖二等奖，金银龙研究员牵头的"高温热浪健康风险早期预警和社区综合干预体系研究及应用"荣获华夏医学科技奖二等奖。全所职工以第一作者或通讯作者发表学术论文140篇，其中在JACC、EST、EI等高水平期刊发表英文论文63篇。出版《中国老年健康生物标志物研究》等学术专著8部。

【推进环境与人群健康重点实验室和研究基地建设】通过自主申报、形式审查、专家外审、现场答辩等严格程序，组织立项2020年度重点实验室开放性研究项目3项，组织开展2021年度开放性研究课题申报，收到16家单位的21份项目申报书。稳步推进深圳、无锡、石家庄、济南环境与健康研究基地建设，加强与研究基地共建单位交流合作，促进研究基地研究成果产出与转化。

【开展新冠肺炎疫情形势下的国际交流合作】组织参加2021年国际暴露科学学会学术年会等国际会议1批次2人次，开展“气候变化健康适应行动倡议研究”国际合作项目审批，完成2020年度国际科技合作与交流统计调查和国际科技合作年度监测工作。

【加强研究生教学和研究生导师队伍建设】2021年，新招录博士研究生3人、硕士研究生24人，完成毕业答辩11人，接收联合培养研究生16人。新增硕士导师3人、公共卫生硕士导师1人，新聘任副导师41人次，新任副导师17人。开展研究生导师专题培训，提升导师自身修养，推动高层次公共卫生人才培养与导师队伍建设。

【环境与健康科普工作取得进展】

（1）为引导公众参与健康中国行动，普及环境健康知识，有效控制新冠肺炎疫情，实现健康中国重要目标，组织编写的《口罩应用与健康防护》《空调与健康科普知识100问》《洪涝灾害环境卫生与健康防护》《臭氧的认知、污染控制及人群健康防护》4本科普图书于2021年6月由人民卫生出版社正式出版。编制了《新冠肺炎疫情防护指导手册》《中国气候变化健康适应行动倡议》（中英双语）和《公民应对气候变化健康素养》。

（2）报送的图书类作品《公民防疫行为准则（科普版）》及短视频类作品《公民防疫行为准则之实行分餐制》入围了2021年新时代健康科普作品征集大赛优秀作品名单。在健康报社组织开展的2021年度医学科技与健康传播“最佳”系列推选活动中，环境所获得“2021年度健康报医学科技与健康传播最佳宣传组织奖”。

【完成卫生应急与保障任务】受上级单位委派，于2021年5月、7月、9月分别调派专家前往云南大理漾濞、河南郑州、四川泸州参与地震灾害与洪涝灾害卫生应急现场处置工作。圆满完成北区重要场所、2022年北京冬奥会、2021年全运会及中国国际进口博览会卫生保障任务，参与编写《北京冬奥会公共卫生风险评估报告》。

【两种低温消毒剂配方获国家发明专利】北京新发地疫情发生后，迅速启动低温消毒新技术研究。中国疾控中心消毒学首席专家张流波带领团队历经5个月的研究，基于技术可行、安全可靠、应用便捷、成本经济等考虑，从几十种配方中成功筛选出两种低温消毒剂配方并完成实验室研发和应用试点工作。为解决新冠肺炎疫情防控中的低温消毒难题，2021 年 2 月 7 日，两种低温消毒剂配方及使用说明在中国疾控中心官方网站向全社会免费公开发布。2 月 9 日，国务院联防联控机制发布《两种含氯低温消毒剂使用指引》，为高寒地区和冷冻物品外包装消毒提供技术支撑。两种低温消毒剂配方已获国家发明专利。

【举办第三届中国环境与健康大会】2021 年 10 月 15 日至 16 日，第三届中国环境与健康大会在成都召开，大会主题“建设健康环境，确保美好未来”。大会由主会场、15 个专题会场和青年论坛组成，邀请了来自 100 多家高校、科研院所和疾控机构等单位的 180 余位环境与健康领域知名专家到会交流，参会人数超过 1 000 人。

大会围绕碳达峰与碳中和（简称双碳）、常态化疫情防控等探讨新形势下减少环境污染暴露，促进公众健康水平的新方法、新技术、新进展和新实践。会议探讨了抗菌药耐药性问题及解决路径，梳理了中国空气质量改善的成效与挑战，交流了环境与健康领域的最新进展，专题讨论了双碳目标下基于健康风险的空气质量标准修订建议等热点问题。中国环境与健康大会是中国环境与健康领域的高水平学术会议，是环境所对外进行交流合作的重要平台。

【组织开展庆祝中国共产党成立 100 周年党史学习教育活动】组织全体职工收看庆祝中国共产党成立 100 周年大会实况直播，学习习近平总书记重要讲话精神。组织召开迎接中国共产党成立 100 周年全体党员大会庆祝活动，观看“老党员讲党史，追忆环境所峥嵘岁月”主题视频，为老党员代表颁发“光荣在党 50 年”纪念章并赠送《中国疾病预防控制中心环境与健康相关产品安全所志》，为援鄂抗疫队员代表赠送《科学消毒　精准防护——环境卫生与消毒应急行动纪实》，团员青年还进行了“读讲一本书”比赛。

137 名在职党员参与的“同学百年党史　共促环境健康”活动被国家卫生健康委推荐参加党建创新成果展示评比，离休干部王子石研究员的作品荣获中央和国家机关工作委员会“百年初心——老党员的故事”优秀征文作品奖，环境所党委书记王林“学党史　悟思想　办实事　开创环境健康工作新局面”主题党课被国家卫生健康委评为精品党课，刘玉舒荣获国家卫生健康委庆祝中国共产党成立 100 周年“读讲一本书”青年演讲比赛一等奖，“庆祝建党百年摄影作品展”通过 800 幅图片展现环境所发展重要瞬间，87 名职工子女用绘画、书法、视频展示“童心永向党，献礼 100 年”。

（施小明、张伟、朱文玲、孙玥）

职业卫生与中毒控制所

【工作概况】2021 年，围绕疾病预防控制工作，以职业病防治与中毒控制技术支撑工作为依托，适应新形势，迎接新挑战，协助国家卫生健康委和中国疾控中心做好重点职业病监测和职业健康风险评估、职业健康相关规章及标准制修订、职业病防治宣传与健康企业建设、中毒应急处置与能力建设等技术支持工作。开展卫生行业公益、国家自然科学基金等多类重大专项科研工作，加强国内外合作，推动职业卫生与中毒控制工作稳步有序开展。

【为推进职业健康工作提供技术支撑】组织开展《中华人民共和国职业病防治法》（简称《职业病防治法》）、《职业病分类和目录》修订研究和职业卫生学、职业医学科技名词编写。组织编写《2020 年全国职业病危害现状调查报告》，经国家卫生健康委审核后报国务院。为国家制定职业病防治法律法规和规划等提供技术支持。

【以重点职业病监测与职业病报告为抓手，开展职业健康工作】组织开展职业病危害项目申报、工作场所职业病危害因素监测和重点职业病监测。组织起草重点人群职业健康素养监测与干预技术方案。完成 2020 年度《全国重点职业病监测与职业健康风险评估报告》、2021 年度《工作场所职业病危害因素监测报告》和职业病年报、季报。修订重点职业病监测、工作场所职业病危害因素监测方案、工作手册。升级职业病危害项目申报系统，完善全民健康保障信息化系统。开展现场督导和技术培训。

【依托“健康城市”开展工作场所健康促进工作】组织开展健康企业建设试点技术指导，完成申报信息系统验收。承办《职业病防治法》宣传周系列活动和第二届职业健康传播作品征集活动。组织开展“职业健康达人”技术指导与培训。

【加强职业卫生标准制修订和宣贯培训】2021 年，组织开展标准审查（14 项）、报批（6 项）、立项（17 项）和前期研究（15 个）。开展标准起草培训、标准宣贯培训（2 期）。

【开展职业健康风险评估与专项调查】开展长工时暴露及其不良健康效应、涉铅矿山及企业、重点作业人群下背痛、石棉暴露、噪声及铬危害等职业健康风险评估。开展职业紧张监测与健康促进、女职工生殖健康等重点人群职业病危害调查、隧道及制造业工频电磁场等典型行业专项调查。

【开展职业卫生质量控制与技术指导工作】开展职业卫生技术服务机构甲级资质认可技术评审、化学品毒性鉴定机构管理，省级疾控中心和职业病防治院（所）、原职业卫生技术服务机构（甲级）实验室比对，中毒卫生应急检测实验室比对和原职业卫生技术服务机构资质续展甲级机构检测能力盲样考核。开展标准品和质控样品制备工作。承担国家职业病诊断与鉴定技术指导委员会职业病诊断与鉴定技术指导组秘书处日常工作。

【开展健康扶贫工作】2021 年，组织开展对西藏自治区、新疆维吾尔自治区和四川省凉山州、阿坝藏族羌族自治州（阿坝州）、甘孜州职业健康技术帮扶。举办援疆、援藏、援四川藏区培训班 4 期。选派 1 人作为第十批援疆干部轮换人选。持续开展消费扶贫（约 38.8 万元）等。

【开展中毒应急救治技术指导、监测与风险评估工作】2021 年，现场处置浙江等地多起突发中毒事件，参与处理贵州等地近 400 起毒蘑菇中毒事件。继续开展网络舆情监测（759 条）、24 小时中毒咨询热线服务、网络服务（2 364 余条）。开展应急培训、中毒科普宣贯。

【开展国家中毒救治基地和中毒卫生应急队伍建设工作】2021 年，开展中毒监测与风险评估、中毒卫生应急队伍建设。维护更新国家中毒救治基地系统平台，升级、培训、填报突发中毒事件卫生应急信息（16 350 条），更新有毒动植物数据库（4 749 条）和标本库（700 余份）。

【开展科学研究，扩大国际合作】

（1）2021 年，在研课题 15 项，中标国家自然科学基金项目 4 项。发表学术论文 63 篇（第一作者或通讯作者），其中中文论文 42 篇、英文论文 21 篇。

（2）开展职业病和中毒控制检测鉴定及技术储备、职业有害因素生物标志物筛选、细颗粒滤料评估与肌肉骨骼疾病（work-related musculoskeletal disorders，WMSDs）评估方法研究、职业病与职业危害因素疾病负担研究等工作。参与申报国家重点研发计划项目“高海拔超长深埋隧道施工作业人员职业病综合防控技术研究”。

（3）与世界卫生组织、国际劳工组织（International Labor Organization，ILO）保持长效沟通机制。开展国际劳工组织“161 号职业卫生服务公约（1985 年）批约可行性研究项目”、《职业病目录修订研究和专家论证会》项目和德国法定事故保险机构（Deutsche Gesetzliche Unfallversicherung e. V.，DGUV）项目。参加世界卫生组织西太区工作会议和圆桌讨论、国际劳工组织研讨会，提交世界卫生组织职业卫生合作中心年度报告。

【应对新冠肺炎疫情防控，助力北京冬奥会】

（1）2021 年，严格落实新冠肺炎疫情防控要求和部署，组织人员参加国家卫生健康委、中国疾控中心疫情专班（16 人次）。开展针对疫情防控口罩策略研究和实验室测评，更新《公众和重点职业人群戴口罩指引》，编写相关科普文章。

（2）开展北京冬奥会急性职业中毒等风险评估工作。承担“科技冬奥”重点专项“冬奥会食品供应链有害因子智能化快筛技术和预测预警技术研究”中“食品真伪成分及有毒动植物甄别技术集成”研究，开展国家重点研发计划“突发事件案例与情景融合推演的决策支持技术的专题案例结构化表达模型与数据安全交换技术”研究等。

【开展其他工作】继续深入开展经济活动管理、政府采购管理、科研自查、过“紧日子”、生物安全管理等专项工作。加强监督执纪，增加职工就餐补贴，制止餐饮浪费。探索科技成果转化管理体制建设。

（张文翠、聂武、孙新）

辐射防护与核安全医学所

【工作概况】2021 年，在国家卫生健康委和中国疾控中心的领导下，以习近平新时代中国特色社会主义思想为指导，辐射安全所领导班子带领全体职工共同努力，与各地放射卫生技术机构积极配合，在积极做好新冠肺炎疫情防控工作、确保各项防控措施有效落实的基础上，紧紧围绕重点任务，较好地完成了年度各项工作。

作为国家卫生健康委放射卫生技术支撑机构，以全国职业性放射性疾病监测、全国医疗卫生机构医用辐射防护监测、全国非医疗机构放射性危害因素监测、全国食品和饮用水放射性监测与风险评估 5 项监测为抓手，带动全国放射卫生队伍和能力建设。继续开展放射卫生实验室检测能力考核和技术人员继续教育培训，不断提高能力考核的针对性和科学性，提高全国放射卫生队伍能力建设水平。持续深入开展核辐射卫生应急工作，并取得新成效。全面开展放射卫生政策研究和法规标准的制修订及培训工作。精心组织援疆、援藏和放射卫生乡村振兴工作，为全面建成小康社会作出积极贡献。以重大科学工程评价检测和量值传递工作为龙头，对接国家核辐射技术应用中的重要需求，体现国家所的担当和作为。注重放射卫生科学研究和青年人才培养，推进“十四五”发展规划实施，凝练科学问题和关键技术，支持成果转化。放射卫生信息交流与专业期刊保持优异成绩。积极组织全国放射卫生科普竞赛，科普宣传成绩斐然。克服疫情不利影响，顺利开展国际合作。不断提高内部管理水平，梳理并明确各部门职能和责任分工。持续加强制度建设，确保实验室安全和辐射源安全，信息网络平稳运行。顺利完成中国疾控中心二期工程科室布局和环评。后勤和安保为放射卫生各项业务工作有序开展提供了有力保障。

【新冠肺炎疫情防控工作】2021 年，新冠肺炎疫情防控进入常态化阶段，积极应对疫情，始终保持高度警惕，确保集体宿舍、家属区、租房单位和办公区的疫情防控工作。班子成员高度重视，互相支持和配合，辐射安全所疫情防控领导小组的中层干部执行力强，履职尽责，确保各项防控措施有效落实和零疫情，防控效果良好。

按照上级要求，共派出刘青杰、吕柯、刘建香等 5 名同志 14 次参加对全国 10 个省市和地区的疫情防控一线工作。同时，还先后派出张庆召、刘国庆、常纯卉等 10 名同志参与国家卫生健康委疫情分析和研判工作。杨昌跃、冒煦、朱卫国等 8 名同志参与中国疾控中心疫情分析和研判工作。

【机构设置】2021 年，共设有 7 个行政管理部门，分别是办公室、党群工作处、人事处、财务处、纪检监察审计室、后勤管理处和安全保卫处；6 个专业技术管理部门，分别是科技处、放射卫生检测质控办公室、核事故与放射事故应急办公室、信息中心、政策标准研究室和学术期刊编辑部；8 个业务部门，分别是放射诊疗安全与防护研究室、辐射防护研究室、辐射检测与评价研究室、放射化学研究室、辐射流行病学研究室、放射毒理学研究室、放射生物学研究室和放射生态学研究室。

【人事管理】

（1）截至 2021 年年底，有在职职工 153人，其中所领导 4 人、中层干部 27 人；离退休职工 185 人。年内接收新进“三生”2 人，引进工作人员 5 人。有专业技术人员 133 人，其中正高级职称人员 38 人、副高级职称人员 42 人、中级职称人员 32 人、初级职称人员 21 人。共有 25 人申报高一级专业技术职称资格，其中 20 人晋升至该资格。

（2）在 2021 年度绩效考核中，经各处室绩效考核评议、辐射安全所联合评议会绩效考核评议和辐射安全所务会审议，1 名所领导、4 个处室、6 名中层干部和 25 名职工获得绩效考核“优秀”等次。

【财务预算管理与政府采购】

（1）2021 年，完成首次年度部门预算公开工作。制定并在项目申报中执行《项目支出绩效指标库（2021 年版）》。清理财务核算系统中已结题科研课题，盘活存量资金，加大课题结余资金执行力度。2021 年，清理已结题科研课题 17 项，统筹收回课题结余经费 310 余万元，用于新设立创新基金课题开展研究工作。年内注意消化存量，截至 2021 年年底，存量资金执行进度 88.21%，其中基本经费存量资金年内全部消化完毕，项目存量有部分结余资金故未完全执行。2021 年，财政收入总计 5 012.45 万元，截至年底，当年预算执行进度达到 89.62%，其中项目资金执行进度 87.89%，有一个项目年度预算全部执行完毕。2020 年财务年报和部门决算工作考评均获三等奖。

（2）进一步完善政府采购相关规章制度，制定并发布《中国疾控中心辐射安全所采购工作管理办法》《中国疾控中心辐射安全所货物验收管理办法》。2021 年，完成各类采购总计 1 439.83 万元，其中货物类采购 926.88 万元、服务类采购 314.52 万元、工程类采购 198.43 万元。

【内部管理和制度建设】

（1）2021 年，根据国家和上级单位要求，结合本所实际情况，重点加强了采购、安全、人事管理等方面的制度建设，完成《中国疾控中心辐射安全所采购工作管理办法》《中国疾控中心辐射安全所辐射防护与安全管理规定》《中国疾控中心辐射安全所合同管理规定》《中国疾控中心辐射安全所退休人员返聘工作管理规定》等 11 项规章制度的修订和制定工作。截至 2021 年 12 月 31 日，共有 11大类 91 项现行有效的规章制度。

（2）对于“三重一大”事项均充分发扬民主，充分讨论，集体决策，主要领导末位发言，纪检监察审计室负责人全程参加。全年共召开 30 次辐射安全所办公会议，作出 493 项会议决定。

【事项审批和公文管理】2021 年，进一步规范事项审批和公文管理工作，修订《中国疾控中心辐射安全所合同管理规定》，充分做到公开、公正，按规定程序办事，加强权力运行监控力度。其中，进行了 275 个文件的发文管理和 972 个文件的收文管理，审批各类请示 345 个；通过合同管理系统对 223 份合同草本进行了审查，财务处、科技处、放射卫生检测质控办公室、后勤管理处、办公室的负责人和审计人员严格把关，依据工作职能加强了对送审合同相关内容与程序的审查，杜绝了各类违纪违法行为的发生。

【辐射危害监测与风险评估】

（1）2021 年，继续组织完成全国医疗卫生机构医用辐射防护监测、全国职业性放射性疾病监测、全国非医疗机构放射性危害因素监测、全国食品和饮用水放射性监测与风险评估 5 项监测任务。在全国各监测机构的努力下，克服新冠肺炎疫情影响等困难，圆满完成监测方案要求的工作任务。

（2）全国医疗卫生机构医用辐射防护监测共监测了 3 301 家医院的 9 826 台放射诊疗设备，监测医院数量完成率 212%。监测的放射诊疗设备初检合格率提高了 3.4%，使众多患者及受检者受益。2021 年，首次让有条件的省份开展了介入放射学患者调查，根据调查结果，估算我国部分放射诊断程序典型患者剂量水平，为制定我国诊断参考水平和评估国民剂量负担提供重要基础性数据。

（3）全国职业性放射性疾病监测共上报了 450 316 名放射工作人员、447家个人剂量监测机构、639 家放射工作人员职业健康检查机构，个人剂量监测率 98.2%，职业健康检查率 82.0%，报告了 10 例职业性放射性疾病。重点监测了 6 682 家医院，对 22 375 名介入放射学工作人员进行了双剂量计监测。29 个省（自治区、直辖市）完成了非铀非煤金属矿山调查和高氡暴露矿工健康效应监测。

（4）全国非医疗机构放射性危害因素监测共上报非医疗放射工作单位 13 943 家、放射工作人员 174 734 人；监测了放射工作单位 2 461 家，完成计划数的 160.8%，地市级覆盖率达到 97.7%。全国上报射线装置总数为 106 808 台，放射源总数为 42 412 枚，非密封放射性工作场所共有 960 个。

（5）全国食品放射性监测与风险评估共监测 1 218 份样品，获得 10 780 个监测数据，完成监测数据汇总和分析。长期坚持开展食品中放射性物质监测，能力和水平受到国家卫生健康委和全国同行的高度认可。

（6）组织全国有关技术机构开展国家饮用水中放射性污染监测工作，共监测饮用水样997份，得到总 α 总 β 数据1 994个、锶–90数据20个。同时，加强对饮用水与健康风险关系的研究。

（7）编制完成了《全国医用辐射防护监测报告（2020年）》等5个放射卫生年度报告，正式上报国家卫生健康委，并由其上报国务院。

（8）通过多年连续开展的监测工作，掌握了我国放射卫生工作的基本现况和基础数据，为国家决策、法律法规与标准的制修订提供了坚实的数据基础和科学依据，提高了全国放射卫生队伍的技术水平和实操能力，加强了用人单位依法依规开展辐射防护、性能防护和职业性放射性疾病防治的意识。同时，监测工作也得到国家卫生健康委领导的充分肯定和高度评价，国家卫生健康委将主要监测结果向省级卫生健康行政部门作了通报，发挥了监测工作在监督执法中的应有作用。

【放射卫生实验室检测能力考核】

（1）继续组织实施全国个人剂量监测、放射性核素 γ 能谱分析、总 α 总 β 放射性测量和生物剂量估算4项放射卫生技术机构检测能力考核工作。在生物剂量能力考核项目中，不断提高能力考核的针对性和科学性，为了区分放射体检机构和核辐射损伤救治机构不同的能力需求，对考核项目进行了调整，分为以生物剂量估算为主的A类和以染色体畸变识别为主的B类。2021年，全国共有近400家技术机构参加了辐射安全所组织开展的放射卫生技术机构检测能力比对工作，450余家技术机构参加了省级监测机构开展的能力比对工作。通过汇总分析国家级和各省上报的能力比对信息，编写完成2021年度全国分级组织能力比对的总结报告。

（2）为了继续推进能力比对工作信息化建设，结合多年比对工作经验，加紧推进全国放射卫生技术机构检测能力信息系统建设，以此不断促进全国放射卫生技术机构检测能力和技术服务质量的提升，助力“健康中国”建设。2021年6月，按照上级单位工作安排，组织开展国家放射卫生检测报告质量检测工作。全国纳入质量监测的放射卫生技术服务机构共有365家，其中甲级114家、乙级245家、不分级6家，共抽取检测报告564份，通过对检测报告质量监测的信息进行汇总和分析，编写总结报告。

【核辐射卫生应急工作】

（1）2021年，组织开展核辐射紧急医学救援基地建设工作，指导辽宁、吉林、黑龙江、安徽、海南、新疆6个省（自治区）核辐射紧急医学救援基地建设及前期验收工作，完善全国核辐射卫生应急救援网络。加快基地建设进程，完成前期验收工作。

（2）2021年3月至11月，与苏州大学等高等院校及科研单位共同组织编写《核与辐射事故医学救援与应急管理》。6月至12月，应急办公室人员承担“核事故内污染人员医学处置策略研究与国际交流项目”，编译国际原子能机构《核或辐射应急中放射性核素内污染人员医学处理》，上报国家核事故应急办公室。

（3）根据工业和信息化部及国家卫生健康委指示，作为国家核辐射损伤救治药品承储单位，分别于2021年7月16日、7月20日向复旦大学附属华山医院紧急调拨应急药品两次，用于治疗2名铊中毒患者。10月，根据国家核事故应急办公室的要求，完成某重大运输任务现场卫生应急保障工作。

（4）根据应急工作任务要求，开展江苏连云港田湾核电站、广东阳江核电站周围居民健康监测和认知调查，收集两省核辐射突发事件卫生应急能力调查数据和核电站周围30千米范围内基础信息及公众认知调查数据。

（5）根据2021年国家核辐射突发事件卫生应急队伍演练工作任务要求，2021年9月，在内蒙古自治区包头市举行“核卫 –2021”核事故卫生应急演练，展示了核事故卫生应急处置的操作流程，展现了应急队员的业务水平、协作意识和操作技能，提高了国家、内蒙古自治区、包头市应急队伍核辐射卫生应急能力。

【放射卫生政策研究和法规标准制修订工作】

（1）2021年，参与《国家职业病防治规划（2021—2025年）》的制订，于12月发布实施。完成《卫生健康标准编写指南》整体编写工作和后续的修改完善等工作，该指南于2021年7月由国家卫生健康委正式发布实施。完成《放射卫生标准“十四五”规划》，并上报国家卫生健康委和中国疾控中心。完成《医疗照射放射防护名词术语》等标准修订工作。完成《职业病诊断医师培训大纲》《放射性同位素与射线装置安全和防护条例（修订草案征求意见稿）》和《将职业安全与卫生纳入国际劳工组织工作中基本原则和权力有关问题》等法规文件的征求意见反馈工作。开展放射卫生学名词编审工作。

（2）在不断完善我国放射卫生标准体系建设的同时，还适时跟踪国际原子能机构、世界卫生组织及国际放射防护委员会（International Commission on Radiological Protection，ICRP）、联合国原子辐射效应科学委员会（United Nations Scientific Committee on the Effects of Atomic Radiation，UNSCEAR）、国际标准化组织（International Organization for Standardization，ISO）、世界卫生组织等国际组织和发达国家有关放射卫生防护、放射性疾病诊断和食品中放射性物质相关的法律法规和标准动态。收集整理和研究相关文件，完成放射卫生标准动态追踪报告。2021年，完成对国际原子能机构安全标准《医用电离辐射的防护与安全》[Radiation Protection and Safety in Medical Uses of Ionizing Radiation（No. SSG–46）]部分内容的翻译及审校。编印《加拿大放射卫生相关法律法规汇编》和《英国放射卫生相关法律法规汇编》。上述工作为我国放射卫生法律法规和标准体系建设提供技术支持和科学依据。

（3）组织召开全国性放射卫生标准宣贯培训会2次，宣贯培训标准5项，约200人参加。宣贯培训会的召开有助于促进对放射卫生标准的宣传普及，推动放射卫生标准有效实施，确保放射卫生标准能够被正确理解和应用。

【援疆、援藏和乡村振兴工作】

（1）2021年5月6日至13日，组织所内和上海、江苏、山东、内蒙古4个省（自治区、直辖市）37名专家援助南疆喀什地区和克孜勒苏柯尔克孜自治州（克州）开展“组团式”放射卫生监测、培训带教和走访调研工作，援疆工作队分赴喀什地区和克州的13个市县的31家单位开展医疗机构医用辐射防护监测和非医疗机构放射性危害因素监测工作，完成了71台放射诊疗设备的性能检测和94个工作场所的放射防护检测。通过连续三年的援助监测，喀什地区和克州的放射卫生监测工作达到全覆盖。

（2）2021年9月23日至28日，组织所内和浙江、青海2个省24名专家首次援助南疆阿克苏地区开展“组团式”放射卫生监测、培训带教和走访调研工作，援疆工作队分别奔赴阿克苏地区的7个市县的13家单位开展医疗机构医用辐射防护监测、非医疗机构放射性危害因素监测和走访调研工作，共完成了48台放射诊疗设备的性能检测和65个工作场所的放射防护检测。

（3）继续援助西藏自治区开展放射卫生监测工作，举办放射卫生技术培训，并首次举办了职业性放射性疾病诊断医师培训，承担了西藏地区介入治疗学放射工作人员双剂量监测工作，指导建立了放射工作人员个人剂量监测实验室和染色体畸变分析实验室，弥补了西藏在此项专业技术上的空白。

（4）在乡村振兴方面，根据青海省和云南省放射卫生工作实际和相关机构请求，组织辐射安全所专家援助开展医疗机构医用辐射防护监测工作。在青海省开展项目援助，帮助互助县特色中医院建设符合国家标准的放射科。

【全国放射卫生技术培训】2021年，举办了“全国个人剂量监测与放射病诊断技术培训班”等放射卫生与核应急专业技术培训班5期，共培训学员563人，发放国家级继续医学教育学分证书489本、培训合格证书430本。同时，结合疫情防控需要，严格做好常态化防控措施的落实，控制线下培训人数，尝试进行线上培训。为充分发挥远程教育方便快捷的优势，更好地满足广大放射卫生与核应急专业技术人员对优质培训资源的需求，2021年推进了放射卫生与核应急专业技术线上培训工作，已完成2个培训班19个课件的录制工作，并于12月依托中华医学会数字化知识服务平台完成线上培训项目2项，培训学员267人。组织申报2022年度国家级继续医学教育项目6项，均已获批。

【放射卫生重点专项、科学研究与学科进展】

（1）2021年，完成2022—2024年财政滚动项目库预算编报工作。当年获批财政项目“中国疾控中心辐射安全所核辐射突发事件卫生应急能力提升”“中国疾控中心辐射安全所放射卫生标准体系建设”“中国疾控中心辐射安全所辐射危害监测与健康风险评估”“中国疾控中心公共卫生应急反应机制的运行——辐射安全”“中国疾控中心专业公共卫生人才培养项目——辐射安全”“中国疾控中心辐射安全所国家卫生应急队伍演练经费”6 个，合计下达经费 1 800 万元，财政项目当年收入较上年有所减少，但年初结转项目资金 642.16 万元，全年财政项目可使用额度合计 2 442.16 万元，与上年基本持平。

（2）2021 年，承担的 23 项国家重点研发计划、国家重大传染病防治重大专项、国家自然科学基金、北京市自然科学基金、国际合作、国家标准等在研课题按照计划顺利进行。组织申报各类课题 20 项，获批 8 项，作为合作单位联合申报项目 5 项。为凝练辐射安全所亟待解决的放射卫生科学和关键技术问题，围绕辐射安全所“十四五”发展规划及“三定”的职责和职能，组织各部门征集科研创新基金研究项目建议 42 项，安排专家论证，遴选优先资助的项目清单，指导辐射安全所首次设立的科研创新基金项目的申报。

（3）2021 年，以第一作者共发表论文 92 篇，其中 SCI 论文 23 篇，并且在《保健物理学》（*Health Physics*）等辐射防护专业一流杂志，以及《中国疾病预防控制中心周报（英文）》上有论文发表。全年申请专利 1 项，获批专利 8 项，其中发明专利 5 项、实用新型专利 3 项。

【重大科学工程评价检测和量值传递】

（1）放射诊疗新技术不断涌现，国家在重大科学工程上的投资巨大，为推进我国放射诊疗新技术的应用推广与辐射防护技术的发展，联合福建省职业病与化学中毒预防控制中心、南京中硼联康医疗科技有限公司、厦门弘爱医院共同开展硼中子俘获治疗（boron neutron capture therapy，BNCT）技术的临床应用、质量控制检测和放射卫生防护研究项目的战略合作。

（2）与远大医药（中国）有限公司联合开展钇［90Y］树脂微球用于临床治疗中的辐射防护规范制定工作，体现了辐射安全所的作为和担当。辐射安全所致力于凝练其中的科学问题，将成熟的检测技术上升为国家放射卫生标准，为“健康中国”作出贡献，在世界核医学领域发出中国声音。

【质量管理体系运行】

（1）质量管理体系的有效运行，保障了科学研究和技术服务的开展。2021 年，结合工作实际需求，完成辐射安全所技术服务 12 个项目的标准变更工作，完成年度内审和管理评审。组织完成北京市卫生健康委、北京市卫生健康监督所和北京市西城区卫生健康监督所对辐射安全所开展的放射卫生技术服务机构资质延续及现场监督检查，并完成国家认证认可监督管理委员会要求的有关年度数据报送工作，均顺利通过。同时，按计划组织完成134台仪器设备检定和校准工作。

（2）2021年，对外检测和校准报告共计508份，编写建设项目职业病危害放射防护评价报告2份，接收放射防护器材样品65件。

【实验室安全管理】

（1）实验室安全和放射源安全是辐射安全所安全生产管理的重要环节。2021年，接受公安、卫生、环境保护、应急管理、地区街道等行政部门的监督检查19次。

（2）2021年，制定《中国疾控中心辐射安全所辐射防护与安全管理规定》《中国疾控中心辐射安全所放射性同位素与射线装置辐射突发事件应急预案（试行）》《中国疾控中心辐射安全所实验室安全管理规定（试行）》3个规范性文件。成立辐射安全所实验室安全管理领导小组，组织开展了第十五届实验室安全周活动。

（3）截至2021年12月31日，辐射安全所放射性同位素总计138件，其中非豁免水平放射性同位素39件，豁免水平以下的放射性同位素99件；有射线装置3台。

【放射卫生信息交流】

（1）为了充分发挥放射卫生监测数据的作用，为全国提供放射卫生权威基础数据，2021年12月，再次整理、更新并印制了《放射卫生基础信息（2021）》，梳理十余年来全国各项放射卫生基础数据。

（2）作为全国放射卫生与核应急信息中枢，2021年，通过辐射安全所网站、中国疾控中心网站和《中华放射医学与防护杂志》、《放射医学与防护（英文）》（*Radiation Medicine and Protection*）、《辐射与健康通讯》、《辐射与健康通讯（放射卫生与核应急信息特刊）》和《辐射安全所工作通报》等多种信息媒体，及时收集、分析、发布国内外放射医学、放射卫生与核应急发展动态和最新学术成果。2021年，共在辐射安全所网站发布新闻53篇、公告17篇，投稿中国疾控中心网站53篇。

【放射卫生专业期刊工作】

（1）2021年，《中华放射医学与防护杂志》再次入选“百种中国杰出学术期刊”，连续7年蝉联军事医学与特种医学学科第一。其影响因子为1.06，首次突破1；核心总被引频次1 104次。1篇论文入选“第六届中国科协优秀科技论文”，4篇论文入选“领跑者5000——中国精品科技期刊顶尖学术论文”。全年共收稿504篇，刊发167篇，退稿率67%。

（2）2021年9月，《放射医学与防护（英文）》获得国内统一连续出版物号（CN号），被中国知网（China National Knowledge Infrastructure，CNKI）收录。11月，该通讯进入Scopus，开始获得引用数据。该期刊全年收稿74篇，刊发31篇，退稿率58%。

（3）《辐射与健康通讯》全年刊发 12 期，主要介绍国内外放射卫生相关学科领域发展的最新科技动态、研究成果、法律法规标准及舆情信息等。作为内部出版物，该通讯发挥了辐射安全所在全国放射卫生领域的技术支撑和指导作用，为我国放射卫生科技人员进行学术交流搭建了平台，向公众开展了放射卫生科普宣传和健康教育，为放射卫生管理决策提供了科学参考。在新冠肺炎疫情防控工作中，该通讯及时报道新冠肺炎放射诊断检查中感染控制与放射卫生防护工作科研成果等，第 345 ~ 346 期刊发《现阶段新型冠状病毒肺炎疫情期间 CT 检查正当性的探讨》。

【国际合作与学术交流】2021 年，继续深化与国际原子能机构、世界卫生组织等国际组织及日本等国家的学术交流与合作，多项国际合作项目进展顺利。受疫情影响，组织申报外宾参加线上学术交流会议共 3 批 22 人次，组织申报专家参加国际辐射研究协会、联合国原子辐射效应科学委员会、国际原子能机构等的线上国际会议共 12 批 21 人次。根据世界卫生组织辐射与健康合作中心工作职责，撰写完成 2021 年度合作中心进展报告，并上报世界卫生组织。

【研究生培养】2021 年，在职博士研究生导师 7 名、硕士研究生导师 14 名。指导在站博士后 2 名，培养博士研究生 19 名，培养硕士研究生 28 名。毕业研究生 8 名。新招进站博士后 1 名、博士研究生 6 名、硕士研究生 10 名。

【科普竞赛和科普宣传】作为承办单位之一参加了由中国疾控中心与中国健康教育中心、中华预防医学会及清华大学共同举办的中国健康科普大赛，组织了科普大赛中放射卫生专题作品征集和评选活动。组织专家对征集的 37 件作品进行初评和中评。同时，为加强放射卫生科学普及工作，印制了放射诊疗安全与防护告知科普挂图，并捐赠给新疆、青海等地区。调整和更新辐射安全所简介内容，编辑新版并完成印制。

【保密和档案管理】

（1）作为国家卫生健康委的“保密要害部位”，逐年逐级签订保密协议和计算机安全保密责任书，定期组织专人对所内涉密计算机和涉密载体进行安全检查。在辐射安全所保密委员会和全体职工的共同努力下，2021 年度未发生保密安全责任事故，并按要求完成国家卫生健康委和中国疾控中心布置的保密自查等工作。

（2）2021 年，为充分利用档案资源，保证档案安全，共归档 214 件文书档案、5 个工程 12 卷基建档案、24 卷科研档案、692 张声像档案照片、6 种报刊等。制定了《中国疾控中心辐射安全所科研档案管理工作细则（试行）》。

【职工在职教育】积极为在职职工提供多渠道的学习教育机会，每年都有职工考取硕士、博士学位和获得各类专业技术证书。2021 年，辐射安全所领导参加学党史系列培训、十九届六中全会相关知识系列培训，提高履职能力。对全体中层干部进行干部选拔任用知识培训、廉政风险培训和管理知识培训，提高管理素养。组织全所放射工作人员进行辐射安全和放射卫生管理岗中复训，加强放射防护能力建设。

【后勤保障与安全保卫管理】在后勤保障和安全保卫工作中，后勤和保卫人员除负责辐射安全所业务保障管理职责外，还承担办公区和家属区管理工作，任务重、责任大。2021 年，后勤和保卫人员克服重重困难保障了辐射安全所工作的正常运转。按计划完成了国有资产管理、公费医疗服务管理、物资供应、供暖、供电、供水、车辆运行、综合治理及安全保卫等工作。

（冒煦、秦斌）

农村改水技术指导中心

【工作概况】

（1）2021 年，继续围绕农村饮用水卫生、农村环境卫生、农村改厕及相关的健康影响和疾病预防控制，组织开展相关检测、监测、科研、技术指导和技术支撑工作。组织完成全国农村饮用水枯水期和丰水期的水质卫生监测工作，组织实施全国农村环境卫生监测工作，继续开展农村饮水安全工程卫生学评价项目。继续做好我国实施厕所革命的技术支撑，开展农村户厕卫生学调查与评估、农村改厕相关腹泻病的疾病负担调查和干旱寒冷地区农村户厕现状调研，修订《农村户厕卫生规范》（GB 19379—2012），组织参与厕所革命有关书籍的编写和标准的编制工作。开展莠去津及其代谢产物残留在饮水中的环境健康风险评价及抗抑郁类药物在水环境中的污染特征及风险评估项目、海滨浴场水污染状况及人群健康风险评估等科研项目。

（2）2021 年，积极参与疫情防控相关工作，先后派出专家 3 人次参与河北新冠病毒肺炎疫情现场处置工作，派出 1 人次参加国家卫生健康委流行病学调查溯源专班工作。继续做好党建扶贫工作，对口扶贫县山西省大宁县和永和县党建扶贫工作。做好教育培训工作，完成硕士研究生的招生录取、中期考核、学位授予等管理工作，完成国家级继续医学教育培训班培训和执行上报。继续加强和完善科研管理工作，完成单位 2021 年知识产权周活动及单位科技活动周活动工作，完成科研资源和数据自查、伦理审查等工作。

【农村饮用水水质卫生监测】农村饮用水水质卫生监测是农村改水技术指导中心（简称改水中心）负责执行的一项医改重大公共卫生服务项目。2021 年，组织全国 31 个省（自治区、直辖市）和新疆生产建设兵团的各级疾控中心完成了农村饮用水枯水期和丰水期的水质卫生监测工作。全年共监测分析水样 207 064 份，完成监测任务量的 123.3%，监测覆盖全国 31 个省（自治区、直辖市）和新疆生产建设兵团。举办饮用水水质监测技术培训班 1 个、监测网络培训班 1 个，总计培训农村饮用水监测技术骨干 170 人次。为加强饮用水监测质量，组织开展水质监测水样复核工作，在天津、黑龙江、广东和宁夏 4 个省（自治区、直辖市）复核水样 400 余份。

【全国农村环境卫生监测】2021 年，根据国家卫生健康委疾控局的工作要求，组织实施全国农村环境卫生监测项目工作。组织进行《全国农村环境卫生监测工作方案》修订、全国农村环境卫生监测信息管理系统运行维护，按照《全国农村环境卫生监测工作方案（2021 年版）》，组织实施 2021 年度全国农村环境卫生监测工作，开展技术培训和工作指导。

【农村饮水安全工程卫生学评价项目】2021 年，继续开展农村饮水安全工程卫生学评价项目，对 27 个省（自治区、直辖市）的 90 个县（区）的 168 座农村饮水安全工程开展了卫生学评价，主要是通过对供水工程的设计、建设，以及运行管理和监督、检测等各个环节存在的影响水质安全的因素及其危害进行评价，提出建议与对策，从而优化农村饮水安全工程的设计、建设和运行管理，更大程度上保证农村水质安全。共组织召开专题研讨会 1 次，举办国家级继续医学教育培训班 1 期。

【农村户厕卫生学调查与评估】通过开展农村户厕卫生学调查与评估，了解农村户厕的建设和使用情况，为科学开展改厕宣传及技术指导提供依据。2021 年，在山东、湖北、广西和甘肃 4 个省（自治区）开展农村户厕卫生学调查与评估工作，截至 2021 年 12 月底，完成现场调查与评估、数据录入等工作。

【农村改厕相关腹泻病的疾病负担调查】通过对改厕相关腹泻病的疾病负担开展调查，有助于衡量腹泻病对健康、对生活、对社会经济造成的影响，从而对其危害程度作出正确的评价和判断，确定改厕在卫生防病中的地位。2021 年，在山东、湖北和广西开展农村改厕相关腹泻病的疾病负担调查工作，截至 2021 年 12 月底，完成现场调查、数据录入等工作。

【干旱寒冷地区农村户厕现状调研】为贯彻落实国务院《关于深入开展爱国卫生运动的意见》和全国农村厕所革命现场会精神，国家卫生健康委规划司组织改水中心和农业农村部规划设计研究院开展干旱寒冷地区农村户厕现状调研工作。2021 年 9 月，改水中心完成黑龙江和甘肃的现场调查工作，10 月，完成干旱寒冷地区农村户厕现状调研报告并报送国家卫生健康委规划司。

【农村厕所革命卫生学评价与监测】为了更好地促进农村厕所革命的开展，2021 年，开展了应急项目“农村厕所革命卫生学评价与监测”，主要包括方案的制定、组织开展 40 人的技术培训会，在湖北宜都和辽宁营口分别对 3 个村的 60 户农村家庭开展入户调查及进行技术指导，并在夏季、冬季进行卫生厕所的粪便采样，每个样品进行了 8 个项目的检测。

【海滨浴场水污染状况及人群健康风险评估】2021 年，完成海滨浴场水污染状况及人群健康风险评估项目，包括方案调整、项目实施，完成现场调查和海水、沙滩样品的实验室检测等工作。

【2016 年重大慢性非传染性疾病防控研究专项】

（1）2021 年，继续参与以中国疾控中心为项目承担单位的科技部 2016 年重大慢性非传染性疾病防控研究重点专项“以精准防控为导向基于大数据的主要恶性肿瘤危险因素监测及控制关键技术研究”（项目编号：2016YFC1302600；项目负责人：吴静；项目起止时间：2016 年 9 月至 2021 年 12 月）的相关工作。

（2）2021 年，按照科技部的要求和项目承担单位的工作安排，参与“以精准防控为导向基于大数据的主要恶性肿瘤危险因素监测及控制关键技术研究”项目总体的绩效评估准备工作，完成本单位项目绩效评估的材料准备、财务审计等工作。

【莠去津及其代谢产物残留在饮水中的环境健康风险评价及抗抑郁类药物在水环境中的污染特征及风险评估项目】2021 年，以四川省成都平原的 6 个市（成都、德阳、绵阳、雅安、乐山和眉山）的 35 座集中式供水单位作为研究对象，分别采集水源水、出厂水和管网末梢水，完成了 100 余份水样的采集、检测和结果汇总工作。选择湖北省武汉市作为项目点，建立了抗抑郁类药物的分析方法，并分别采集污水处理厂、地表水和水源水的水样，共计完成了 70 余份水样的采集、检测和结果汇总工作。

【疫情防控工作】2021 年，积极参与疫情防控相关工作，先后派出 3 人次赴河北参与新冠病毒肺炎疫情现场处置，派出 1 人次参加国家卫生健康委流行病学调查溯源专班工作。

【健康扶贫】2021 年，完成对口扶贫县山西省大宁县和永和县党建扶贫工作。为巩固脱贫攻坚成果，以党建促业务，2021 年 5 月 14 日至 15 日，党总支组织全体党员，邀请大宁县和永和县疾控中心的党员代表前往南昌开展红色教育活动，结合实际交流党史学习教育体会。5 月 16 日至 17 日，改水中心副主任孙伯寅带队的调研组一行 4 人赴山西省永和县，就党建和业务工作开展了现场调研。

【教育培训】

（1）2021 年，共招收 2 名硕士研究生，共毕业 3 名硕士研究生。按计划有序推进在读研究生的课题开题及中期考核工作。按要求组织开展导师遴选、副导师聘任，完成研究生的日常管理等工作。

（2）2021 年，开展两项国家级继续医学教育项目。7 月 11 日至 15 日，在安徽合肥举办农村集中式供水工程卫生学评价技术培训班，主要内容包括农村集中式供水工程建设与运行管理、农村供水工程优化设计、村镇供水工程技术规范、水样的采集与保存、农村集中式供水工程水质管理与评价、工程卫生学评价报告撰写、工程卫生学评价操作手册应用和案例、环境流行病学的数据收集与统计分析、科技论文的撰写与投稿等，共培训省、市、县级卫生学评价技术人员 86 人。10 月 19 日至 23 日，在辽宁沈阳举办 2021 年全国饮用水水质监测技术培训班，主要内容包括全国农村饮用水水质监测情况，水利、环保和地质等领域相关工作和研究，水样采集与检测技术，监测信息管理与统计分析等，来自全国 25 个省（自治区、直辖市）从事水质监测工作的 140 名代表参加了培训。

【科研管理】2021 年，完成单位 2021 年知识产权周活动工作，完成单位科技活动周活动，开展弘扬学习科学家精神活动，举办技术下乡为民服务及科普进校园活动。完成科研资源和数据自查工作，完成 2022—2024 年财政工作经费项目预算申报工作，组织专家评审论证会，完成专家论证。组织伦理评审会，完成 2021 年度业务工作和科研项目伦理审查。起草并修订《中国疾病预防控制中心农村改水技术指导中心科学技术研究档案管理办法（试行）》和《中国疾病预防控制中心农村改水技术指导中心业务工作档案管理办法（试行）》。完成大型仪器设备共享考核、科技基础条件调查、科技基础资源调查、科技成果转化总结工作。

（丁雪娇）

妇幼保健中心

【工作概况】

1. 做好妇幼健康政策规范技术支撑

（1）协助国家卫生健康委制定印发《母乳喂养促进行动计划（2021—2025 年）》，起草《消除艾滋病、梅毒和乙肝母婴传播行动计划（2022—2025 年）》等政策文件。

（2）起草母婴安全、托幼机构、高危儿保健、儿童营养、辅助生殖、助产技术等 10 余项工作指南和规范。

（3）制定母婴保健技术服务执业许可证、母婴保健技术考核合格证 2 项电子证照标准，修订 12 项妇幼保健基本数据集强制卫生行业标准。

2. 提升基层妇幼健康服务能力

（1）完成 2020 年度全国 3 092 家妇幼保健机构监测、全国 3 090 家妇幼保健机构绩效考核数据收集和质控，开展机构评审相关影响研究，提出加强各级妇幼健康机构建设建议。

（2）开展儿童早期发展优质服务建设基地创建，推进国家级新生儿保健、婚前孕前保健和妇幼中医特色专科建设。

（3）开展全国基层产科医师培训和西部地区新生儿科医生培训，组织健康教育、“两癌”筛查、儿童保健、孕产保健、辅助生殖等技术培训 20 余场，培训基层人员 2 万余人次。

（4）抓好重点地区支持，选好派好援疆干部，以儿童保健和预防母婴传播为重点，协调 5 个省对口支援凉山州妇幼健康工作，督导新疆 5 个县促进农村老年健康项目，在青海玉树藏族自治州（玉树州）实施基层康复服务能力项目，推广农村地区儿童早期发展试点模式。

3. 抓好妇幼健康重点领域工作

（1）强化母婴安全保障，完成母婴安全五项制度典型案例研究，开发危重孕产妇救治网络建设评估工具，扩大孕产妇及新生儿健康监测范围至 13 个省 25 个区县。

（2）完成《我国儿童康复服务现状调查报告》，研发适合中国儿童的睡眠问题早期筛查工具，探索青少年综合保健服务内容和模式，完善青少年综合保健服务包，开展青少年营地活动，引领全国青少年保健工作，推进儿童和青少年健康发展。

（3）推进全国农村妇女“两癌”筛查，参编科普图书《子宫颈癌防控早知道》，进行妇女心理保健基础与应用性科研，推进全生命周期妇女心理保健专业技术发展，完成“妇女全生命周期健康教育系列核心信息”项目妇女保健部分的编写，加强妇女健康管理。

（4）发布不孕不育防治健康教育核心信息，支持完成省级辅助生殖技术评审，完成2017—2019年全国辅助生殖技术服务分析报告，促进生殖健康。

4. 落实疫情防控常态化

2021年，抽调9名专业技术人员参加疫苗接种、疫情日报、流调溯源等专班工作。严格落实各项防控措施，做好会议、培训、人员离京审批管理，加强防控知识培训，配备防护用品。

5. 开展合作与交流

（1）实施“中国妇女儿童健康发展经验研究”项目，完成《“一带一路”框架下中国妇女儿童健康发展经验研究报告》，出版《中国妇女儿童健康发展优秀实践（中英文）》。

（2）加强国际组织合作，推进联合国儿童基金会、联合国人口基金会、比尔及梅琳达・盖茨基金会、赠与亚洲基金会等的新周期项目规划。

（3）申报中国－东盟促进母婴安全经验交流活动。

（4）实施全民健康保障信息化工程中妇幼健康信息系统建设，完成国家出生医学证明管理信息系统优化升级，开发部署产前筛查与产前诊断管理信息系统，推进妇幼健康服务信息系统建设，起草全国“云上妇幼”建设方案和绩效考核方案，提升全国妇幼健康信息化水平。

（5）办好《中国妇幼卫生杂志》，促进国内妇幼健康行业学术交流。

（6）利用妇幼健康相关协会及学会平台，发挥技术引领作用。

6. 加强内部建设

（1）探索文化建设新路径，以党史学习教育为契机，以“学、善、和、廉”的文化特点为基础，以“三八妇女活动月”“多彩周五”“读书分享”等系列活动为切入点，发挥党政工团合力，加强宣传和引导。

（2）制定和修订科研管理制度3项，明确立项备案和结题确认流程2项，启动档案电子化工作，开展全体在编干部人事档案专项审核全覆盖。

（3）继续积极落实政府采购管理三年专项整改，加强预算执行管理，配合完成2020年度预算执行和财务收支审计并完成问题整改，开展招标采购合同抽查。

（4）开展党建、科研、保密、安全等专项工作培训16期，700余人次参加培训。

7. 推进党建工作高质量发展

（1）完成妇幼保健中心党委换届，选举产生新一届党委、纪委，党组织领导能力不断加强。

（2）深入抓好党史学习教育，组织中心组、党支部“每会一学”等专题学习，开展“党史百题竞赛”“人人讲党史故事”“红色专题党课”特色主题党日等教育活动，推进党建与业务紧密结合，落实为群众办实事，开展“基层行、社区行”等实践活动，提升党史学习教育效果和党员党性修养，全年组织学习教育活动 20 余次。

（3）持续推进全面从严治党，加强党委对各项工作的全面和实化管理，推进党风廉政责任分工和落实，积极落实党支部标准化规范化建设，强化“三会一课”，组织专题组织生活会，开展支部书记教育培训，持续加强党员管理，发展党员 2 名，2021 年获得中国疾控中心“模范单位”称号。

【人员情况】2021 年，各类人员共计 111 人，其中在编人员 57 人、退休人员 8 人、派遣人员 28 人、其他人员（进修人员、借用人员、学生）18 人。在编人员中高级职称 42 人（正高级职称 19 人，副高级职称 23 人）、中级职称 14 人、初级职称 1 人；博士 18 人、硕士 26 人、本科及以下 13 人。

【机构设置情况】2021 年，内设机构 16 个：综合办公室、人事处、财务处、党群办公室、纪检监察审计办公室、科教处、儿童保健部、妇女保健部、孕产保健部、辅助生殖技术管理部、政策研究室、信息管理部、国际合作项目部、母婴保健法律证件事务管理办公室、妇幼健康监测室、健康教育室。

【干部任免情况】2021 年 3 月 15 日，中国疾控中心党委常委会经过研究，同意张学清同志任妇幼保健中心党委书记，王常合同志任妇幼保健中心党委副书记及妇幼保健中心纪律检查委员会书记。

【加强国家妇女保健特色专科建设工作】2021 年，组织制定国家婚前保健特色专科评估标准（2021 版）及申报书、国家孕前保健特色专科评估标准（2021 版）及申报书、国家妇幼中医药特色专科评审标准（2021 版）及申报书，并按照工作计划开展特色专科相关工作。制定妇女保健特色专科建设成果监测评估方案，进一步加强对国家级妇女保健特色专科建设单位的管理。征集国家孕产期、更年期保健特色专科典型经验案例并进行交流推广，切实发挥专科建设单位的示范引领作用。

【推进生育全程基本医疗保健服务利用模式及其效果评价研究项目，组织开展专业技术培训】2021 年，综合考虑孕产期保健领域相关研究进展和项目单位专业技术人员的技术需求，开展 2 次线上专业技术培训，主题分别为“常态化疫情下助产机构如何促进生育全程保健”和“《孕产期抑郁管理手册》理论与实践技术”。

【完善“两癌”筛查工作方案及配套文件】2021 年，协助国家卫生健康委妇幼健康司（简称妇幼司）完善《宫颈癌筛查工作方案》和《乳腺癌筛查工作方案》，修订配套文件《宫颈癌筛查质量评估手册》《乳腺癌筛查质量评估手册》和《“两癌”筛查信息管理手册》，并协助国家卫生健康委妇幼司回复“两癌”防治领域全国人大代表提案、政协委员建议 11 份。

【探索“两癌”监测工作机制】2021年，继续从多途径积极开展“两癌”监测工作机制，筹备监测工作。举办全国乳腺筛查技术在线培训（乳腺超声检查和乳腺 X 线检查技术），共 14 000 余名管理和专业技术人员参加培训。赴 3 省 3 县进行调研，广泛征集各地“两癌”监测工作参与意愿。

【启动开发青少年健康与发展项目新版青少年心理与行为发育服务包框架】2021 年，确定新版青少年心理与行为发育服务包框架和内容，初步确定标准化的服务包模块和时长，内容涵盖青少年心理保健的各个方面（包括认识自我、识别和管理情绪等 10 个模块），为后续进一步开发和撰写服务包奠定了基础。

【开展青少年健康与发展项目国家级项目总结培训和项目地区案例集制作工作】2021 年 1 月，召开青少年健康与发展项目地区终末总结暨案例交流会，并遴选 8 个省份进行项目案例交流。同时，制作项目地区案例集，促进了地区间项目交流与经验分享。

【开展青少年保健工作需求调研和监督指导工作】2021 年，前往北京、江苏、浙江、四川、湖北 5 个省（直辖市）开展青少年保健工作需求调研和监督指导工作，深入了解当地青少年保健服务开展现况，分析面临的机遇和挑战，并同期在北京和四川分别举办“关爱青少年健康营地”，为建立多部门合作机制、探索青少年保健服务内容和模式提供依据和支持。

【启动联合国人口基金第九周期性与生殖健康项目筹备工作】2021 年，启动联合国人口基金第九周期性与生殖健康项目筹备工作，主要覆盖新版紧急情况下最基本最初始生殖健康服务包（minimum initial service package，MISP）开发和培训、全国妇幼保健机构青少年保健服务调查（第二次）和针对妇女暴力医疗干预现状和需求调研等领域。

【持续推进基层产科医师培训项目】国家卫生健康委于 2020 年启动实施基层产科医师培训项目，妇幼保健中心在国家卫生健康委妇幼司指导下成立项目办公室并推动项目实施。2021 年，继续为河北、山西、内蒙古、吉林、黑龙江、安徽、江西、河南、湖北、湖南、广西、海南、重庆、四川、贵州、云南、西藏、陕西、甘肃、青海、宁夏、新疆 22 个省（自治区、直辖市）和新疆生产建设兵团培训 2 300 名基层产科医师。9 月，建设理论考核题库。12 月，2020 年度、2021 年度共计 5 300 名学员完成在线理论考核。

【完成危重孕产妇救治网络建设评估工具预实验】2021 年 4 月，组织专家到新疆、西藏完成危重孕产妇救治网络建设评估工具预实验，整体评价了区域危重孕产妇救治网络组织管理、危重孕产妇救治中心建设和运行管理情况。该评估工具通过对全国及典型地区省、市、县三级危重孕产妇救治中心、救治网络建设和运转情况进行评估，深入分析其管理、运行能力及效果，制定全国性的危重孕产妇救治网络建设和管理标准，推进危重孕产妇救治体系的标准化建设，并促进医疗资源的最佳配置。

【持续推进“云上妇幼”远程医疗平台】在国家卫生健康委妇幼司的指导下，推进“云上妇幼”项目实施。2021 年 7 月，完成《绩效目标考核评估表》和《省级“云上妇幼”远程医疗平台基本功能和技术指南》，并指导各省（自治区、直辖市）“云上妇幼”平台建设，努力提升各级医疗机构妇幼健康服务能力。

【制定《助产技术医疗机构基本标准》《助产技术服务人员资格考核标准》】2021 年 11 月，受国家卫生健康委妇幼司委托，开展助产技术服务基本标准研究，制定《助产技术医疗机构基本标准》和《助产技术服务人员资格考核标准》。

【启动国家级消除母婴传播行动计划制订工作】2021 年，国家卫生健康委妇幼司指导妇幼保健中心启动国家级消除母婴传播行动计划制订工作。该工作涵盖消除母婴传播工作中的项目与服务、数据与数据质量、实验室质量，以及人权、法律、性别平等与社会组织参与等主要内容，该项行动计划将用于指导全国各省开展消除母婴传播工作。

【研究制定消除母婴传播评估工具】2021 年，启动消除母婴传播评估工具的制定工作，具体内容包括消除母婴传播评估指标体系、省级消除母婴传播认证流程、认证报告撰写要求和现场评估任务清单等。同时，围绕权益保障、法律、伦理、性别平等和社会组织参与等专题成立了专项研究小组，以期通过将国际消除母婴传播的技术标准与中国实际相结合，制定出台一系列标准文件并达成专家共识，推动消除母婴传播工作的开展。

【形成《中国消除艾滋病、梅毒和乙肝母婴传播试点项目最佳实践案例集（中英文版）》】2021 年，组织北京、浙江、广东和云南 4 个省（直辖市）的项目实施人员，总结梳理相关典型案例，并初步形成了《中国消除艾滋病、梅毒和乙肝母婴传播试点项目最佳实践案例集（中英文版）》。

【设计开发消除艾滋病母婴传播国际化标准教程】2021 年 9 月以来，与国家卫生健康委国际交流与合作中心开展合作，开发讨论消除艾滋病母婴传播标准化英文培训课程，完成培训大纲与培训日程的制定，并根据课程计划组织国内相关领域的专家组成备课师资团队，完成了培训课件的制作、讨论、英文讲稿的编纂，以及相关专业词条和参考书目的修订工作。

【召开凉山州妇幼健康能力提升对口支援项目行动推进会】2021 年 10 月 19 日，组织召开凉山州妇幼健康能力提升对口支援项目行动推进会，国家卫生健康委党组成员、国家中医药管理局党组书记余艳红出席会议，并先后调研凉山州妇幼保健计划生育服务中心、凉山州中西医结合医院、昭觉县妇幼保健院和昭觉县中彝医院，了解妇幼保健、中医药和预防艾滋病等重大疾病母婴传播工作情况。

【开展 2021 年世界母乳喂养周系列活动】2021 年 7 月至 8 月，为了保护、支持和促进母乳喂养，在世界母乳喂养周期间组织参与了 2021 年世界母乳喂养周主题宣传活动、婴幼儿喂养咨询项目暨第四周期母乳喂养咨询项目启动会、在线直播培训和“喂”爱同行线上 H5 等系列活动，线上访问量突破 25 万人次，营造了良好的母乳喂养社会氛围。

【赴西藏开展新生儿复苏省级师资培训】2021 年 7 月 21 日至 23 日，赴西藏自治区拉萨市开展新生儿复苏省级师资培训及考核工作。此次共培训 33 名学员，由国家级师资带教，使用新生儿复苏培训模型进行临床案例模拟操作练习，强化操作技能和团队配合能力，对提升西藏自治区医疗卫生机构的新生儿复苏能力起到积极的促进作用。

【继续实施全民健康保障信息化工程一期项目——妇幼健康子系统建设】2021 年 10 月，完成妇幼健康子系统总体验收。11 月，按照《全国妇幼健康统计调查制度（2021 年）》完善该系统功能和指标，实现业务监管。

【开展妇幼健康信息化建设项目终末评估】2021 年，完成妇幼健康信息化建设项目国家级妇幼健康信息平台升级改造和母子健康 App 建设（2020 年度）验收工作，以及试点单位标准符合性测试工作，并编制项目终末评估报告，总结项目第一周期经验与不足，征集试点省份建设典型案例和最佳实践。

【开展妇幼保健基本数据集强制卫生行业标准修订工作】2021 年 10 月，启动妇幼保健基本数据集强制卫生行业标准修订工作，完成业务规范及表单收集整理、数据元和值域代码等修订，并提交国家卫生健康委卫生健康信息标准委员会审议。

【开展产前筛查和产前诊断管理信息系统建设工作】2021 年 5 月，组织召开产前筛查和产前诊断管理信息系统建设试点工作培训会，并部署试点工作，进行用户培训。9 月至 11 月，在 7 个省 29 家产前诊断机构开展系统试运行，指导直报用户进行操作系统数据预填报，对需要通过系统对接方式上报的试点地区开展数据对接联调工作。

【开展中国疾病预防控制中心妇幼保健中心官方网站改版工作】2021 年 12 月，妇幼保健中心官方网站完成改版及验收工作。

【继续开展网络安全运维管理工作】2021 年，组织开展网络安全风险排查、应急演练、关键信息基础设施供应链产品审查和网络安全培训等安全管理工作，增补和完善多项网络安全规章制度，并配合公安部门及时修补和加固了信息系统风险排查中发现的系统漏洞 30 余个。

【继续开展淮河流域出生及出生缺陷监测】2021 年，完成淮河流域 14 个区县的 8 万多例出生及 2 600 例出生缺陷的监测工作，并组织 4 次国家级督导工作，撰写完成监测数据分析报告，召开了年度工作会议暨出生缺陷诊断培训班。

【继续开展妊娠危险因素及结局研究】2021 年，完成浙江省海盐县 2021 年 2 000 例妊娠结局的随访、数据库录入。

【举办全国妇幼保健机构管理培训班暨绩效考核工作推进会】2021 年 12 月 28 日，受国家卫生健康委妇幼司委托，举办线上全国妇幼保健机构管理培训班暨绩效考核工作推进会。各省（自治区、直辖市）卫生健康委妇幼处及妇幼保健机构负责同志共计 10 余万人在线观看了线上会议直播。

【完成人类辅助生殖技术服务信息报送培训工作】2021 年 9 月，组织面向全国辅助生殖机构的信息报送线上培训班，共有 2 000 余人参加了培训。该培训通过在线授课方式顺利完成了国家辅助生殖技术年度服务调查工作的业务培训。

【印发《人类辅助生殖技术应用规划指导原则（2021 版）》】自 2014 年开始，承担了人类辅助生殖技术规划的政策研究任务，包含不同地域人类辅助生殖技术利用情况分析、配置机构数量测算方法、《人类辅助生殖技术配置规划指导原则（2015 版）》印发后的落实情况和需求等系列研究。2021 年 1 月，国家卫生健康委办公厅发布《关于印发〈人类辅助生殖技术应用规划指导原则（2021 版）〉的通知》。

【完成第三届国家辅助生殖技术管理专家库成员线上培训】2021 年，完成第三届国家辅助生殖技术管理专家库的换届工作，并于 12 月 29 日配合国家卫生健康委妇幼司完成专家培训。第三届国家辅助生殖技术管理专家库于 2021 年 12 月 31 日正式启用，从 2022 年开始，专家库专家将通过国家辅助生殖技术管理信息系统随机抽选的方式参与为期三年的辅助生殖技术评审工作。

【科技部重点研发计划“生殖疾病防治规范化体系建立”结题】2021 年 9 月，完成了由北京大学第三医院牵头的国家重点研发计划“生殖健康及重大出生缺陷防控研究”重点专项“生殖疾病防治规范化体系建立”研究任务，该科学研究所产生的科学数据在 2021 年 12 月获得来自国家人口健康科学数据中心的“科技计划项目科学数据汇交验收证明”。

【开展“中国妇女儿童健康发展经验研究”】受国家卫生健康委委托，开展“‘一带一路’框架下中国妇幼健康经验传播策略研究”子项目“中国妇女儿童健康发展经验研究”任务，全面梳理我国在妇女儿童健康领域实施的政策和策略，挖掘我国妇女儿童健康水平提高和保持公平性的具体措施、项目和成功案例，系统总结中国妇幼健康发展的有效经验，最终形成 13 个策略 34 个干预包 123 个具体措施，并遵循世界卫生组织优秀实践筛选标准筛选出 18 个优秀实践案例。2021 年 10 月，该项研究产出的《中国妇女儿童健康发展优秀实践（中英文）》正式出版，为中国妇幼健康经验传播提供了基础。

【开展机构评审对妇幼保健机构质量持续改进影响的研究】2021 年，对全国 10 个省依据“三级和二级妇幼保健院评审标准及实施细则（2016 年版）”通过机构评审的 200 余所妇幼保健院进行了问卷调查，来了解机构评审对妇幼保健机构质量持续改进的促进作用和效果，以及存在的问题，为规范全国妇幼保健机构评审工作提供了参考。

【印发《关于加强项目（课题）立项审批备案管理的通知》】2021 年 1 月，印发《关于加强项目（课题）立项审批备案管理的通知》，明确外部来源的新立项项目（课题）立项审批备案管理流程并嵌入协同办公系统执行，规范项目（课题）管理。

【潘晓平研究员成为学位评定委员会委员和学位评定委员会分委会委员】2021 年 3 月，推荐潘晓平研究员成为中国疾控中心第七届学位评定委员会委员和第七届学位评定委员会第八分委会委员，参与中国疾控中心研究生院学位评定工作。

【9 名研究生毕业】2021 年 6 月，1 名博士研究生、8 名硕士研究生通过毕业论文答辩顺利毕业。

【2019 年度科技创新发展项目结题】2021 年 6 月至 7 月，2019 年度科技创新发展项目 20 项课题完成结题。

【新增博士生导师 1 名、公共卫生硕士导师 4 名】2021 年 7 月，新增博士生导师 1 名、公共卫生硕士导师 4 名。

【印发《关于加强科研数据管理工作的通知》】2021 年 8 月，印发《关于加强科研数据管理工作的通知》，成立由妇幼保健中心副主任（主持工作）李志新担任组长的科研数据管理工作组，并印发 2021 年科研数据管理工作要点。

【开展导师队伍培训】2021 年 9 月，开展导师队伍培训，包括对研究生培养过程、学位申请等内容的要求和经验分享。

【开展科研资源和数据管理自查工作】2021 年 10 月，开展科研资源和数据管理自查工作，完成 2016 年以来妇幼保健中心 103 项课题 / 项目的基本情况、人类遗传资源、病原微生物、科学数据基本情况及对境内外机构提供情况、科研诚信和学术不端事件处理情况、科研制度建设等内容的自查工作。

【完成第四届学术委员会换届工作】2021 年 10 月，完成第四届学术委员会换届工作，李志新担任主任委员，杨琦担任副主任委员。

【完成第四届伦理审查委员会换届工作】2021 年 10 月，完成第四届伦理委员会换届工作，王常合担任主任委员，杨琦担任副主任委员。

【完成 2021 年度科研创新发展项目立项 2 项】2021 年 11 月，完成 2021 年度科研创新发展项目立项 2 项：中国疾病预防控制中心妇幼保健中心妇幼健康服务信息系统整合项目、孕产妇及新生儿健康监测项目监测点孵化项目。

【印发《关于加强项目（课题）结题确认管理的通知》】2021 年 12 月，印发《关于加强项目（课题）结题确认管理的通知》，明确结题管理确认流程。

【印发《科研诚信和相关行为管理办法（2021 年版）》】2021 年 12 月，印发《科研诚信和相关行为管理办法（2021 年版）》。

【印发《科研及合作课题（项目）经费管理办法（2021年版）》】 2021年12月，印发《科研及合作课题（项目）经费管理办法（2021年版）》。

【印发《科学数据管理办法（试行）》】 2021年12月，印发《科学数据管理办法（试行）》。

【初步完成母子健康App开发与推广工作】 自2017年开始，围绕母子生育及保健服务，开发了智能化、便捷化、可持续化的母子健康电子化用户端应用（母子健康App）。该应用集妇幼健康促进、个体化健康管理及惠民妇幼服务于一体，包括母子健康手册、妇幼健康教育、便民服务等多种功能。截至2021年12月31日，该应用注册用户共有69.6万人。

【完成"妇女全生命周期健康教育系列核心信息"项目妇女保健部分的编写】 2021年，受国家卫生健康委妇幼司委托，完成"妇女全生命周期健康教育系列核心信息"项目妇女保健部分的编写，涉及信息包括青春期、孕产期（包括婚前、孕前、孕期、分娩期及产褥期）、育龄期、更年期及老年期等妇女全生命周期不同阶段健康教育主要内容，涵盖各阶段生理变化、生殖健康与避孕、疾病防治与保健服务、营养与饮食、生活方式、自我监测与管理、心理健康等。

【开展援疆工作】 2021年10月23日，宋波同志结束中组部第十批援疆干部人才援疆工作。选派樊延军同志作为第十批援疆干部人才第一批轮换人员，并于2021年12月7日赴疆。

（聂妍、薛艳萍）

第三部分 挂靠单位工作概况

地方病控制中心

【工作概况】

（1）根据健康中国战略和2035年远景目标，按照国家疾控局部署，地方病控制中心（简称地病中心）撰写了全国地方病“十四五”规划发展目标、重要措施等相关材料；围绕国家“十四五”时期地方病防治目标，制定了《中国疾病预防控制中心地方病控制中心“十四五”改革和发展规划》。为落实“十四五”时期全国地方病防治重点任务，组织全国31个省（自治区、直辖市）和新疆生产建设兵团完成了2020年度中央转移支付地方病防治项目，推动开展了2021年度地方病防治项目各项工作；组织专家开展了地方病防治专项三年攻坚行动社会学、卫生经济学评价和病区现场调研；不断完善全民健康保障信息化工程地方病信息系统建设，开展全国地方病防治信息统计；完成2021年度全国氟砷实验室质控考核，保证地方病防治项目数据质量；开展地方病标准制修订和宣贯工作，落实标准升级改造项目；完成2021年“5・15”全国防治碘缺乏病日系列宣传工作，制作了多种地方病宣传品，采用多种形式开展宣传活动；召开全国大骨节病、地方性氟砷中毒、克山病等多期地方病防治技术培训班；作为国家级地方病防治专业机构，为国家地方病防治工作提供技术支持和技术咨询。

（2）围绕我国地方病防治主要科学问题，积极开展科学研究和人才培养，不断推动防治工作质量的提高。2021年，中标各级各类课题13项，其中国家自然科学基金2项；获得国家发明专利2项、美国发明专利2项；发表论文48篇，其中SCI收录论文23篇；主编出版专著2本。在黑龙江省建立了10 000人以上的农村居民慢性病自然人群队列。

2021 年，毕业硕士研究生 27 名、博士研究生 3 名，进站博士后 1 名、出站博士后 2 名；招收硕士研究生 50 名、博士研究生 18 名。召开 2021 年度国家卫生健康委病因流行病学重点实验室、黑龙江省微量元素与人类健康重点实验室和黑龙江省高校病因流行病学重点实验室学术委员会会议。《中华地方病学杂志》在 2020 年期刊引证报告中影响因子为 1.110，在 2020 年度中华医学会系列杂志审读中获表审读优胜奖、英文摘要审读优胜奖、法定计量单位审读优胜奖。

（3）作为中国疾控中心的一分子，自新冠肺炎疫情暴发以来，为充分发挥公共卫生与预防医学专业队伍优势，制定了地病中心参与黑龙江省疫情防控工作方案，积极组织职工和研究生组成疫情防控队伍，在黑龙江省尤其是哈尔滨市新冠肺炎疫情暴发期间，参与疫情流调、风险排查、溯源、技术指导和督导检查等工作，同时根据疫情防控形势，从专业角度提供防控意见和建议。2021 年，共计派出上百人次参与黑龙江省疫情防控工作。

【《中国疾病预防控制中心地方病控制中心“十四五”改革和发展规划》】为推进新时期地方病防治事业发展，培养新时代全面发展的地方病防控专业队伍，持续巩固我国地方病防控成果，根据健康中国战略目标和 2035 年远景规划，按照“重防治、聚人才、强基础、抓重点、保特色、拆壁垒、优生态”的发展思路，围绕国家“十四五”地方病防治目标和重点任务，从防治措施落实、病人救助救治、监测评价全覆盖、健康教育、防控能力提升、科技防病突破 6 个方面，制定了《中国疾病预防控制中心地方病控制中心“十四五”改革和发展规划》，保障了健康中国建设关于持续消除地方病危害目标的实现。

【中央转移支付地方病防治项目】组织全国各省份和新疆生产建设兵团完成了 2020 年度地方病防治项目碘缺乏病、水源性高碘、地方性氟中毒、地方性砷中毒、大骨节病和克山病监测，开展地方病患者治疗和随访管理，落实地方病健康教育和能力建设，撰写了 2020 年度地方病防治项目工作总结和各子项目技术报告，为开展 2020 年度中央对地方卫生健康转移支付疾控类项目地方病绩效评价提供了基础数据。编制了 2022 年地方病防治项目实施方案和资金预算，指导各省份开展 2022 年地方病防治项目各项工作。地方病三年攻坚终期评估和 2021 年地方病监测结果显示，全国 2 799 个碘缺乏病区县、379 个大骨节病病区县、330 个克山病病区县、12 个燃煤污染型砷中毒病区县、120 个饮水型砷中毒病区县或高砷区县全部达到了消除标准，消除率为 100%；171 个燃煤污染型氟中毒病区县全部达到控制或消除标准，控制和消除率为 100%；1 042 个饮水型氟中毒病区县中，有 1 008 个病区县防治措施达标，达标率为 96.7%。

【全国地方病信息系统建设与防治信息统计】为做好全民健康保障信息化工程地方病防治管理信息系统试运行工作，为各省份开通了信息系统功能和权限，在全国范围内进行信息系统功能测试，解决了信息系统存在的功能问题。召开了 2020 年地方病年报汇总分析会，开展年报统计汇总分析，编印了 2020 年全国重点地方病防治工作调查表。整理 2011—2020 年全国地方病防治数据，编制了《重点地方病病情及防治工作信息（2011—2020）》。为国家提供疾病控制与公共卫生地方病相关数据、健康中国建设地方病监测指标和数据、2020 年卫生健康事业发展统计公报地方病防治数据、中国卫生健康统计年鉴地方病相关数据、《基本公共服务统计监测方案》地方病相关数据。

【全国地方病标准体系建设】2021 年，共颁布了 2 项地方病标准，分别为《地方性氟骨症诊断标准》（WS/T 192—2021）和《血清中碘的测定标准 电感耦合等离子体质谱法》（WS/T 783—2021）。组织开展了《地方性砷中毒病区判定和划分标准》（WS/T 277—2007）、《碘缺乏病消除标准》（GB 16006—2008）、《克山病病区控制和消除标准》、《水源性高碘病区控制标准》和《地方性甲状腺肿诊断标准》（WS 276—2007）5 项标准的制修订工作，另外还推动了 11 项地方病标准升级改造项目立项。2021 年，还牵头制修订《砖茶含氟量》（GB 19965—2005）、《大骨节病诊断》（WS/T 207—2010）和《食品安全国家标准 食用盐碘含量》（GB 26878—2011）3 项标准。

【地方病宣传教育】为落实地方病防治专项三年攻坚行动中的“群众防病意识提高行动”，制作出品了《继往开来 持续消除碘缺乏病》宣传片；完成了 2021 年“5・15”全国防治碘缺乏病日系列宣传工作；为国家卫生健康委组织编写的《实施健康中国行动指导手册》撰写了“健康中国重大行动中的地方病防控行动”内容；在国家卫生健康委的安排下，录制了有关我国地方病防治历史及取得成就的培训课件；启动了地方病学学科史的撰写工作；开展了于维汉院士百年诞辰系列宣传活动。

【全国氟砷检测实验室质量控制】2021 年，参加水氟测定实验室质控考核的实验室有 1 165 个，省级实验室有 1 个不合格，其余均合格；地市和县级实验室考核合格率为 95.0%。参加尿氟测定实验室质控考核的实验室有 358 个，省级实验室全部合格；地市和县级实验室考核合格率为 96.8%。参加砖茶氟测定实验室质控考核的实验室有 176 个，省级实验室有 2 个基本合格，其余均合格；地市和县级实验室考核合格率为 92.9%。参加水砷测定实验室质控考核的实验室有 170 个，省级实验室均合格；地市和县级实验室考核合格率为 97.4%。参加尿砷测定实验室质控考核的实验室有 108 个，省级实验室均合格；地市和县级实验室考核合格率为 97.9%。在开展实验室质控考核的同时，还制备了 2022 年度实验室质控样品。

（刘辉、张璐璐、申红梅、孙殿军）

性病控制中心

【工作概况】2021 年，在国家卫生健康委疾控局的领导下，立足工作实际，坚持问题导向，在认真总结既往经验成绩的基础上，进一步巩固防治成果，梳理剖析当前性病防治面临的突出问题，创新机制体制，强化对重点地区、重点人群的早发现、早诊断和规范治疗，探索适合性病精准防控的策略和措施，取得显著的成效。

【起草、制修订相关文件】

（1）完成《2020 年中国传染病监测报告》中梅毒和淋病疫情分析报告、“十四五”疾病预防控制事业发展规划、凉山州攻坚第二阶段方案、全国性病及麻风病防治管理信息系统数据资源目录梳理、科技基础资源调查专项项目申报等 30 余项重要的应急性、临时性工作任务。

（2）组织起草《遏制梅毒传播行动计划（2021—2030年）》《全国性病防治“十四五”行动计划》《凉山州梅毒防治攻坚工作方案（2021—2025 年）》，完成《中国预防与控制梅毒规划（2010—2020 年）》终期评估报告。

（3）印发《2021 年全国性病防治工作要点》《2021 年性病防治主题宣传周活动实施方案》《全国性病病例报告质量管理方案（2021 年版）》《三期梅毒病例报告准确性核查方案》等，组织编写或修订《性病规范化医疗服务工作指南》《梅毒规范化医疗服务和高危人群干预项目资料汇编》《隐性梅毒报告病例中早期感染情况流行病学调查方案》《全国性病疫情估计工作方案》等技术文件。

【加强全国性病疫情分析，开展哨点医院监测】

（1）按月度与年度及时对全国梅毒与淋病疫情进行分析与反馈，按季度与年度及时对 105 个国家性病监测点进行疫情分析与反馈。同时，对近 10 年的梅毒与淋病疫情形势开展专题疫情分析，综合病例报告、哨点监测、专题调查、临床筛查等资料进行分析，科学解释疫情变化，撰写专题疫情分析报告，上报国家卫生健康委。

（2）2021 年 5 月至 8 月，组织全国 72 个哨点医院使用性病报告卡收集 5 种性病病例的人群类型、性行为特征、传播来源等深度信息，为解释疫情变化和防治决定提供依据。7 月 19 日至 22 日，组织 4 名专家赴河北省沧州市和邯郸市对 5 家医疗机构的性病病例报告数据质量进行核查，并对沧州市哨点医院监测工作进行现场督导。对现场数据质量核查和督导中发现的问题及时指出，并提出解决方法；对经验和好的做法及时总结、推广。

【加强全国各级性病实验室质量管理】

（1）对40个国家淋球菌耐药监测点进行抗生素、标准菌株等发放，截至2021年12月底，收集了30个淋球菌耐药监测点4 130份菌株。对全国20家淋球菌耐药监测点发放淋球菌耐药室间考核样本，18家监测点参加本次室间质量评价活动，其参评率为90.0%（18/20），较2020年有所提高；结果的合格率为83.3%（15/18），较2020年明显下降。283家医疗机构参加2021年全国性病实验室室间质量评价活动，活动结果的回报率为100%。参加室间质量评价活动的省级性病中心实验室考核成绩全部合格，满分率（24/30）与2020年一致；参加室间质量评价活动的省级医疗机构考核成绩全部合格，合格率与2020年一致，且满分率（23/27）与2020年（17/27）相比有所上升；国家淋球菌耐药监测点考核成绩全部合格，但满分率（26/33）比2020年（28/32）有所下降；国家性病监测点有3家考核成绩不合格，合格率与2020年相比有所下降，但满分率（154/207）与2020年（136/208）相比有所上升。

（2）参加由国家卫生健康委临床检验中心、中国疾控中心性病艾滋病预防控制中心和世界卫生组织西太区组织的室间比对和能力验证，共参加8个检测项目，考核成绩全部合格。

（3）2021年3月5日至7日，中国合格评定国家认可委员会组织评审组等对中国医学科学院皮肤病研究所性病参比实验室进行现场复评审。实验室顺利通过现场复评审，并取得合格证书。

【加强梅毒筛查和高危人群性病综合干预】

（1）通过培训、参会、现场督导等方式促进全国梅毒筛查工作，做好信息平台相关数据的收集、分析和统计。全国各省在信息平台上报2021年梅毒筛查人数9 549.3万人，同比增长22.18%。

（2）组织开展男男性行为人群性病（梅毒、沙眼衣原体感染）化学预防工作。已经在南京、武汉、长沙开展问卷调查，明确高危人群化学预防知晓度和意愿度。正进一步选择项目现场和进行预试验准备工作。此外，进一步修订完善人群性病危险性评估方案。

【开展神经梅毒哨点监测和生殖道衣原体综合防治试点】

（1）2021年，开展中国神经梅毒临床哨点监测项目。对39家医疗机构哨点成员单位开展质量控制和业务指导，提高神经梅毒临床病例报告质量。对报告的神经梅毒临床病例进行整理分析。1月8日，召开神经梅毒临床哨点与管理工作会议。截至2021年年底，39家哨点单位本年度共收集新发神经梅毒136例。哨点自2019年10月运行至2021年12月31日累计收集新发神经梅毒299例，同时哨点单位还上报隐性梅毒4 861例、一期梅毒477例、二期梅毒819例、三期梅毒326例及胎传梅毒17例，其中神经梅毒占总上报梅毒的比例为 4.6%。

（2）开展衣原体综合防治试点工作。2021 年 6 月和 7 月，新增苏州市、绍兴市两个试点地区。截至 2021 年年底，全国生殖道衣原体感染综合防治试点地区由 1 个省（广东省）拓展到 3 个省（广东省、江苏省、浙江省）。组织专家对《生殖道沙眼衣原体综合防治试点工作实施方案（2018 年版）》进行修订，并更新为《全国生殖道衣原体感染综合防治试点项目实施方案（2021 年版）》，供试点地区参考使用。

【对西藏自治区性病防治健康扶贫提供支持】

（1）2021 年 5 月 31 日至 6 月 4 日，对西藏性病疫情管理培训提供技术支持，包括设计培训方案和日程、安排培训师资、准备培训教案和培训材料、现场见习等。共培训西藏 7 个地市级疾病预防控制中心和医疗机构的 28 名性病疫情管理工作人员。

（2）2021 年 10 月 25 日至 28 日，在拉萨市启动中央级公益基金项目“西藏地区性传播疾病流行病学及病原体耐药状况调查”，计划在拉萨、日喀则、昌都、林芝 4 个地市开展，由 9 家自治区级和地市级医疗机构、6 家地市级和县区级疾控中心参加，对 4 个项目地区和工作人员共 53 人进行培训。此项目的开展为制定西藏自治区“十四五”性病防治规划提供了科学数据，并可提高项目地区性病防治人员能力。

【启动“凉山攻坚”性病防治工作】将“凉山攻坚”纳入性病控制中心“十四五”工作重点，建立攻坚领导小组，加强对“凉山攻坚”性病防治工作的组织领导、内部协调。2021 年 4 月 13 日至 15 日，对凉山州金阳县和昭觉县 2 家疾病预防控制中心、2 家县级医疗机构、1 家妇幼保健机构、5 家乡镇卫生院开展现场调研，起草《凉山州梅毒防治攻坚工作方案（2021—2025 年）》，为落实凉山州梅毒防治攻坚行动提供指导。

【组织召开全国性会议、培训及重要活动】

（1）2021 年，组织召开全国性工作会 9 期，参会代表来自全国 31 个省（自治区、直辖市）及新疆生产建设兵团。会议包括中国神经梅毒临床哨点监测工作阶段研讨会（线上）、2021 年全国性病实验室管理工作研讨会、2021 年全国艾滋病性病丙肝防治工作会议（线上）、全国淋球菌耐药监测工作会议、全国梅毒疫情估计和形势分析研判工作会议、性病规范化医疗服务指南制定研讨会（线上）、第七届全国艾滋病学术大会性病综合防治与研究分论坛（线上）、第二届生殖道衣原体感染防治研究学术论坛（线上）和中国麻风性病控制成就与展望大会（线上）。

（2）组织举办全国性培训 4 期，培训人员 2 016 人，覆盖全国 31 个省（自治区、直辖市）及新疆生产建设兵团，包括全国性病防治管理骨干培训班、全国性病疫情管理培训班、性传播疾病实验室检测技术培训班（线上）和性病健康教育与干预培训班（国家级继教项目）。此外，通过调研、督导、培训、参会等方式对全国 14 个省的性病防治工作进行业务指导和技术支持。

【承担全国性病防治管理信息系统管理维护与信息交流等工作】2021 年，完成全国性病防治管理信息系统 2.0 改版上线，编写用户操作介绍，组织召开专题讨论会 4 次。加强性病控制中心网站建设，全年更新文章 66 篇，网站年访问量逾 3.5 万人次。

【加强性病健康教育，充分利用新媒体手段开展各项工作】

（1）充分开发利用"携手医访"新媒体平台，开展性病健康教育。截至 2021 年年底，已有 13 138 家医疗卫生机构和 93 432 名医生入驻该平台，在线提供健康科普、发放干预包及门诊随访服务。申请"携手医访"抖音号，开展针对大众人群的科普宣传，扩大宣传覆盖面，增强宣传教育的针对性、可及性和可接受性，倡导积极健康的生活方式。

（2）组织策划"世界艾滋病日""性病防治主题宣传周"系列活动，包括：印发《2021 年性病防治主题宣传周活动实施方案》；制作性病宣传周海报、性病防治知识要点折页供各地下载使用；组织策划为期一周的公益直播讲堂，邀请 7 名性病临床、公共卫生领域的专家做客直播间，针对大众关注的热门话题谈"性"说"艾"，一周七天不停播，首场直播在线观看逾 5 万人次，最高场次达 6.27 万人次，累计观看逾 32 万人次；组织开展"12・1"防艾志愿者培训和现场宣传咨询活动；组织开展性病防治主题健康科普征集评选活动，通过"携手医访"平台共收集全国 22 个省 755 件科普作品，组织专家评选获奖作品和优秀组织单位，共有 6 家省级单位获优秀组织奖、40 件作品获优秀科普作品奖。

【开展科研与学术交流】

（1）2021 年，新申请获批科研项目 1 项，为中国医学科学院医学与健康科技创新工程临床与转化医学研究"我国男男性行为人群利用自采标本进行性病检测的可行性研究"（项目编号：2021-I2M-C&T-B-086）；结题 4 项；在研 5 项。

（2）以第一作者或通讯作者发表文章 31 篇，其中 SCI 论文 9 篇。

【开展国际合作】发挥世界卫生组织合作中心和世界卫生组织专家咨询作用，代表世界卫生组织东南亚区和西太区作区域性病防治战略主旨报告。参与 2 本世界卫生组织指南和技术文件撰写。对部分国家（蒙古国等）提供技术支持。

【开展研究生、进修生教育】2021 年，共有 18 名研究生（博士研究生 9 名、硕士研究生 9 名），其中新招收研究生 5 名（博士研究生 1 名、硕士研究生 4 名）。毕业研究生 3 名（博士研究生 2 名、硕士研究生 1 名）。接收西藏自治区疾控中心、内蒙古自治区综合疾控中心、黑龙江省疾控中心进修生6名。

【荣誉表彰】《我国梅毒防治关键策略与措施的研究》荣获2021年度江苏省科学技术奖二等奖。《梅毒螺旋体的致病机制研究与转化应用》荣获2021年度湖南省科学技术进步奖一等奖（王千秋，第四完成人）。主持开发的“携手医访”平台年内申请获得7项国家版权局计算机软件著作权。

（许丹丹、葛凤琴、陈祥生）

麻风病控制中心

【防治工作进展】2021 年，协助国家卫生健康委疾控局开展麻风病疫情监测、会议培训、技术指导、药品管理、健教宣传、实验室检测等工作。

1. 疫情监测

（1）根据全国 31 个省（自治区、直辖市）和新疆生产建设兵团录入全国麻风病防治管理信息系统（Leprosy Management Information System in China，LEPMIS）的数据统计，2021 年，全国共报告新发麻风病患者 374 例，与 2020 年相比下降 7.88%；报告发病率为 0.03/100 000。报告新发病例数居前 5 位的省份依次为云南、贵州、四川、广东和湖南。新发麻风病患者中，男女性别比为 1.75∶1；41 ~ 50 岁年龄组（青壮年人群）报告发病数最多，14 岁及以下儿童为 7 例（占 1.87%）。2021 年，全国共报告复发麻风病患者 33 例，其中 22 例为联合化疗后复发，占 66.67%。截至 2021 年年底，全国登记现症病例 1 897 例，与 2020 年相比上升 0.21%；登记患病率为 0.14/100 000。

（2）2021 年 6 月 23 日至 26 日，在江西省南昌市举办 2021 年全国麻风病防治管理信息系统会议暨培训班。上半年共召开 2 期全国麻风病防治管理信息系统 2.0 功能测试会（含线上会议 1 期）。6 月，按中国疾控中心要求，及时完成并报送 2021 年全国麻风病监测报告中的麻风病章节内容，并按要求办理中国疾病预防控制信息系统 2021 年用户延期。开展 2021 年全国各省麻风病疫情报表收集、审核和汇总工作。

2. 重要会议及国家级培训

（1）《全国消灭麻风病行动规划（2021—2030 年）》研讨会。2021 年 4 月 27 日至 30 日，在江苏省丹阳市召开《全国消灭麻风病行动规划（2021—2030 年）》研讨会，来自江苏、浙江、安徽等 10 个省共 15 位专家参加会议。会议主要内容是研讨《全国消灭麻风病行动规划（2021—2030 年）》（讨论稿），提交专家修改意见并对规划初稿内容进行进一步修订和完善。

（2）全国麻风病防治管理信息系统会议暨培训班。2021 年 6 月 23 日至 26 日，在江西省南昌市举办 2021 年全国麻风病防治管理信息系统会议暨培训班，除了北京、广东和新疆的代表因故未到，全国 28 个省（自治区、直辖市）和新疆生产建设兵团共计 53 位代表参加此次会议和培训。本次会议暨培训的主要内容是总结和交流 2020 年基本公共卫生服务项目麻风病监测项目工作、2020 年度全国麻风病防治管理信息系统工作，布置 2021 年麻风病疫情监测工作任务，开展 LEPMIS 业务培训。

（3）全国麻风病防治管理信息系统 2.0 预实验启动会。2021 年 7 月 21 日至 24 日，在线上举办全国麻风病防治管理信息系统 2.0 预实验启动会，来自浙江、江西、湖南等省、市、县专家及软件工程师等共计 60 余人参加本次线上会议。会议主要对全国麻风病防治管理信息系统 2.0 进行培训，并布置 LEPMIS 2.0 预实验工作任务。

（4）全国麻风病防治管理信息系统 2.0 线上培训班。2021 年 10 月 20 日至 23 日，举办全国麻风病防治管理信息系统 2.0 线上培训班，全国各省、市、县级全国麻风病防治管理信息系统管理员、有关专家、软件工程师等 150 余人参加此次线上培训。本次培训班的主要内容是启动全国麻风病防治管理信息系统 2.0 并开展相关业务培训，布置全国麻风病防治管理信息系统下半年工作任务。

（5）分枝杆菌（麻风）临床诊断与实验室检测技术学习班（线上培训班）。2021 年 11 月 25 日至 27 日，举办分枝杆菌（麻风）临床诊断与实验室检测技术学习班（线上培训班），来自全国麻风病流行地区 28 个省（自治区、直辖市）的省、市、县三级麻风病专业技术人员约 350 人在线参加。本次学习班通过专题讲座、病例分析、实验操作演示视频等线上授课形式，主要从麻风神经炎发现和处理、麻风反应的处置、麻风病临床诊断、麻风组织病理诊断、麻风病人现场查菌取材镜检和我国麻风病报病系统等方面开展培训，介绍了麻风病防治、麻风及其他分枝杆菌皮肤感染实验室检测最新进展。

（6）中国麻风性病控制成就与展望大会。为庆祝中国共产党成立 100 周年，展现建党以来全国麻风病、性病防治历程与成就，与性病控制中心于 2021 年 12 月 17 日在线举办“中国麻风性病控制成就与展望大会”，该大会由中国医学科学院皮肤病医院（中国医学科学院皮肤病研究所）执行院（所）长陆前进教授主持，该院（所）党委书记、副院（所）长林彤教授致开幕辞，国家卫生健康委疾控局副局长周宇辉线上致辞。周宇辉指出，要坚持科学防治、依法防治、多病共防工作原则，进一步巩固防治成果，开创麻风、性病防治新格局，为建设健康中国、增进人民健康福祉作出新的、更大的贡献。

会上，麻风病控制中心麻风和分枝杆菌实验室主任王洪生教授作“中国麻风控制成就与展望”报告；播放“亲历者说”采访视频，由老一辈专家叙述了在麻风病防治工作中至今记忆犹新的那些人和事；部分省份汇报防治经验、分享防治成果并提出未来发展设想。本次大会充分展现建党以来全国麻风病、性病防治历程与成就，传承和发扬老一辈防治工作者的优良传统和作风，探讨新形势下麻风病、性病预防控制工作的创新发展理念与未来思考，力争为全面消除麻风病危害、控制性病传播与流行作出更大贡献。本次会议属第二届中国皮肤病学发展大会的一个重要组成部分，同期连续召开国际皮肤科学青年学者紫金论坛、专病联盟成立与真实世界研究论坛、中国皮肤病学科建设论坛等会议。

3.《全国消除麻风病危害规划（2011—2020 年）》终期评估核查

受国家卫生健康委疾控局委托，根据《全国消除麻风病危害规划（2011—2020 年）》

终期评估（简称《规划》终评）核查工作计划，于2021年7月至11月，在湖南、山西、甘肃、江西、云南、贵州和海南的7个省级、6个市州、8个县区开展《规划》终评核查工作。

根据新冠肺炎疫情防控要求，除湖南和江西2个省为现场核查之外，其他5个省均采用线上会议和座谈的方式开展核查工作。国家核查组主要通过听取省级、市级和县级的麻风病防治工作汇报，与政府多部门领导访谈交流，线上访谈或现场检查麻风病患者及家属，线上访谈乡医、村医和综合性医院的医务人员或现场走访当地的麻风病防治机构、麻风院村、县人民医院皮肤科、乡镇卫生院和村卫生室等，对省、市、县的《规划》终评自评工作进行核实比对。经全面评估，湖南等7个省《规划》终评工作真实可靠，自评报告实事求是，各级政府、卫生行政等部门对麻风病防治工作高度重视，采取有效防治措施，完成国家《规划》终评要求的绝大部分指标，均顺利通过国家核查组的《规划》终评复核。

4. 其他工作

（1）2021年1月，下发《2021年全国麻风病防治工作要点》（中疾控麻控发〔2021〕1号），指导全年麻风病防治工作顺利开展。同月，针对新冠肺炎疫情防控形势和要求，发布《关于进一步强化麻风院（村）及麻风病患者新型冠状病毒肺炎疫情防控的通知》（中疾控麻控发〔2021〕2号），要求进一步强化麻风院（村）及麻风病患者新冠肺炎疫情防控工作，及时为麻风病患者和麻风病愈后监测者提供防治服务，加强防控期间医务人员防护工作。

（2）2021年4月22日，接待国家卫生健康委药物政策与基本药物制度司（简称药政司）司长于进竞、江苏省卫生健康委副主任兰青一行来访，中国医学科学院皮肤病医院（中国医学科学院皮肤病研究所）副院（所）长陆前进、杨雪源等共17人陪同。于进竞等人详细了解了包括性病、麻风病在内的皮肤病一线治疗药物在国内的需求、生产、采购和供应等情况，并对解决目前所存在的药品保障问题开展深入讨论。

（3）2021年10月14日，麻风病控制中心所在单位——中国医学科学院皮肤病医院（中国医学科学院皮肤病研究所）科研防治党支部联合国家卫生健康委疾控局党支部、中国疾控中心艾防中心党委第四党支部赶赴江苏省宝应县皮肤病防治院和麻风病康复村，与宝应县皮肤病防治院党支部共同开展“结对帮扶，携手共建”的联学联建活动，四方支部党员代表40余名同志参加本次活动。本次活动以皮肤病义诊、麻风病康复村慰问、党建交流及中国麻风博物馆参观等形式开展。10月15日，2021年性病艾滋病麻风病协调会在麻风病控制中心（江苏省南京市）举办，会议主要讨论麻风病和性病防治工作进展及未来工作设想，包括麻风病和性病“十四五”规划、平台合作等工作议题，参会代表开展深入讨论。

【全国麻风病药品管理】

1. 药品申请

2021 年 6 月，向国家卫生健康委疾控局报送《关于报送麻风病联合化疗药品使用情况的报告》（中疾控麻控发〔2021〕4 号）。7 月，报送国家卫生健康委和世界卫生组织关于 2021 年中国麻风病疫情资料和 2022 年麻风病联合化疗药品需求。

2. 药品发放

2021 年 3 月和 12 月，按计划完成 2021 年上半年、下半年药品分发任务，累计向全国 25 个省（自治区、直辖市）发放麻风病联合化疗药品 9 300 板，其中成人多菌型药品 8 622 板、成人少菌型药品 492 板、儿童多菌型药品 186 板。

3. 药品进口

由于新冠肺炎疫情防控的影响，2021 年度世界卫生组织无偿赠送的 25 箱麻风病联合化疗药品延期至 2022 年完成进口免税等工作。

【麻风疑似病例确诊、重症会诊和耐药监测】2021 年，麻风病控制中心麻风和分枝杆菌实验室会诊麻风疑似病例共 130 例，其中少菌型麻风疑似病例 13 例；确诊新发病例 25 例；会诊麻风反应重症病例 25 例。按照全球耐药监测任务和要求，对云南、贵州、湖南等 15 个省共 65 例新发、复发患者标本进行麻风耐药检测，共发现 0 例耐利福平病例、1 例耐氧氟沙星病例（占 1.5%）、0 例耐氨苯砜病例，完成麻风病患者及其家内接触者血清酶联免疫吸附测定（enzyme linked immunosorbent assay，ELISA）180 余份。

【麻风病科普宣传活动】2021 年 1 月麻风节期间，配合国家卫生健康委疾控局筹备麻风节文件和进行相关活动总结；设计并向全国印发 2021 年麻风病宣传公益海报 10 000 份；开展皮肤病义诊、专家座谈等现场活动，并借助报刊、网站、微信公众号、手机 App 等多媒体平台开展丰富的线上活动，扩大麻风节健康教育和科普宣传的力度和覆盖面；对全国各地麻风节宣传活动进行汇总和报道。

【网站维护和更新】2021 年，共完成 66 篇文章的接收、校稿、网页制作和稿费发放等工作。6 月，根据工业和信息化部要求，配合单位相关部门完成麻风病控制中心网站域名（www.nclepc.cn）备案信息更新工作。9 月，完成网站服务器续费工作。

【《中国现代麻风病防治史》资料收集、撰写和审稿工作】2021 年，麻风病控制中心麻风病防治史编写办公室专家按照计划开展国家篇的编写工作，积极组织专家开展亲历者说篇的材料收集、资料撰写、审稿校稿和视频拍摄等工作。1 月，在江苏省丹阳市组织召开了部分省《中国现代麻风病防治史》省级篇审稿会，完成江苏、浙江等省的麻风病防治史省级篇修审工作。11 月，与出版社积极沟通出版事宜，并多次组织开展照片收集、史料核对和审稿校稿等工作。

【依托中国麻风博物馆进行的史料研究、宣传教育、口述历史等工作】2021 年，在新冠肺炎疫情防控常态化期间，在完成馆内日常性的维护与保养，实物的保存与保护，史料收集、登记及整理汇总等常规工作的基础上，中国麻风博物馆共接待 19 批次近 300 人次预约参观来访。如期完成中国麻风博物馆的数字化展厅建设，虚拟展厅首先落户中国医学科学院皮肤病医院（中国医学科学院皮肤病研究所）官网，并以此为抓手，强化麻风病科普宣传及史料研究功能。同时，以“5・18”国际博物馆日为科普宣传契机，面向大众开展为期一周的麻风病科普宣传活动（因新冠肺炎疫情影响，每场次预约不超过 30 人），共接待预约参观者百余人。中国麻风博物馆还在中国共产党成立 100 周年之际，组织召开麻风病防治亲历者座谈会，特邀 7 位老专家（舒会文、吴勤学、李文忠、江澄、张国成、沈建平、严良斌）参与麻风病防治“亲历者说”视频的拍摄，并在多场合、多平台播放。此外，为纪录片《走过世纪》的拍摄和传记《大医马海德》的编纂提供史料和取景、拍摄场所。

【科研与学术交流】

1. 书籍出版和学术交流

（1）2021 年 3 月，由麻风病控制中心严良斌等专家主编的《中国麻风院村简史（1950—2019）》（江苏凤凰科学技术出版社）正式出版。

（2）2021 年 6 月，派员赴山东省青岛市参加 2021 年全国皮肤病学术年会，麻风病控制中心严良斌、王洪生等作专题报告。

（3）2021 年 11 月 22 日至 24 日，世界卫生组织在线举办麻风病药物不良事件监测和管理会议，麻风病控制中心王洪生作为中方代表参加会议讨论和相关方案制定。

2. 科学研究

（1）2021 年，获得 1 项国家自然科学基金面上项目“朗罕氏多核巨细胞重要细胞生物学行为及其分子机制研究”（项目编号：82173431）、1 项国家自然科学基金青年科学基金“TCR-TRAV12-3 基因在氨苯砜超敏反应综合征免疫学机制中的作用研究”（项目编号：82103748），主持 1 项科技部国际科技创新合作重点专项“抗结核药物导致重症药疹的基因易感性与过敏药物鉴定的推广应用”（项目编号：2019YFE0113300）、1 项国家自然科学基金面上项目“白介素 15 诱导朗汉斯多核巨细胞形成的分子机制及其功能研究”（项目编号：81972950），完成 1 项省部级课题“皮肤分枝杆菌感染新型分子免疫集成诊断技术研究”（项目编号：BE2018619）、1 项中国医学科学院“一带一路”课题“麻风病精准防治模式的推广应用”（项目编号：2017-IZM-B&R-14）、1 项中国医学科学院与健康科技创新工程重大项目“系统医学技术研究与应用”（项目编号：2016-IZM-1-005）、1项科技部传染病重大专项“我国周边地区重要传染病防控及处置能力提升研究”（项目编号：2018ZX10101-001）结题工作。

（2）2021年，以第一作者或通讯作者发表6篇SCI论著，申请3项发明专利。全年在国际会议上发言1次，在全国性专业年会上主持或发言8次，在省级年会上主持或发言1次。

【研究生教育】2021年，培养博士研究生2名、硕士研究生3名，与南京医科大学共同培养硕士研究生3名，协助培养硕士研究生4名。

（孙培文、余美文、严良斌、王洪生、葛凤琴）

结核病防治临床中心

【工作概况】2021 年，围绕核心工作职能，积极协助推动结核病防治各项措施落实。协助加强结核病定点医疗机构网络建设，促进结核病规范化诊疗能力的提升。积极参与《“十三五”全国结核病防治规划》终期评估，参与《中国结核病防治工作技术指南（2021 年版）》的撰写。开展面向全国的结核病规范化诊疗培训，推进了结核病规范化诊疗工作。发表《结核分枝杆菌 γ－干扰素释放试验及临床应用专家意见（2021 年版）》《抗结核新药贝达喹啉临床应用专家共识（2020 年更新版）》等。开展结核病定点医疗机构临床诊疗质量控制和考核，推进结核病临床诊疗体系建设、技术标准推广、质量控制。结合健康扶贫，对西部地区规范化诊疗提供支持，开展了三区三州耐多药结核病患者的国家抗结核新药引入和保护项目、海南省结核病防治合作项目和“罩护健康”捐赠公益项目。召开 2021 年全国结核病学术大会、首届全国终止结核病行动创新论坛等全国性会议，推动医疗机构、科研机构及企业间的交流、协作及转化。积极开展结核病防治和科研领域的国际合作，参与了《世界卫生组织西太区终止结核病流行行动框架（2021—2030 年）》的制定，参与了广泛耐药结核病（extensive drug resistant tuberculosis，XDR–TB）定义修订方案的研讨，完成了世界卫生组织结核病研究和培训合作中心任务，举行了首届结核病研发合作国际论坛，积极参加国际学术交流和培训。推动重点地区脱贫攻坚，积极开展远程培训和会诊，组织专家赴现场开展培训和技术指导。利用多种途径，开展结核病健康促进活动，包括“科普进万家，健康你我他”结核病防治知识有奖在线竞赛、“云上大义诊，医患零距离”之“3·24”结核病线上大义诊健康促进活动。同时，为国家结核病防治规划各项措施的落实，以及国家卫生健康委相关政策和工作任务的推进提供了技术支持。

【探索与推进抗结核新药临床试验数字化】2021 年，在临床研究数字化领域持续深耕，在自主研发的临床研究平台 iTrial 母核基础上进行迭代、升级、功能模块拓展，成功构建完成抗结核新药临床试验智能一体化云平台。该平台已应用于国家“十三五”传染病防治科技重大专项、北京市科技计划课题及药企新药Ⅳ期临床研究。同时，该平台成功进行科技成果转化2项。自主研发的“耐药结核病治疗智能辅助工具——iDoctor”获北京市总工会职工自主创新成果三等奖。在“十三五”重大专项实施过程中，申报课题成果《数字化助力结核病临床研究》，入选国家“十三五”科技创新成就展。

（刘宇红、高静韬）

鼠疫布氏菌病预防控制基地

【国家鼠疫菌种吉林保藏中心建设项目】国家鼠疫菌种吉林保藏中心建设项目通过中国合格评定国家认可委员会（CNAS）第二次监督评审。完成仪器设备年检及校准、关键防护设备的检定、配套维保协议的签署。完善实验室人员培训和考核、体系文件的内审和管理评审、设施设备的维护和保养、实验室突发事件应急演练、消防演练、实验室的安全检查、内务管理、废弃物的处置、实验活动记录等。

【鼠疫防治工作】

1. 疫情

（1）人间疫情。2021 年，全国（不含港澳台）发生人间鼠疫疫情 1 起，发病 1 人，治愈。8 月 20 日，宁夏报告 1 例鼠疫病例，根据实验室检测结果，结合患者发病前有疫区生活史及临床症状，诊断其为腺鼠疫继发败血症型鼠疫病例，经规范抗感染和支持治疗，患者治愈出院。

（2）动物疫情。2021 年，全国累计在青海、内蒙古、宁夏、甘肃、四川、西藏、新疆 7 个省（自治区）33 个县（市、区、旗）和新疆生产建设兵团 1 个团场的 6 类疫源地均有不同程度的动物鼠疫发生或有动物鼠疫阳性指征。各类疫源地共分离出鼠疫菌 112 株，判定 IHA（indirect hemagglutination assay，间接血凝试验）阳性血清 113 份，RIHA（reverse indirect hemagglutination assay，反向间接血凝试验）阳性材料 57 份，核酸检测方法阳性材料 3 份。

2. 监测工作

完成了 2021 年度全国鼠疫监测资料的汇总和工作总结。结合督导检查和各监测点监测总结情况，按照考核方案的要求，对 43 个鼠疫国家级监测点进行了 2020 年度监测工作考核。协助中国疾控中心于 2021 年 5 月在西安举办了全国鼠疫监测工作会议，完成了组织会议材料、起草业务报告、现场会务等工作。

3. 疫区指导

受国家卫生健康委应急办公室委派，派专家赴宁夏银川指导当地处置人间鼠疫疫情，为疫情现场指挥部的工作提供科学依据，确保人间疫情处置工作科学、规范、有序进行。

4. 防治督导

派专家赴青海、新疆、甘肃、河北、内蒙古、西藏、四川等省（自治区）指导当地鼠疫防控工作，并对各省（自治区）的鼠疫防控工作提出了具有建设性的意见和建议，完成调研报告，上报国家卫生健康委和中国疾控中心。

5. 网络直报及风险评估

对全国鼠疫网络直报工作进行日常管理，及时掌握全国疫情信息。2021 年年初，成立国家鼠疫风险评估小组，完成《2021 年全国鼠疫风险评估报告》，并上报国家卫生健康委应急办公室。完成《北京冬奥会公共卫生风险评估报告》中的鼠疫部分报告、《2022 年突发公共卫生事件风险评估报告》中的鼠疫部分报告、《2022 年生物安全战略研究报告》中的鼠疫部分报告，以及《2021 年秋冬季全国鼠疫风险评估报告》《长爪沙鼠疫源地动物鼠疫疫情形势研判》《青海玛多县、云南漾濞县地震灾区鼠疫风险评估报告》和《新疆青河县鼠疫疫情风险评估报告》等专题风险评估报告。

6. 血清学检验质量控制

对全国 43 个国家级鼠疫监测点开展了鼠疫血清学质量控制，结果全部合格。对全国 24 个省（自治区、直辖市）和新疆生产建设兵团疾控中心开展了鼠疫血清学质量控制，结果全部合格。

7. 会议及培训

（1）派员参加 2021 年全国疾病预防控制工作视频会议、全国鼠疫应急工作视频会议、2021 年全国鼠疫监测工作会议、2022 年鼠疫专家工作研讨会暨冬奥会医疗卫生保障工作座谈会、青海地震灾区鼠疫风险评估专家视频会商会、2021 年鼠疫专家研讨会、中国（吉林）公共卫生应急发展论坛、内蒙古鼠疫风险研判会、鼠疫实验室合格率调查设计视频会议、全国鼠疫疫情分析视频会、北方十一省（区、市）鼠疫联防联控工作会议、全国病原微生物实验室生物安全战略研究和培训交流会、第二届全国生物资源管理与利用学术研讨会、2021 年鼠疫现场快速检测和实验室监测标准化技术培训班、北方四省（区）鼠疫联防工作会议、中俄蒙哈①鼠疫防控技术工作研讨会、全国鼠疫风险评估培训班等。

（2）派专家参与全国鼠疫风险评估培训班、南方鼠疫联防联控会议、黑龙江鼠疫防控培训班、四川高原藏区鼠疫防控培训班、甘肃省鼠疫培训班等的授课工作。

8. “全国鼠疫监测先进个人”评选工作

为鼓励先进，树立典型，激发广大鼠疫防控人员的积极性，进一步推动全国鼠疫防治事业蓬勃发展，完成第二批“全国鼠疫监测先进个人”评选工作，在 2021 年全国鼠疫监测工作会议上进行了表彰。

【布鲁氏菌病防治】

1. 疫情

2021 年，全国报告布病新发病例 71 268 例，发病率 5.05/100 000，死亡 3 例（河

① 中俄蒙哈是指中国、俄罗斯、蒙古、哈萨克斯坦。

北省 1 例、山西省 1 例、青海省 1 例），与 2020 年同期（48 455 例，3.45/100 000）相比上升了 47.08%。发病率排名前 5 位的省（自治区、直辖市）为内蒙古自治区（21 910 例，91.11/100 000）、宁夏回族自治区（5 049 例，70.10/100 000）、新疆维吾尔自治区（4 828 例，18.68/100 000）、甘肃省（4 601 例，18.39/100 000）、山西省（4 962 例，14.21/100 000）。

2. 监测工作

2021 年，在全国 31 个省（自治区、直辖市）和新疆生产建设兵团选定 96 个县（市、区、旗）为国家固定监测点，承担全国监测工作。

（1）完成 2021 年全国布病监测资料汇总和分析工作，并对各监测点工作情况进行了总结。

（2）完成 2021 年全国布病监测点实验室质控工作，并形成考核工作报告，上报中国疾控中心。

（3）完成中国疾控中心关于报送 2021 年全国重点传染病和病媒生物监测数据及工作总结。

3. 布病血清学检测质量控制

完成 2021 年全国 96 个国家级布病监测点实验室质量控制工作，并形成考核工作报告，上报中国疾控中心。

4. 调研与培训

（1）赴内蒙古进行“人畜间布病综合防控技术集成与示范”项目调研。

（2）派员参加全国病原微生物运输管理培训班、流式细胞仪操作培训班、实验室生物安全管理培训班、布鲁氏菌病防控工作研讨会、内蒙古防控项目中期总结大会及山西省布病防治培训班，并进行授课。

【“5 · 22” 玛多地震震后卫生保障工作】2021 年 5 月 21 日晚和 5 月 22 日凌晨，分别在云南省和青海省发生较高级别地震。5 月 22 日，紧急召开专家研讨会，分析研判 2 县及周边县、市鼠疫发生风险，并进行快速评估，完成《青海玛多县、云南漾濞县地震灾区鼠疫风险评估报告》，上报国家卫生健康委应急办公室和中国疾控中心卫生应急中心，为政府决策提供科学依据。

5 月 23 日，受中国疾控中心委派，派出 1 名专家与中国疾控中心两名专家组成赴青海专家组，抵达地震灾区后，迅速通过访谈、现场调查、鼠疫疫源地踏查等方式，了解当地灾情疫情，详细查看了临时集中安置点公共卫生状况、旱獭密度和鼠疫疫源动物分布情况，询问了群众鼠疫防控基本知识掌握程度，掌握了当地传染病防控措施、新冠病毒疫苗接种和卫生防疫工作现状和需求等情况，对重点区域包括临时集中安置点、学校等场所，以及疾控、医院等相关医疗卫生机构的震后防疫重点工作，特别是鼠疫防控措施进行了现场指导，协同当地完善相关技术方案，完成并上报了《灾区公共卫生需求及重点传染病和突发公共卫生事件风险评估》报告。

5 月 27 日，组织召开青海地震灾区鼠疫风险评估专家视频会商会，协助现场专家组完成《现场工作组关于玛多县地震灾区鼠疫风险评估》报告，对玛多县及青海省提出了有针对性的鼠疫防控措施建议，为政府决策提供科学依据。

【科研管理】2021 年，向吉林省卫生健康委申报 2021 年度吉林省卫生健康科技能力提升项目 2 项。向本单位申请所长基金资助项目 2 项，经本所学术委员会审核准予立项。其他 6 个吉林省卫生健康科技能力提升项目和 3 个所长基金资助项目均按计划进行。

【荣誉表彰】2021 年 7 月，鼠布基地党支部被评为吉林省“卫生健康系统先进基层党组织”；1 人获得白城市“优秀共产党员”荣誉称号；1 人获得吉林省“卫生健康系统优秀党务工作者”荣誉称号；2 人获得吉林省“卫生健康系统优秀共产党员”荣誉称号。

（李猛）

儿少／学校卫生中心

【工作概况】

（1）2021 年，共承担 18 门北京大学医学部本科生和研究生的理论教学课程，同时承担新生导师、本科生毕业生产实习、PBL（problem–based learning，基于问题的教学）等工作。开设本科生课程包括“儿童少年卫生学”“儿童生长发育与青春期健康”“成年期常见病的早期预防”“艾滋病传播与预防”“儿童青少年危险行为与伤害预防”“儿童青少年营养与饮食行为”“生活技能教育与心理健康促进”；开设研究生课程包括“高级儿少卫生学”“成人期疾病早期预防”“青少年行为发展与健康”“学校卫生与健康促进”“儿童青少年伤害预防与干预”“青春期发育与健康”“高级营养研究设计”“青少年生活技能教育研究与实践”“儿童青少年伤害预防与干预”“公共卫生实施性研究”“青少年健康研究”。

（2）2021 年，继续承担全国性儿童青少年卫生与学校卫生相关的政策法规起草、科学研究、技术指导、业务咨询及专业技术人员培训等任务。主要研究方向为学龄儿童和青少年健康、生长发育及其影响因素；学校卫生管理和政策研究；学生常见病预防，学校艾滋病教育，学校健康教育与健康促进，学校卫生标准；等等。

（3）2021 年，继续承担全国学生体质健康监测中心、教育部预防艾滋病学校健康教育培训基地、国家卫生标准委员会学校卫生专业委员会秘书处工作，以及学生常见病及健康危险行为监测和学校教学及生活设施卫生管理监测工作。2021 年，新中标项目 15 项，总经费 453.45 万元，资助来源包括国家自然科学基金、教育部、国家卫生健康委、联合国儿童基金会、北京大学、企业资金等多种渠道。主要项目有国家自然科学基金青年项目“生命历程体重变化和 Kisspeptin 系统基因对青春期启动影响的队列研究”、中国疾控中心项目“公共卫生标准研究制定”、中共北京市委项目“北京市优秀人才培养资助”、北京健康教育协会项目“北京市减盐项目外部评估”、北京大学－联合国教科文组织联合项目“非洲女童健康教育项目”、中国教育发展基金会教育科研专项课题“中小学全面性教育实施现况及需求调查”、中国教育学会第四批教育科研“体育与卫生”专项重点课题“后新冠肺炎时期我国中学生传染病健康素养评价体系构建及影响因素分析”。

（4）2021 年，共发表学术论文 39 篇，包括英文 SCI 期刊论文 29 篇，中文核心期刊论文 10 篇。制修订相关指南、规范、标准、上报专门政策性报告。主办国内学术会议及培训班 9 次。

【人员情况】2021 年，共有教职工 13 人。其中，教授 / 研究员 2 人，副教授 / 副研究员 8 人，研究助理 1 人，教学辅助人员 2 人；博士后 1 人；博士生导师 6 人，硕士生导师 4 人。在读研究生 25 人，其中硕士研究生 19 人、博士研究生 6 人。

【起草学生近视、传染病和健康体检相关卫生健康标准及方案】为做好国家关于做好学生近视防控和健康体检工作，在国家卫生健康委的指导下，儿少 / 学校卫生中心马军教授主持起草《儿童青少年学习用品近视防控卫生要求》（GB 40070—2021），并参加国家卫生健康委在线访谈，对《儿童青少年学习用品近视防控卫生要求》（GB 40070—2021）进行解读。星一副教授参与起草《中小学生健康体检质量控制技术规范》。此外，为了指导全国中小学校做好新冠肺炎疫情防控工作，在国家卫生健康委和教育部的组织下，参与起草《高等学校、中小学校和托幼机构新冠肺炎疫情防控技术方案（第四版）》。这些标准和方案的起草和发布，为营造良好学校用眼环境、降低近视发生风险、规范学生健康体检、指导学校开展新冠肺炎疫情防控工作提供了技术指导。

【起草和修订多项与学校卫生相关的中小学健康教育政策文件】儿少 / 学校卫生中心马军教授受教育部委托，组织部分中小学学校卫生领域内的专家，起草和修订了多项与学校卫生相关的中小学健康教育政策文件，如教育部联合国家卫生健康委印发的《高等学校、中小学校和托幼机构春季学期新冠肺炎疫情防控技术方案（第三版）》，以及《秋季学期新冠肺炎疫情防控技术方案（第四版）》、《教育部办公厅关于加强学校疫情防控常态化管理工作的通知》（初稿）、《全国学校健康教育指导纲要》和《学校卫生工作条例》（送审稿）等。此外，参加教育部“12 岁以下低龄儿童新冠肺炎疫情防控专家座谈会”，针对新冠肺炎疫情出现低龄儿童聚集性感染传播，提出加强 12 岁以下低龄儿童新冠肺炎疫情防控针对性举措。

【承办全国儿童青少年 / 学校卫生学术年会】2021 年 7 月 3 日至 6 日，全国儿童青少年 / 学校卫生学术年会在银川市顺利召开，会议由中华预防医学会儿少卫生分会、中国卫生监督协会学校卫生专业委员会和中国健康促进与教育协会学校分会共同主办，来自全国各地高等院校、研究所、疾控中心、卫生监督机构、中小学卫生保健所等学校卫生的专业工作人员参加了会议。

【构建中国中学生传染病健康素养评价体系】儿少 / 学校卫生中心马迎华教授主持中国教育学会第四批教育科研“体育与卫生”专项重点课题“后新冠肺炎时期我国中学生传染病健康素养评价体系构建及影响因素分析”，编制《中国中学生传染病预防健康素养评价量表》，并进行量表的信效度评价，为今后了解我国中学生传染病健康素养现状、更好地指导各地开展传染病健康教育工作提供评价工具。本课题通过文献研究构建中学生传染病预防健康素养评价量表维度框架和条目池；采用 Delphi 专家咨询法对条目进行评价、筛选和修改，初步编制《中国中学生传染病预防健康素养评价量表》；通过中学生专题小组讨论、预调查，基于经典测量理论和项目反应理论对条目进行综合筛选，形成最终量表；在四川、河南、湖北、广东、黑龙江 5 个省的 5 914 名中学生中应用量表开展调查，对量表进行信效度评价。截至 2021 年 12 月，已完成《中国中学生传染病预防健康素养评价量表》的编制，以及在五省开展的现场调查工作。

【完成教育部人文社会科学研究规划基金项目并结题】儿少 / 学校卫生中心宋逸副教授承担的教育部人文社会科学研究规划基金项目“健康中国 2030”视域下学生体力活动指南开发——基于大数据分析和定性研究（项目编号：19YJA890022）顺利结题。课题组在本课题支持下，发表了 22 篇中英文文章，标注为独立基金支持的文章有 12 篇，其中 1 篇为 SCI 文章。此外，在本课题研究成果基础上，根据儿童身体素质发展状况，课题组还在 2021 年 6 月出版了《3 ~ 8 岁儿童体育游戏指导手册》。

【调查初中生全面性教育实施现况及需求】儿少 / 学校卫生中心马迎华教授主持课题“初中生全面性教育实施现况及需求调查”，了解我国初中全面性教育实施现况，为我国科学推进学校性教育提供依据。调查于 2021 年 9 月至 11 月在北京、辽宁、四川、重庆、云南、河南 6 个省（直辖市）开展，通过方便抽样法选取学校，招募所选学校的学生与教师填写电子问卷。学生问卷内容包括一般人口学信息、全面性教育相关“知信行”、性教育接受情况、校园欺凌情况等；教师问卷内容包括一般人口学信息、全面性教育相关“知信行”、性教育开展情况等。调查共回收学生有效问卷 4 109 份、教师有效问卷 1 016份。调查数据分析工作将于 2021 年 12 月至 2022 年 3 月进行。

【调查新冠肺炎疫情大流行期间学校安全复课情况】儿少 / 学校卫生中心马迎华教授参与法国克莱蒙奥弗涅大学联合国教科文组织全球健康与教育教席组织“学校安全复课的全球调查”（Global Survey on Safe Reopening of Schools）项目，该项目旨在了解学校复课相关的教育或卫生专业人员如何应对学校正常复课及其中的促成和阻碍因素，并从中探寻合理的解决方案。马迎华教授负责该项目在中国的调查。调查面向我国中小学教师、校医、校长、地方教育部门工作人员，以及与学校复课相关的教育或卫生专业人员，调查内容包括当地学校复课情况、学校采取的疫情防控措施及其影响、学校复课的促成与阻碍因素、跨部门合作情况等。调查采取混合设计，包括问卷调查和定性访谈。2021 年 3 月至 5 月，开展调查工作，发放电子问卷及开展线上访谈，回收有效问卷 853 份，访谈 25 人；6 月至 10 月，处理和分析调查数据；11 月 18 日，马迎华教授团队参与法国克莱蒙奥弗涅大学全球健康与教育教席组织举办的项目研讨会，在会上汇报了中国调查的初步结果。

【举办中国学生营养与健康促进会学校卫生分会成立大会暨2021年中国学校卫生工作学术研讨会】2021年10月9日，中国学生营养与健康促进会学校卫生分会成立大会暨2021年中国学校卫生工作学术研讨会在北京万方苑国际酒店召开。本次会议采取线下会议和网络会议相结合的形式，来自教育部体育卫生与艺术教育司、国家卫生健康委疾控局、联合国教科文组织驻华代表处、中国学生营养与健康促进会、高等院校、疾控中心、卫生监督机构、中小学卫生保健机构、中小学校，以及医院和企业等机构的领导和专家出席会议并作报告，共计300余名代表参加了此次会议。学校卫生分会进行第一届委员会选举，与会人员通过无记名投票，最终选举产生70名理事，其中常委17名，马迎华教授当选为学校卫生分会第一届主任委员。成立大会后，召开了2021年中国学校卫生工作学术研讨会，特邀专家系统介绍了学校卫生工作的现状与进展，专题报告围绕着影响儿童青少年生长发育关键因素研究、学生健康促进实践与行动这两个主题展开，重点突出了全国各地学生健康促进的优秀实践，对于全国中小学学校卫生工作的具体开展和实施具有很强的借鉴和参考意义。

【启动非洲女童健康教育项目】非洲女童健康教育项目是北京大学与联合国教科文组织的联合项目，旨在为非洲女童提供优质健康教育，促进非洲女童和妇女健康教育事业发展，儿少/学校卫生中心马迎华教授担任该项目北大团队牵头人。

2021年10月15日，国家主席习近平夫人、联合国教科文组织促进女童和妇女教育特使彭丽媛在北京应邀以视频方式出席2021年联合国教科文组织女童和妇女教育奖颁奖仪式并致辞。颁奖仪式后，作为女童和妇女教育奖的重要组成部分，北京大学–联合国教科文组织“非洲女童健康教育项目”在钓鱼台国宾馆举行启动仪式。非洲女童健康教育项目将在今后两年内，重点在营养、卫生、人身保护、心理健康、全面性教育和暴力预防等领域支持非洲女童的学校健康教育。项目首先将在中非学者和教育工作者之间建立合作平台，分享学校女童教育的知识和最佳做法，共同确定非洲女童健康教育的具体挑战和需求；其次将与项目国家合作伙伴为女童制定适合当地的健康教育模式，以期更好应对女童健康挑战和新冠肺炎疫情负面影响。项目还将与联合国教科文组织及其当地合作伙伴一道在项目国家通过宣传和能力建设支持女童健康教育的实施。

【撰写社区（村）居委会公共卫生委员会能力建设现场调研评估报告】儿少/学校卫生中心朱广荣副教授接受北京市卫生健康委委托，通过优秀案例征集和现场调研的方式，对北京市社区（村）居委会公共卫生委员会成立2年来的成绩、问题和需求进行评估并撰写评估报告。

报告指出，2018 年 3 月，北京市卫生健康委与北京市民政局、市委社会工作委员会、市委农村工作委员会、市爱国卫生运动委员会办公室联合在全市开展社区（村）居委会公共卫生委员会建设工作。截至 2019 年 12 月底，全市按计划完成了 7 029 个社区（村）居委会公共卫生委员会建设任务，建设覆盖率达到 100%。社区（村）居委会公共卫生委员会成立以来，在强化社区（村）公共卫生职能方面，尤其是在新冠肺炎疫情防控战斗中发挥了重要的作用，取得了巨大的成绩。在新冠肺炎疫情防控中的流调、消毒、健康宣传、爱国卫生运动等工作中，其高效有力地协助疾病防控部门开展了各项工作。

【完成学习困难学生心理健康干预工作】儿少 / 学校卫生中心朱广荣副教授在北京市教育科学“十三五”优先关注课题支持下，开展北京地区学习困难学生心理健康及干预对策研究，2021 年完成干预研究。

干预研究设计为随机对照研究，依托学校心理健康服务体系进行，采用“精准干预，家校学生联动”的干预模式。针对每个学生的不同特点和不同问题，都有心理教师制定干预方案，协调班主任、任课教师及学生家长，协同对学生进行心理关怀和帮助，并在关怀的过程中激励、激发学生内在的自尊自信和进步的动能，形成家、校、学生三方合力，促进学生的学业和心理的进步和成长。该研究实际获得研究对象 32 人，对照组和干预组各 16 人，干预时间 2 个月。根据干预校工作组反馈，“精准干预，家校学生联动”的干预模式适宜有效，学生在获得教师和家长的肯定后，并在家长和教师的帮助下，找到了适宜的学习方法，努力提高了学习成绩，对未来的学习和生活重新燃起了希望。此干预模式值得进一步推广，并被建议延长干预时间。

（陈婷、宋逸）

精神卫生中心

【开展新冠肺炎疫情常态化下相关心理援助与精神卫生工作】协助和参与制定心理援助和精神卫生相关政策文件，发挥决策技术支持作用。协助国家卫生健康委申请新冠肺炎疫情后重点人群心理干预项目，撰写并印发项目实施方案，督促各省落实。定时向各省收集整理并汇总全国以公立精神卫生医疗机构和精防机构为主设立的心理援助热线的工作进展，并上报国家卫生健康委疾控局。2020 年 2 月 1 日至 2021 年 12 月底，全国 31 个省（自治区、直辖市）及新疆生产建设兵团以公立精神卫生医疗机构和精防机构为主，设立心理援助热线 677 条，开通热线座席 1 270 个，热线接听人员 8 134人，接听电话 1 627 054 次。

【承担严重精神障碍管理治疗项目工作】继续承担中央补助地方严重精神障碍管理治疗项目工作，承担项目预算、执行、培训、调研指导、总结及相关工作。2021 年，中央财政下拨项目经费 7.08 亿元，项目自 2004 年启动至 2021 年年底，中央财政投入总计 45.9 亿元，地方配套及自筹经费 167.8 亿元，工作覆盖全国所有区县。撰写项目总结，协助国家卫生健康委疾控局组织召开在线全国精神卫生工作推进会暨培训班，450 余人参加。为推进精神卫生工作，充分交流各地经验，在线召开全国省级精神卫生项目办主任工作经验交流会。为加强疫情常态化下严重精神障碍患者管理治疗，起草《关于加强严重精神障碍患者管理治疗服务的通知》，由国家疾控局向全国印发。起草 2021 年严重精神障碍救治管理工作考评标准，撰写“十三五”重大公共精神卫生项目绩效报告等。

【开展全国社会心理服务体系建设试点工作】负责项目整体推进，收集核对并总结 2020 年全国社会心理服务体系建设试点（简称试点）工作任务完成情况和梳理亮点经验做法；起草国家卫生健康委、中共中央政法委等 9 个部门联合印发的《关于印发全国社会心理服务体系建设试点 2021 年重点工作任务的通知》。2021 年是试点收官之年，起草试点任务完成情况表及《关于开展社会心理服务体系建设试点工作经验总结的通知》，由国家卫生健康委疾控局向全国印发。受疫情影响，不定期进行在线答疑和协调试点地区工作，发现亮点经验做法，通过“精神卫生 686”微信公众号发布信息和印发给各地《卫生健康工作交流－疾病预防控制工作专刊》使其借鉴学习。

【新增常见精神障碍防治和儿童青少年心理健康促进项目】为贯彻落实《健康中国行

动（2019—2030 年）》心理健康促进行动，2021 年在重大公共卫生精神卫生项目中新增常见精神障碍防治和儿童青少年心理健康促进项目。起草项目实施方案并提交国家疾控局向全国印发，要求各省至少选择 2 个设区市（直辖市至少选择 5 个区）探索开展抑郁症、老年痴呆等常见精神障碍防治和儿童青少年心理健康促进工作，包括社会动员、科普宣教、筛查评估等。截至 2021 年 12 月 31 日，全国常见精神障碍防治项目共 167 个（直辖市按区统计）试点，儿童青少年心理健康促进项目共 155 个（直辖市按区统计）试点。

【维护管理全民健康信息化工程精神卫生子系统】2021 年，全民健康信息化工程精神卫生子系统平稳运行，根据用户反馈进一步更新部分功能。4 月，组织 18 个省（自治区、直辖市）的系统管理人员及工程师参加省级平台建设研讨会，确保国家与省级系统精准对接，同时使各级用户全面深入掌握系统使用方法及相关工作要求。10 月，对全国 800 余名一线系统管理人员进行在线操作培训，并在湖北省设立现场培训专场。配合中国疾控中心信息中心完成用户与机构的统一维护，完成全民健康信息化工程工作规范中精神卫生子系统的功能更新和调整等工作。每月编写《卫生健康工作动态 – 严重精神障碍信息管理工作专刊》，配合相关部门和部分省份进行数据比对工作。截至 2021 年 12 月底，全国共 19 个省级精神卫生平台投入使用。

【开展院际合作和对口帮扶工作】2021 年，继续开展院际合作和对口帮扶工作，通过业务督导及培训、接收进修培训、加强医院管理交流、开展技术指导和科研项目、推进公共卫生服务等，结成紧密帮扶合作关系，着力提升省市级精神卫生医疗机构的医、教、研、防水平，持续对口支援和帮扶 30 余家医院。受国家卫生健康委疾控局委托，重点帮扶中西部，以在线形式开展援助西藏、新疆、黑龙江、云南 4 个省（自治区）及新疆生产建设兵团精神卫生防治工作培训，培训覆盖省、市、县、街乡各级精神卫生防治工作者、精神卫生医疗机构相关人员及转岗医生等 4 000 余名学员。课程设计紧贴中西部地区需求，内容紧凑充实，得到学员的一致好评，累计观看量达 1.2 万次。协助宁夏、广西、重庆、内蒙古、新疆、湖北、江西等省（自治区、直辖市）完成心理危机干预培训。

【开展精神卫生专业队伍能力建设工作】2021 年，组织举办各类培训、会议 25 场，培训 9 009 人次，培训对象覆盖全国省、市、区县、乡镇、社区各级精神卫生工作人员，包括精神科医生、护士、心理咨询师、心理治疗师、社会工作者、社区医生等，培训内容涵盖健康教育、精神科诊疗、精神康复、同伴支持、管理服务流程、信息系统使用、心理危机干预、精神卫生资源调查等多个方面。

【持续关注重点人群】

（1）继续开展公益活动“严重精神障碍社区同伴支持项目”。该项目在原有基础上扩充发展，国家卫生健康委国际合作与交流中心与赠与亚洲（美国）合作开展的公益性公共卫生项目“精神健康同伴支持及社区精神健康服务能力提升项目”进入第二个年度，作为项目具体执行单位，精神卫生中心（北京大学第六医院）于2021年5月14日至15日在昆明举办项目2020—2021年度总结会暨经验交流会。7月16日至17日，在北京举办2021年度项目启动会暨培训师培训。截至2021年年底，在全国18个省（自治区、直辖市）的74个社区建立新试点，招募辅导员394人，招募同伴（精神障碍康复者）1 889人，培训患者及家属12 277人，培训基层工作人员4 480人。

（2）继续开展关爱精神障碍患者家庭项目（care for family项目，简称CAFF花园项目）。2021年，积极开展精神障碍高危人群早期预防工作，开发线上管理服务平台。完成国家卫生健康委疾控局委托课题，了解疫情防控常态化下患者子女这一弱势群体的社会心理服务需求，此项工作获得国家卫生健康委疾控局肯定，推荐参加中宣部文明办“最佳志愿服务项目”评选活动。“CAFF花园”微信公众号定期推出科普栏目，为患者子女群体发声，宣传科普知识。

【开展精神卫生宣传工作】通过微信公众号、今日头条号、快手号等开展大量科普宣传工作。编写精品精神心理健康科普文章，利用微信公众号“精神卫生686”、今日头条号“中国CDC精神卫生中心”等渠道开展广泛宣传。通过快手号“中国CDC精神卫生中心”推出精神心理健康科普类小视频。制作精神卫生微电影《偏见》和公益短视频《美好生活》《心有回响》《无知》。协助国家卫生健康委策划2021年世界精神卫生日主题活动内容，指导四川自贡和广西柳州拍摄儿童青少年心理健康服务实践的脚本等。

（吴霞民、马宁、马弘、陆林）

老年保健中心

【科研课题与研发】2021 年，新获科研课题与研发项目 11 项，总经费 5 825 万元。项目包括：中国医学科学院医学与健康科技创新工程项目“衰老与衰老相关疾病的新机制及临床研究”（项目编号：2021–I2M–1–050），蔡剑平，课题经费 5 000 万元；中国医学科学院医学与健康科技创新工程项目（分课题）“规范与精准血脂管理对国人动脉粥样硬化性心血管疾病防治效果的研究（分课题名称：循环 LDL–C 水平对神经元可塑性及认知功能的影响及其机制研究）”（项目编号：2021–I2M–1–008），李国平，200 万元；国家重点研发计划（中英）政府间国际科技创新合作项目“提升老年人自主生活能力的运动功能维护与发挥技术创新研究”（项目编号：2021YFE0111800），子课题，孙亮，200 万元；国家重点研发计划政府间重点专项“肠道微生物影响炎症反应和血脂异常的机理研究”（项目编号：2021YFE0114200），黎健（参与），150 万元；中国农业科学院“双蛋白食物在老年髋骨骨折围手术期患者的干预研究”，曾平、文良元，100 万元；国家自然科学基金面上项目“脂肪因子 WISP2 通过 MRAP2 调控肥胖中脂肪重塑机制的研究”（项目编号：82170890），陈北冬，55 万元；国家自然科学基金面上项目“胰岛素成熟过程中 RNA 氧化修饰的作用机制研究”（项目编号：82170856），蔡剑平，54 万元；北京市自然科学基金面上项目“CGI58 通过调控分子伴侣介导的自噬促进肝脏甘油三酯代谢的机制研究”（项目编号：7212086），唐蔚青，20 万元；深圳合成生物学创新研究院对外开放基金项目“抗衰老关键细胞因子组合筛选及合成生物学调控”（项目编号：DWKF20210009），崔菊，20 万元；中国医学科学院项目“我国高龄老人日常活动能力评估工具的适用性分析与优化——基于现代测量理论和计算机自适应技术”，张驰，16 万元；北京市自然科学基金青年基金项目“TMAO 对冠心病的危险预测作用及其分子机制研究”（项目编号：7214250），牟洪娜，10 万元。

【科研论文与成果】

（1）2021 年，获得 4 项专利，包括：“MTH2 蛋白作为结直肠癌治疗靶点的应用”，专利号 ZL201710999398.8，蔡剑平、李瑾、田馨园，授权公告日为 2021 年 2 月 12 日；“经修饰的苯丙氨酸氧化酶酶原及其用途”，专利号 ZL201910265832.9，王辰，授权公告日为 2021 年 3 月 16 日；“NUDT5 蛋白作为结直肠癌治疗靶点的应用”，专利号 ZL201710999397.3，蔡剑平、李瑾、田馨园，授权公告日为 2021 年 7 月 9 日；“一种判断结直肠癌预后的标志物及其应用”，专利号 ZL201710999399.2，蔡剑平、李瑾，授权公告日为2021年10月26日。

（2）发表科研论文74篇，其中SCI论文51篇（影响因子＞10：6篇；影响因子＞20：2篇）、国内核心期刊论文12篇。

（3）出版1本著作：孙亮、杨泽参编，人民卫生出版社出版，《社区老年人跌倒预防控制技术指南》，2021年11月第1版。

（4）发行行业标准：蔡剑平、张志欣、肖尧、黑爱莲、周晓阳、王琳、戴大鹏、张立群、朱发明、李剑平编撰，中华人民共和国卫生行业标准《人类白细胞抗原基因分型检测体系技术标准》（WS/T 785—2021）。

【教学与人才培养】在北京医院2021年教学工作中排名第2位。培养研究生59名，其中博士研究生19名、硕士研究生40名。

【学术会议与学术交流】2021年，在全国学术会议发言4人次。协办会议：2021年9月26日，举办2021年老龄健康与医养结合工作委员会第二届工作委员会换届会议暨老龄健康与医养结合学术论坛网络会议，北京医院协办，200人次参加。

（蔡剑平、崔菊）

第四部分 人事人物

中心领导

党委书记兼副主任：卢江
党委副书记兼纪委书记：严俊
主任：高福
副主任：刘剑君　再那吾东·玉山

机关处室负责人

办公室

负责人：邹斌　　副主任：李浩

人事处

处长：席晶晶　　副处长：李振军

政策规划研究室

主任：郭岩

财务处

副处长：胡文上

科技处

副处长：陈园生　王吉春

教育培训处（研究生院）

处长兼副院长：罗会明　　副处长兼副院长：戴政　马会来

外事处（港澳台办公室）

处长：王晓琪

实验室管理处

处长：赵赤鸿　　副处长：魏强　张必科

网络和信息安全管理处

处长：傅罡

资产管理处

处长：王茂武　　副处长：刘保华

基建处

处长：邹斌　　副处长：蒋晋生

审计处

处长：袁灵华

学术出版管理处

处长：谭枫　　副处长：张群

党委办公室

主任：路凯

纪委办公室（监察室）

主任：刘海龙

群团工作处

处长：项春

离退休干部处

副处长：王晓锋

保卫处

副处长：王海东

后勤运营管理中心

副主任：谷鑫　陈同年

实验动物中心

副主任：卢选成

健康传播中心（12320 卫生热线管理中心办公室）

主任：崔颖　　副主任：姚建义

信息中心

副主任：苏雪梅　万明

卫生标准处

处长：雷苏文

流行病学办公室（爱国卫生工作技术指导处）

主任：么鸿雁　　副主任：殷大鹏

全球公共卫生中心

副主任：戚晓鹏　王晓春

卫生应急中心

主任：李群　　副主任：张彦平　施国庆

传染病管理处

负责人：张彦平

免疫规划中心

主任：尹遵栋　　副主任：安志杰

结核病预防控制中心

主任：赵雁林　　副主任：陈明亭

公共卫生管理处

副处长：丁库克

慢病和老龄健康管理处

无

控烟办公室

副主任：肖琳

直属单位领导

传染病预防控制所

党委书记：卢金星　　纪委书记：杜娟

所长：阚飙　　副所长：张建中　万康林

病毒病预防控制所

党委书记：何广学　　所长：许文波

副所长：王世文　韩俊

寄生虫病预防控制所（国家热带病研究中心）

党委书记：陈晓红　　所长：周晓农

副所长：许学年　曹建平　肖宁　李石柱

性病艾滋病预防控制中心

党委书记：刘中夫　　党委副书记兼纪委书记：葛利荣

主任：韩孟杰　　副主任：吕繁

慢性非传染性疾病预防控制中心

主任：吴静　　党总支副书记：郭浩岩

副主任：周脉耕

营养与健康所

党委书记兼所长：丁钢强　　纪委书记：李新威

副所长：赖建强　张兵

环境与健康相关产品安全所

党委书记：王林　　纪委书记：沈婵

所长：施小明　　副所长：徐东群　姚孝元

职业卫生与中毒控制所

党委书记：张雁　　纪委书记：寇子春

所长：孙新　　副所长：戴宇飞　张美辨

辐射防护与核安全医学所

党委书记：曹进华　　纪委书记：吕柯

所长：孙全富　　副所长：刘青杰

农村改水技术指导中心

副主任（主持工作）：张荣　　副主任：孙伯寅

妇幼保健中心

党委书记：张学清　　纪委书记兼副主任：王常合

副主任（主持工作）：李志新

挂靠单位领导

地方病控制中心

党委副书记兼主任：孙殿军 副主任：申红梅 杨保田

性病控制中心

主任：顾恒 副主任：陈祥生

麻风病控制中心

主任：顾恒 副主任：王洪生

结核病防治临床中心

党委书记：潘军华 党委副书记：庞宇

院长：李晓北 副院长：李亮 张宗德

鼠疫布氏菌病预防控制基地

主任：丛显斌 党委书记：周万军

副主任：宋静宇 邵奎东

儿少／学校卫生中心

主任：马军 副主任：马迎华 宋逸

精神卫生中心

主任：陆林 副主任：马弘 马宁

老年保健中心

主任：蔡剑平 副主任：孙亮 戴大鹏 刘昱东

院　士

侯云德（中国疾病预防控制中心病毒病预防控制所）
洪　涛（中国疾病预防控制中心病毒病预防控制所）
徐建国（中国疾病预防控制中心传染病预防控制所）
高　福（中国疾病预防控制中心）

第五部分 大事记

一月

1月4日，受国家卫生健康委卫生应急办公室委派，职业卫生所孙承业研究员、蒋绍锋副研究员赴浙江省衢州市处置巨化集团有限公司氟聚厂“1·4”中毒事故。

1月22日，国家发展和改革委员会正式批复中国疾病预防控制中心二期工程可行性研究报告。

1月26日，实验室管理处召开国家病原微生物资源保藏标准体系研讨会，相关领域20余位领导及专家参会。

1月27日，艾防中心发布《互联网+艾滋病干预工作指南（试行）》，指导全国各地将互联网与艾滋病干预工作有机融合，推进互联网时代艾滋病干预工作新模式，提高干预工作效率和效果。

1月28日，营养所召开国家重点研发计划“膳食营养评估与干预策略研究”项目启动会，承担单位营养所和9家参与单位共100余人参加了会议。

1月28日至2月28日，实验室管理处举办了实验室生物安全操作与污染风险监测线上培训班，共120余人参加了培训，培训班对“十二五”课题的研究成果开展了示范应用。

二　月

2月5日，寄生虫病所与江西省卫生健康委召开协作创新寄生虫（血吸虫）病防治工作第一轮总结会暨第二轮启动仪式。江西省卫生健康委曾传美一级巡视员、何晓军二级巡视员，血吸虫病地方病预防控制处谢建文处长，复旦大学夏志远教授，江西省寄生虫病防治研究所刘亦文所长、吴长明书记，寄生虫病所周晓农所长、李石柱副所长参加会议。

2月7日，由环境所带队研发的两种低温消毒剂配方在中国疾控中心官网公开发布，作为公共产品免费推广，国务院联防联控机制还发布了两种含氯低温消毒剂使用指引，两种低温消毒剂配方已获国家发明专利。

2月26日，中国疾控中心2021年第二次主任会会议讨论通过，同意在慢病中心成立“老年中心”，将老年健康领域的科学研究、公共卫生政策、健康生活方式、健康与慢病管理、社区康复等融为一体，有针对性地开展三级预防工作，降低或延缓老年期重点疾病的发生与发展，加强疾病管理与康复、预防失能失智、降低家庭与社会照料负担，促进和提高我国老年人群的整体健康水平。

三 月

3 月 2 日，艾防中心自主研发的抗 HIV-1 广谱中和抗体及其用途（broadly neutralizing antibodies against HIV-1 and thereof）专利获得美国专利商标局授权。

3 月 3 日，国家卫生健康委将寄生虫病所异地扩建工程项目建议书正式报国家发展和改革委员会审批。

3 月 25 日，全国艾滋病性病丙肝防治工作电视电话会议召开，贯彻落实 2020 年“世界艾滋病日”期间国务院领导同志对艾滋病防治工作重要批示精神和国务院防治艾滋病座谈会精神，总结“十三五”期间艾滋病、性病和丙肝防治工作，部署 2021 年重点工作任务。

3 月 29 日，国家热带病研究中心海南分中心在海南揭牌成立，海南省人民政府王路副省长、中国疾控中心高福主任、国家卫生健康委疾控局贺青华一级巡视员、国家卫生健康委科教司刘登峰监察专员、海南省卫生健康委周长强主任、中国疾控中心寄生虫病所周晓农所长共同揭牌。

3 月 31 日，受国家卫生健康委和中国疾控中心委派，环境所吕锡芳赴云南省瑞丽市开展疫情防控工作。

3 月 31 日，环境所党委书记王林一行 3 人赴四川省调研环境健康宣教活动开展情况，赴绵阳市安州区桑枣镇跳石村开展居民入户走访，并与村医进行现场交流，了解环境健康宣教工作的开展情况、问题与难点等。

3 月，中国疾控中心与巴基斯坦国立卫生研究院签署合作谅解备忘录。双方未来五年将在传染病、慢性病与伤害的监测与干预，实验室体系建设，公共卫生应急准备与循证决策技术等领域开展合作。

四　月

4 月 18 日至 23 日，卫生应急中心在贵州遵义组织开展了先遣队综合培训演练。

4 月 20 日，结核病患者关怀工作研讨会在四川成都召开，中国疾控中心和来自吉林、黑龙江、辽宁、上海、浙江、安徽、河南、江西、四川、重庆、福建、广东、贵州和青海 14 个省市的结核病防治机构的领导、专家代表共 40 余人参加了此次会议。

4 月 20 日至 22 日，实验室管理处在广州举办 2021 年第一期全国病原微生物运输管理培训班，共 100 人参加培训。

4 月 21 日至 22 日，全国耐药结核病防治工作研讨会在湖南省长沙市召开，来自全国 29 个省（自治区、直辖市）分管耐药防治工作的所长、科长、骨干共计 50 余人参加研讨会。

4 月 25 日，中国疾控中心关于应对新冠肺炎疫情提升公共卫生应急能力建设项目开工。

4 月 25 日，按照国家卫生健康委国际合作司安排，朝鲜驻华使馆一等秘书全昌真（Jon Chang Jin）等 3 人访问病毒病所，参观了病毒病所中心实验室，病毒病所向外宾介绍了新冠病毒变异株检测和鉴定方法。

4 月 25 日至 30 日，病毒病所开展以“织牢国家生物安全防护网，共建人类命运共同体”为主题的第十七届生物安全周活动，344 人注册了《生物安全证书》，179 人次进行了《BSL–3 生物安全培训证书》更新注册。

4 月 26 日，传染病所在山东泰安召开全国病媒生物监测工作会议，来自 31 个省（自治区、直辖市）和新疆生产建设兵团的 368 名代表现场参会，各地部分基层疾控中心 164 人线上参与，国家卫生健康委疾控局、中国疾控中心传染病管理处、传染病所安排人员出席了会议。

4 月至 8 月，慢病中心组织第六届“万步有约”健走激励大赛。全国共有 31 个省 620 个县区的 30 余万人参赛。本届大赛主办城市为山西省临汾市侯马市，并评选出甘肃省张掖市（甘州区）为第七届主办城市。

五 月

5月6日，中国疾控中心团委举办第八届“与信仰对话”主题团日活动，邀请中国疾控中心党委副书记、纪委书记严俊，国家援鄂中医队队长、东直门医院党委书记叶永安围绕青年理想信念和党史学习教育开展主题团课活动，200余名青年参加。

5月10日，实验室管理处与中国科学院微生物所续签战略合作框架协议。

5月10日至14日，辐射安全所在广东省深圳市举办了“放射性核素检测与风险评估培训班”。此次培训班还邀请了世界卫生组织和国际原子能机构的相关专家进行了线上授课。来自全国31个省（自治区、直辖市）和新疆生产建设兵团的省、市、县级疾控中心、职业病防治院（所）的95位学员参加了培训。

5月13日至14日，2021年全国营养工作会议召开。国家卫生健康委食品司领导和来自全国各省市疾控中心代表150余人参加了会议，对2021年营养重点工作、“十四五”期间营养工作推进等方面进行了充分讨论，增强了省市疾控中心间的沟通交流。

5月15日，传染病所媒介生物控制室在世界卫生组织良好实验室规范（GLP）能力建设项目支持下，通过加拿大标准委员会（SCC）认证，成为中国首个通过经合组织GLP认证的公共卫生杀虫产品药效评价实验室。

5月18日，中国疾控中心作为主任委员单位在北京组织召开了全国公共卫生与预防医学名词编写工作启动会，完成《全国公共卫生与预防医学名词编订与审定工作方案》。

5月18日至28日，传染病所派遣专家赴云南省大理州漾濞县对“5·18”地震进行灾区卫生应急救治，并进行地震鼠疫防控评估和灾后处置工作。

5月20日至21日，实验室管理处与中国动物疫病预防控制中心、中国人民解放军军事医学科学院等单位在重庆联合举办了全国病原微生物实验室生物安全战略研究和培训交流会，业内共150余人参加。

5月21日，云南省大理州漾濞县发生6.4级地震，5月22日，青海省果洛州玛多县发生7.4级地震。中国疾控中心启动三级响应，紧急派出6名专家赴地震灾区协助开展灾后卫生防病工作。

5月25日至28日，全球公卫中心以网络形式开展面向非洲、亚洲、拉丁美洲国家的“2021年网上援外分子诊断与病原核酸检测及分子疫苗技术培训”，60名“一带一路”国家公共卫生实验室专业技术人员与30名中国同行参加。

5月26日，在国家卫生健康委规划司与世界卫生组织驻华代表处联合举办的世界无烟日媒体发布会上，控烟办发布了“中国戒烟平台”微信小程序。

5月27日至28日，健康传播中心在南宁市召开2020中国健康科普大赛总结会暨2021中国健康科普大赛启动会，并同期举办健康科普训练营。

5月28日，经国家卫生健康委批准，首次在中国疾控中心网站公开发布我国新冠病毒疫苗预防接种不良反应监测信息概况及解读报告，国家药品不良反应监测中心在官网同步发布。

5月29日至30日，实验室管理处在苏州市举办后疫情时代生物安全高端论坛暨第二届全国生物资源管理与利用学术研讨会，来自国家卫生健康委、科技部、国家自然科学基金委员会等相关主管部门领导，以及疾控、科研、临床等机构的国内该领域院士和知名专家共计500余人参加了此次学术研讨会。

5月31日，控烟办与秦皇岛市共同承办2021年世界无烟日宣传活动，中国疾控中心严俊书记介绍了控烟办为推进全国党政机关建设提供的技术支持工作，公布了2021年无烟党政机关省级自评结果。

六 月

6月1日，传染病所病媒生物博物馆正式开馆，中国疾控中心、传染病所、中华预防医学会、中国生态学学会和中国卫生有害生物防制协会等单位的领导和代表参加了开馆仪式。病媒生物博物馆已经申获“中华预防医学会健康科普基地”。

6月10日，国家疾病预防控制局副局长、中国工程院院士沈洪兵莅临辐射安全所巡回调研指导党史学习教育。中国疾控中心党委副书记、纪委书记严俊等4人陪同，辐射安全所领导班子成员和党委、纪委委员，党史学习教育领导小组成员及在职党支部书记参加了调研活动。

6月16日至19日，中国疾控中心团委开展第六届“青年专家走基层”暨“走基层·阳原行”活动，61名青年志愿者以“健康知识进农村、进校园”为主题在河北省阳原县两所学校讲授健康课程140课时，累计培训2 600名学生。

6月17日至18日，全国省级妇幼保健机构妇女保健部主任工作会议暨培训班在京召开，国家卫生健康委妇幼司妇女卫生处处长徐晓超、妇幼保健中心副主任李志新出席了开幕式并讲话，各省（自治区、直辖市）、计划单列市妇幼保健机构妇女保健部主要负责同志约80余人应邀参加会议。

6月22日，重大传染病防控项目全国病媒生物监测纳入中央财政支持。在中央财政的大力支持下，病媒生物监测点已覆盖全国所有省份，病媒生物生态学、抗药性和病原学“三位一体”监测网络全面展开，其中生态学监测点1 165个（含媒介伊蚊监测点）、抗药性监测点113个、病原学监测点375个，为构建多点触发的媒介生物传染病监测预警平台建设及媒介生物可持续控制奠定了基础。

6月30日，世界卫生组织宣布中国获得消除疟疾认证。

七　月

7月2日，中国疾控中心召开第七届学位评定委员会第一次会议，审定授予32名研究生博士学位、71名研究生硕士学位、59名研究生公共卫生硕士专业学位。经公示，增选博士研究生导师11人、硕士研究生导师19人、公共卫生硕士导师19人。评选优秀博士学位论文7篇。

7月5日，中国疾控中心作为理事单位加入中关村国基条件科技资源共享服务创新联盟。

7月6日，全国结核病防治工作会议在北京召开。国家卫生健康委疾控局副局长周宇辉、中国疾控中心副主任刘剑君等领导出席会议开幕式。全国31个省（自治区、直辖市）及新疆生产建设兵团疾控中心（结核病防治所）分管主任和结防科长，省级结核病定点医院分管院长和结核病诊疗负责人，计划单列市疾控中心分管主任和结防科长、定点医院院长及“三区三州”疾控中心（结核病防治所）分管主任和结防科长等共计190余人参会。

7月6日，中国疾控中心举办庆祝中国共产党成立100周年暨“回首百年守初心　奋进启航新征程”主题党日活动。

7月14日至15日，艾防中心在吉林省长春市召开全国艾滋病和丙肝防治重点工作推进会，总结和交流艾滋病、丙肝防治工作经验，推动艾滋病、丙肝防治工作在“十四五”开局之年深入开展。

7月14日至16日，环境所在湖北省武汉市举办2021年度全国公共场所健康危害因素监测项目技术培训班，来自全国31个省（自治区、直辖市）及新疆生产建设兵团共220余人参加了本次培训。

7月21日至30日，传染病所派遣专家赴河南省执行暴雨自然灾害重灾区救灾任务，并就地指导现场卫生防病与新冠肺炎防疫。

7月27日，由国家卫生健康委妇幼司主办，联合国儿童基金会驻华办事处支持，妇幼保健中心、中国红十字基金会爱婴医院发展基金、健康报社承办的2021年世界母乳喂养周主题宣传活动在北京举行。

7月28日至29日，受国务院防治艾滋病工作委员会办公室委托，艾防中心在四川省凉山州西昌市组织召开了凉山州艾滋病防治攻坚典型经验交流推广会，来自全国12个重点省份的卫生健康委/防艾办和疾控中心、医疗机构、妇幼机构的52名代表参加会议，并赴凉山州疾控中心、第一医院和妇幼保健计划生育服务中心实地考察交流。

八　月

8 月 10 日，在国家卫生健康委应急指挥中心主会场举办新型冠状病毒肺炎疫情防控培训班，各省（自治区、直辖市）及新疆生产建设兵团卫生健康委、疾控中心及有视频连线条件的市、县（区）级相关人员收看培训实况并进行学习。此外，中国疾控中心通过在钉钉平台观看直播的方式组织本单位专业人员集中参加视频培训。

8 月 24 日，中国疾控中心成立重大活动保障专家组，该专家组由 51 位具有高级职称的专家组成，专业领域覆盖传染病控制、病原微生物检测、病媒生物控制、消毒与防护、环境卫生、急性中毒控制、免疫规划、卫生应急等。

九　月

9 月 1 日，全民健康生活方式行动国家行动办公室联合多个学术机构、高校和社会团体共同发布“三好”促健康联合倡议，倡导儿童青少年主动养成健康生活方式，做到饮食好、运动好、睡眠好，助力健康中国建设。

9 月 17 日，国家卫生健康委核事故医学应急中心联合内蒙古自治区卫生健康委、内蒙古自治区综合疾控中心、包头市卫生健康委、包头市疾控中心、包头市肿瘤医院、北京大学第三医院等单位，在内蒙古自治区包头市举行“核卫 –2021”核事故卫生应急演练。在专家的指导下，各单位的应急队员和群众演员等 120 余人参加了演练。

9 月，慢病中心在湖北省武汉市组织召开全国死因监测培训班，采用线上线下相结合的方式进行，共培训约 2 万人。

十 月

10月11日至13日，传染病所成功协同举办了“2021年全国流行病学学术会议暨《中华流行病学杂志》创刊40周年纪念会”，会议主题为“迎接新挑战，启航新征程”。来自全国31个省（自治区、直辖市）的近600名代表参会。

10月12日至13日，实验室管理处在盘锦市组织召开了全国疾控系统检验检测机构资质认定管理培训班暨实验室质量管理研讨会，全国部分省（自治区、直辖市）实验室质量管理负责人共40余人参加了研讨。

10月15日至16日，环境所承办的以“建设健康环境，确保美好未来”为主题的第三届中国环境与健康大会（CCEH 2021）在成都市举行，100多家高校、科研院所和疾控机构等单位的180余位环境与健康领域知名专家受邀参会。

10月15日至17日，第三届中国疫苗学培训在昆山杜克大学（苏州）举办，中国疾控中心全程参与前期启动准备、研讨会、会务、技术支持等相关工作。

10月15日和22日，援塞拉利昂固定生物安全实验室第三期技术援助项目第二批专家组郑灿军等5人分两批奔赴塞拉利昂，开始为期14个月的技术援助任务。

10月19日，营养所在甘肃省兰州市召开合理膳食行动和国民营养计划落实全国推进会，国家卫生健康委食品司、甘肃省卫生健康委领导，以及来自全国各省（自治区、直辖市）、计划单列市疾控中心代表及特邀代表100余人参加了会议。

10月19日至20日，中国疾控中心与俄罗斯合作伙伴共同举办了第四届中俄传染病研讨会。中俄传染病防控领域的17位专家就新冠肺炎、流感、结核病和艾滋病等领域的最新科研发现和防控经验进行了交流。

10月21日至22日，艾防中心采用线上视频会议的方式举办中国–东南亚国家艾滋病防治南南合作技术交流活动、中国–非洲国家艾滋病防治南南合作技术交流活动，会议交流了各国艾滋病防控工作最新进展和最佳实践，促进各区域艾滋病防控合作。

10月22日，上海交通大学医学院–国家热带病研究中心全球健康学院、寄生虫病所和老挝热带病与公共卫生研究所共建的上海市“科技创新行动计划”热带病防治澜湄联合实验室揭牌成立。

10月，艾滋病疫苗（核酸与重组天坛痘苗联合使用）不同免疫程序比较的Ⅱa期临床试验顺利完成，受试者按试验计划完成了疫苗接种和临床随访。根据试验结果将筛选出最佳免疫程序，为我国自主研发的艾滋病疫苗进入Ⅲ期临床试验奠定基础，促进我国艾滋病疫苗研究走向国际。

十 一 月

11 月 4 日，《环境所发展规划（2021—2025 年）》正式发布，此规划将引领环境所下一阶段的发展方向和目标。

11 月 12 日，“全球公共卫生应对与挑战——全健康与热带病防控论坛”在海口举办。

11 月 18 日，由全球公卫中心主办、卫生应急中心和外事处等协办的“东盟 10+3 国家公共卫生应急桌面演练”在线举办，来自东盟秘书处、泰国、新加坡、马来西亚、印度尼西亚、文莱、菲律宾、柬埔寨、缅甸、韩国、中国的 77 人参加。

11 月 18 日，“扩大认知　遏制耐药”提高抗微生物药物认识周活动启动仪式举行。

11 月 22 日，艾防中心在北京举办艾滋病发现 40 周年学术交流会，回顾了艾滋病发现以来的防控历史，分享了艾滋病病原学、疫苗及检测技术、治疗、干预、国际战略等方面的进展和最佳实践，有关国际国内机构、组织、部门及部分地区的领导和专家通过视频参会。

11 月 23 日，中国疾控中心关于应对新冠肺炎疫情提升公共卫生应急能力建设项目竣工验收。

11 月 25 日，艾防中心发布《艾滋病自愿咨询检测工作指南（2021 版）》，该指南更新了检测模式，增加了检测和暴露前后预防等新型干预相结合的内容，为今后更加高效地开展艾滋病自愿咨询检测工作提供支撑。

11 月，全球公卫中心牵头研发的全球疫情数据分析和风险评估平台上线。平台服务于全国疾控系统、政府机构和科研院所的工作人员，提供及时、公开、透明、有效的全球公共卫生信息，以数据智能辅助全球疫情防控决策。

11 月，实验动物中心 ABSL–3 实验室（8 个核心工作间）项目工程建设竣工，并取得合格验收报告，具备试运行能力。

十 二 月

12 月 1 日，第 34 个“世界艾滋病日”主题宣传暨艾滋病常态化宣传教育“五进”扩展年活动在北京举行，国务院副总理、国务院防治艾滋病工作委员会主任孙春兰出席活动并发表重要讲话。中国疾控中心艾防中心发布了“进社区”“进企业”“进医院”“进校园”“进家庭”防艾宣传视频和艾滋病监测知识系列动画片《伴侣检测为爱防“艾”》，并与教育部全国学校预防艾滋病教育专家组联合发布了《青年学生预防艾滋病宣传教育核心信息（2021 版）》。

12 月 6 日，控烟办启动“戒烟 1+N”行动，与微博平台合作开展“#28 天戒烟挑战 #”活动，帮助吸烟者参与到戒烟行动中，鼓励更多的人支持并帮助他人戒烟。

12 月 8 日，实验室管理处顺利完成国家卫生健康委、国家发展和改革委员会《新冠肺炎疫情提升公共卫生应急能力建设方案》国家病原微生物保藏库保藏体系能力建设与提升项目验收。

12 月 9 日，中国疾控中心与蒙古国国家传染病研究中心签署合作谅解备忘录，双方在未来五年将在传染病监测与防控、现场流行病学培训与健康促进、免疫研究与疫苗研发、卫生应急准备和响应、实验室建设等领域开展合作。

12 月 9 日至 10 日，第十五届中日韩传染病论坛暨合作研讨会以视频会议形式在线召开。中日韩三国专家就新冠病毒疫苗接种与抗生素耐药领域的最新研究发现和防控工作进展，以及 2020 年东京奥运会与残奥会期间新冠肺炎疫情监测和防控策略及措施进行了探讨。

12 月 21 日，寄生虫病所异地扩建工程项目获得上海市奉贤区规划和自然资源局颁发的《建设项目用地预审与选址意见书》和《规划土地意见书》。

12 月 24 日至 30 日，第七届学位评定委员会全体委员经线上审核、评议，审定授予 7 名研究生博士学位、1 名研究生硕士学位、1 名研究生公共卫生硕士专业学位，审定转入 1 人硕士研究生导师资格。

12 月 30 日，中国疾控中心关于应对新冠肺炎疫情提升公共卫生应急能力建设项目《环境影响报告书》获北京市生态环境局审批。

1—12 月，在国家卫生健康委疾控局的领导下，慢病中心通过材料复核、线上线下结合等方式组织完成对 125 个第三批国家级慢性病综合防控示范区的复审工作。

第六部分

附　　录

科研成果获奖

中华医学科技奖三等奖

1．巴贝虫病、疟疾等重要媒传疾病早诊、溯源和防控技术创新与应用

——中国疾病预防控制中心寄生虫病预防控制所

周晓农、王　恒、郑　直、陈家旭、周金林、胡　薇、陈木新、程训佳

2．中国艾滋病抗病毒治疗关键技术研究与应用

——中国疾病预防控制中心性病艾滋病预防控制中心

张福杰、刘中夫、赵红心、马　烨、豆智慧、张　彤、蔡卫平、孙永涛

中华预防医学会科学技术奖一等奖

三氯乙烯药疹样皮炎的发现、病因及防治研究

——中国疾病预防控制中心职业卫生与中毒控制所

戴宇飞、郑玉新、黄汉林、李来玉、黄先青、李海山、夏丽华、贾　强、周　伟、段化伟、黄永顺、牛　勇、易　娟、沈美丽、陈慈珊

中华预防医学会科学技术奖二等奖

1. 人朊病毒病流行特征和脑损伤分子机理研究

——中国疾病预防控制中心病毒病预防控制所

董小平、石　琦、陈　操、高　晨、周　伟、肖　康、韩　俊、张　瑾、王　晶、高利萍、王吉春、许　尹、郭燕军、陈利娜、王　荟

2. 空气污染健康影响监测与风险评估技术及应用

——中国疾病预防控制中心环境与健康相关产品安全所

徐东群、徐东刚、杨　旭、王　秦、陈明清、夏文戎、邢微微、徐春雨、韩京秀、刘　悦

3. 我国艾滋病“治疗即预防”核心策略的关键技术研究与应用

——中国疾病预防控制中心性病艾滋病预防控制中心

张福杰、刘中夫、马　烨、赵红心、赵　燕、张　彤、蔡卫平、孙永涛、肖　江、豆智慧

中华预防医学会科学技术奖三等奖

1. 布鲁氏菌病快速诊断及溯源关键技术建立与应用

——中国疾病预防控制中心传染病预防控制所

姜　海、赵鸿雁、肖　迪、崔步云、田国忠、朴东日、张　雯、田莉莉

2. 中国蘑菇中毒防控技术体系构建及应用研究

——中国疾病预防控制中心职业卫生与中毒控制所

孙承业、杨祝良、陈作红、余成敏、闵向东、邓旺秋、图力古尔、李海蛟

3. 基于医疗机构的全国伤害监测体系构建与应用推广研究

——中国疾病预防控制中心慢性非传染性疾病预防控制中心

段蕾蕾、吴　凡、王临虹、吴　静、汪　媛、邓　晓、叶鹏鹏、耳玉亮

4. 中国人群血脂规范化监测、营养干预及管理关键技术研究与应用

——中国疾病预防控制中心营养与健康所

张　坚、赵文华、徐　健、宋鹏坤、满青青、倪文庆、贾珊珊、王春荣

5. 创新型艾滋病传递检测关键技术研究及推广应用

——中国疾病预防控制中心性病艾滋病预防控制中心

蒋　岩、戚本昊、韩孟杰、张林琦、吕　毅、卢红艳、姚　均、金　聪

6. 巴贝虫病、疟疾等重要媒传疾病早诊、溯源和防控技术创新与应用

——中国疾病预防控制中心寄生虫病预防控制所

周晓农、王　恒、郑　直、陈家旭、周金林、胡　薇、陈木新、程训佳

获奖成果摘要

中华医学科技奖三等奖

巴贝虫病、疟疾等重要媒传疾病早诊、溯源和防控技术创新与应用

——中国疾病预防控制中心寄生虫病预防控制所

周晓农、王 恒、郑 直、陈家旭、周金林、胡 薇、陈木新、程训佳

疟疾、巴贝虫病是我国重点防治的重大媒传原虫病，疟疾属严重危害我国人民健康的乙类法定传染病，其中输入性恶性疟呈逐年增多趋势，常有非洲回归人员因患恶性疟死亡的相关报告。蜱是传播巴贝虫和多种细菌、病毒的重要传播媒介，近年有关“蜱虫病”的暴发、蜱虫“咬死”人的报道屡见不鲜，人们可谓“谈蜱色变”。在经济贸易日益开放的今天，巴贝虫病和输入性疟疾等媒传原虫病的报告病例频繁发生，严重威胁着我国人民的身体健康。因此，研发快速、敏感、高通量检测媒传原虫病病原及相关防控技术尤为迫切。该项目联合多单位、多学科攻关，取得了重要成果，部分技术有重大突破。项目主要成果包括：①筛选有效生物标识分子；②研发早诊试剂盒；③建立溯源新技术；④研制监测新工具；⑤构建防控网络；⑥形成国际先进技术标准和队伍。

该项目成果已在云南等 8 个省推广应用，创建的我国最大血液原虫病检测和监测技术平台为疾病防控、科研教学、进出口检疫、食品安全风险监测等多个领域提供了技术支撑体系。该平台为基层开展大规模、大样本监测工作提供了新手段，为我国重大血液原虫病传播阻断及疟疾消除目标的实现发挥了不可或缺的作用，取得了显著的社会和经济效益。

中国艾滋病抗病毒治疗关键技术研究与应用

——中国疾病预防控制中心性病艾滋病预防控制中心

张福杰、刘中夫、赵红心、马 烨、豆智慧、张 彤、蔡卫平、孙永涛

2000 年以来，为进一步降低艾滋病的危害，课题团队按照“治疗即预防”的核心策略，探索关键技术和解决问题的方法，降低生物学传播风险，在临床医学、公共卫生、社会学等层面发挥抗反转录病毒药物在多维度的积极作用。课题团队首先提出科学问题，开展系列研究，从治疗预防死亡、治疗预防机会性感染 / 肿瘤、治疗预防免疫缺陷三个方面系统性地开展“治疗即预防”研究工作，探索关键技术和解决问题的方法，将科学研究得到的科研成果及论文转化为技术指南、国家政策，最后将其作为全国实施的策略进行推广，作为降低艾滋病病死率及发病率的重要手段。

课题团队秉承“治疗即预防”的技术理念，从艾滋病抗病毒治疗策略、机会性感染和肿瘤的诊断、信息监测系统的建立及治疗后的免疫重建规律四个方面探索了适宜我国医疗救治的新技术和新策略，分类指导并推广，起到了积极的预防效果，包括挽救了患者生命、提高了生活质量、延长了预期寿命、有效降低了生物学风险，减少了HIV的传播。

中华预防医学会科学技术奖一等奖

三氯乙烯药疹样皮炎的发现、病因及防治研究

——中国疾病预防控制中心职业卫生与中毒控制所

戴宇飞、郑玉新、黄汉林、李来玉、黄先青、李海山、夏丽华、贾　强、周　伟、段化伟、黄永顺、牛　勇、易　娟、沈美丽、陈慈珊

随着中国制造业的兴起，三氯乙烯作为一种优良的物品表面去污剂在工业中大量使用，在促进经济发展的同时，也带来了环境污染和健康危害。典型病例是三氯乙烯药疹样皮炎，以严重的全身性皮肤损害和肝损害为主要临床表现，病死率高达50%，引起工人和社会的恐慌，被列为中华人民共和国成立以来不明原因突发公共卫生事件之一。该项目针对这一中国特有的职业卫生新问题，独立自主开展了系统性的研究工作，解析了疾病的环境和遗传病因，制定了国家诊断标准，研制出有效的临床救治方案，深入阐述了发病机制，研究成果写入了教科书，提出了疾病综合防治策略，在全国进行推广应用，有效控制了发病人数，病死率从50%下降到7%左右，解决了职业病防治的技术瓶颈，实现了“从0到1”的突破。

项目团队在国内率先构建“现场－实验室－临床”相结合的职业病研究模式，对未知疾病的防治和研究具有示范效应；发现并命名的三氯乙烯药疹样皮炎这一新的职业病种类被国际劳工组织采纳，提升了国际影响力；提出了三氯乙烯药疹样皮炎发生的环境－基因交互作用模式，具有重要的理论创新；对全球应用广泛的工业化学物三氯乙烯，完善了毒性作用证据链，为中国及其他国家的环境污染治理提供了科学依据。

中华预防医学会科学技术奖二等奖

人朊病毒病流行特征和脑损伤分子机理研究

——中国疾病预防控制中心病毒病预防控制所

董小平、石　琦、陈　操、高　晨、周　伟、肖　康、韩　俊、张　瑾、王　晶、高利萍、王吉春、许　尹、郭燕军、陈利娜、王　荟

本研究系统准确阐述了中国人朊病毒病特征，显著提升了我国人朊病毒病的诊断识

别处置能力，系统准确阐述了我国散发型朊病毒病流行、临床和实验室特征；首次在中国人群中发现诊断了 19 种不同突变基因类型的遗传型朊病毒病，其中 1 种为国际首次发现；首次阐述了中国人遗传型朊病毒病 PRNP 基因突变构成谱的独特性，不仅不同于欧美人群，也显著有别于日本、韩国人群。T188K 突变为我国最多见的突变类型，在世界其他国家和地区罕有报道，而 E196A突变则为国际首次发现。本研究以朊病毒感染致中枢神经损伤为切入点，系统阐明了感染后中枢神经系统细胞损伤和病理形成分子机制创立朊病毒的 PMCA 和 RT–QuIC 实验技术平台、朊病毒感染细胞和动物模型平台、神经组织病理技术平台等，以及国际上首次发现自噬参与了朊病毒感染和发病过程。

空气污染健康影响监测与风险评估技术及应用

——中国疾病预防控制中心环境与健康相关产品安全所

徐东群、徐东刚、杨　旭、王　秦、陈明清、夏文戎、邢微微、徐春雨、韩京秀、刘　悦

本项目构建了从监测和评价指标的筛选、创建信息系统实现多源数据整合及数据质量控制，到建立基于效应机制的健康风险评估方法的全链条技术体系，开发了“雾霾天气人群健康影响综合信息平台”和“空气污染人群健康影响监测数据清理审核工具包软件”，将其转化应用于覆盖全国 31 个省 84 个城市 164 个监测点的国家卫生健康委“空气污染（雾霾）对人群健康影响监测与防护”基本公共卫生服务项目。本项目阐明了我国典型室内外空气污染物暴露对气道和血管损伤的分子机制，为筛选空气污染健康影响监测指标、评估空气污染的暴露及健康影响提供了科学、系统的生物学证据。本项目综合了建筑物特征、渗透系数、人群 24 小时活动模式及微环境空气污染物浓度，建立了精确评估 $PM_{2.5}$ 个体暴露的评估模型，通过系统集成形成了基于效应机制的健康风险评估方法，制定了国家首个卫生行业标准《大气污染人群健康风险评估技术规范》（WS/T 666—2019），推动了大气污染对人群健康风险评估工作的广泛开展，促进了相关标准的立项。本项目提供了我国急需的空气污染健康风险评估的关键技术及方法，也为国际相关领域的应用提供了重要借鉴，不仅对行业科技进步具有引领作用，加强了空气污染与健康领域监测、调查、评估的学科建设、体系建设和人才培养，推动了多行业多部门的协调工作机制，而且进行了广泛的推广应用，取得了显著的社会效益。本项目为大气污染防治相关政策的制定、环境空气质量标准的修订，以及有针对性的人群防护措施的实施提供了科学依据，对推动建立风险评估制度、加强环境健康风险管理、降低空气污染的归因疾病负担、保护人群健康作出重要贡献。

我国艾滋病"治疗即预防"核心策略的关键技术研究与应用

——中国疾病预防控制中心性病艾滋病预防控制中心

张福杰、刘中夫、马　烨、赵红心、赵　燕、张　彤、蔡卫平、孙永涛、肖　江、豆智慧

课题团队作为我国艾滋病抗病毒治疗最早期的专业团队，自2000年以来，以"治疗即预防"为核心策略，重点围绕预防新发感染和降低病死率为主攻方向，以重点地区和重点人群为主要目标，积极探索关键技术和解决核心问题的路径，在疾病控制、公共卫生与临床医学相结合方面最早探索出一条"医防融合"的中国艾防之路，并在其他疾病预防控制中得以推广应用，实现多病共防。在临床研究方面，课题团队重点探索并总结提炼出成人治疗策略和儿童治疗路径，并将科研成果及论文转化为国家防治政策策略、防治技术指南（如"四免一关怀"）在全国推广，实现了艾滋病病死率持续下降和持续保持我国艾滋病低水平流行的目标。

中华预防医学会科学技术奖三等奖

布鲁氏菌病快速诊断及溯源关键技术建立与应用

——中国疾病预防控制中心传染病预防控制所

姜　海、赵鸿雁、肖　迪、崔步云、田国忠、朴东日、张　雯、田莉莉

布鲁氏菌病（简称布病）临床症状和体征极不典型，在诊疗过程中易造成误诊和漏诊，急性期如不及时诊断极易发展为慢性期，疾病负担急剧增加。而诊断试剂没有注册证号，已成为阻碍临床机构使用其作为诊断布病的瓶颈。项目组率先获得了具有我国知识产权的虎红平板凝集法、试管凝集法和胶体金法注册证批号，并获得发明专利1项，补齐了该领域的短板，为布病防控提供了快速有效的检测手段，成为我国布病防控事业的里程碑事件。

我国现行使用的布鲁氏菌活疫苗S2株，免疫后产生的抗体与自然感染野毒株产生的抗体难以鉴别，必然导致一些自然感染的病畜逃避检疫，使患病动物长期存在，对牛羊和人类的安全长期构成威胁。因此，我国很难实行布病的检疫、扑杀、净化的防控规程。寻找布鲁氏菌疫苗免疫与自然感染的鉴别诊断方法，一直是布病诊断学研究的热点和难点。项目组基于全基因组测序，通过对国内外332株代表菌株和疫苗株S2进行系统分析，发现了鉴别疫苗株S2和野毒株的SNP位点，首次成功建立疫苗株S2与野毒株感染快速鉴别诊断的RT–PCR方法，已获得发明专利1项，解决了菌株溯源的关键技术难题；基于质谱技术，首次开发了基于人血清的质谱布鲁氏菌疫苗株感染及野毒株感染甄别技术，已获得发明专利2项，解决了自然感染和疫苗感染抗体鉴别诊断的关键技术难题，为布病突

发事件应急处置提供了关键技术支撑。

传染源追踪调查已成为布病预防控制面临的热点问题。项目组利用 MLST 和 MLVA 基因分型等方法系统地对跨越 60 年、不同疫区、不同宿主来源的 600 株流行株大尺度进行遗传特征分析，创建了中国最完善流行菌株的病原特征数据库，阐明了菌株的进化特征和可能的传播路线，已获得发明专利 1 项。基于病原的溯源关键技术已在全国布病监测系统广泛应用，为疫情研判、溯源调查及生物安全防御提供了重要的基础数据支撑。

总之，本项目创建的技术体系解决了布病防控现有的技术难题，在重大疫病防控领域具有广阔的应用前景，具有显著的社会效益和经济效益。

中国蘑菇中毒防控技术体系构建及应用研究

——中国疾病预防控制中心职业卫生与中毒控制所

孙承业、杨祝良、陈作红、余成敏、闵向东、邓旺秋、图力古尔、李海蛟

监测数据显示，蘑菇中毒在我国突发公共卫生事件报告系统、食源性疾病监测系统和伤害监测系统数据分析中均排在食物中毒类疾病死亡人数的第一位。在过去的二十年里，中国疾病预防控制中心职业卫生与中毒控制所牵头，针对蘑菇中毒防控中的突出问题开展基础应用和防控研究，逐步构建起了由预防和医疗、蘑菇生物学、分析化学等多机构的专家构成，与防治实践结合密切的防控技术体系，建立起了上下联动、相互配合的蘑菇中毒防控网络工作模式，打造了首个预防蘑菇中毒防控交流平台，持续开展蘑菇中毒事件和病例的流行病学调查、发病机制、临床分型、诊疗技术评价、物种鉴定、毒素检测、毒素基因分析等系列研究工作，开发了系列科普产品，提升了我国蘑菇中毒科研、防控和诊疗水平。相关成果不断推广应用，有效降低了重点地区蘑菇中毒发病率，明显提高了蘑菇中毒事件病因查明率和抢救成功率，使我国蘑菇中毒科研、防控和诊疗水平达到国际领先水平，为保卫人民健康、实现健康中国作出重大贡献。

基于医疗机构的全国伤害监测体系构建与应用推广研究

——中国疾病预防控制中心慢性非传染性疾病预防控制中心

段蕾蕾、吴　凡、王临虹、吴　静、汪　媛、邓　晓、叶鹏鹏、耳玉亮

伤害是我国人群的第五位死亡原因、1 ~ 44 岁人群的第一位死亡原因。为全面掌握我国伤害的流行特征、变化趋势和疾病负担，明确我国重点伤害类型和脆弱人群及相关影响因素，客观评价我国伤害防控研究项目和政策实施效果，研究团队以世界卫生组织《伤害监测指南》为指导，借鉴发达国家伤害监测系统构建经验，采用文献回归、专家咨询和可行性研究等方法，研究并构建了以医疗机构为基础的伤害监测内容和监测指标体系，搭建了多层次的监测信息管理平台和数据质量控制体系，运用多阶段分层概率抽样方法确定了监测医疗机构，并通过数据模拟研究明确了适用于不同等级、门诊 / 急诊规模的医疗卫生

机构监测信息漏报估算方法，建成了中国首个以医疗机构为基础的伤害监测体系，并具备全国医疗机构的代表性。

全国伤害监测体系的构建填补了我国非致死性伤害数据收集的空白，为完善我国伤害防控工作证据体系奠定了基础。全国伤害监测系统收集的信息为确定我国伤害防控优先领域提供了依据，为开展伤害防控干预实践研究工作提供了基础，实现了部门间数据共享和科研合作，推动了中国伤害防控研究的发展，对提高政府、社会和公众对相关领域的关注和意识发挥了重要作用，为近二十年中国伤害疾病负担下降 40% 作出重要贡献。

中国人群血脂规范化监测、营养干预及管理关键技术研究与应用

——中国疾病预防控制中心营养与健康所

张　坚、赵文华、徐　健、宋鹏坤、满青青、倪文庆、贾珊珊、王春荣

血脂是评价心脑血管病风险和控制效果的重要指标，但其干预和管理却相对落后。21 世纪初，我国尚无全国代表性的人群血脂谱数据，项目组通过对血液样本现场采集与处理、冷链运输、样本库信息管理、实验室检测、质量控制等关键环节进行筛选、论证、应用验证和优化，建立了用于大型流行病学研究的血脂规范化监测技术体系，于 2002 年首次获得有全国代表性的 9.4 万人血脂数据，为《中国成人血脂异常防治指南》（2007 版、2016 版）和《中国防治慢性病中长期规划（2017—2025 年）》的制定提供了重要数据支撑。

自 2005 年以来，项目组采用人群随机对照试验方法，开展了基于食物的营养干预关键技术系列研究，证明了针对居民膳食特点，用部分全谷类食物（燕麦）替代等量精制主食、海水鱼替代等量畜禽肉可显著降低血脂异常者血清总胆固醇、甘油三酯水平，为开展我国人群膳食指导和血脂管理提供了有力的科学证据。同时，项目组从 2013 年起，在深圳市开展了为期一年的实证研究，证明将血脂管理融入现有高血压、糖尿病患者管理具有“2+1 ＞ 3”的效果，促成了深圳市部分区将血脂检测纳入基本公共卫生服务——高血压、糖尿病患者健康管理，被国家卫生健康委疾控局收入《中国慢性病防治最佳实践特色案例》，进行推广应用。

创新型艾滋病传递检测关键技术研究及推广应用

——中国疾病预防控制中心性病艾滋病预防控制中心

蒋　岩、戚本昊、韩孟杰、张林琦、吕　毅、卢红艳、姚　均、金　聪

为推动 HIV 感染者的检测发现，解决其担心隐私暴露而不愿到机构检测的瓶颈问题，项目组创新性建立了 HIV 匿名自我采样传递检测新策略，即个人自我采集样品后匿名传递到专业实验室检测，经互联网查询结果并获得后续服务。这种新型检测策略不仅可高度保护个人隐私，还实现了无创采样和专业检测。

本项目主要成果包括：①研发高敏感性、高特异性的尿液 HIV 抗体酶联免疫检测试剂，获国家药品监督管理局批准。②研制发明的尿液样本一体化采集器可实现样本无创采集、固态存储和常温运输，获国家发明专利。③创建匿名自我采样传递检测策略，利用无线移动 HIV 检测服务综合信息系统，可有效实现传递检测结果的录入、查询、咨询和后续转介服务。④建立匿名自我采样传递检测策略的全流程技术标准和质控体系，保证了全国规模推广后的检测质量。⑤经多中心多人群的现场验证，自我采样匿名传递检测模式具有良好的可接受性、可及性和有效性，促进了高危人群主动检测。

该项目的研究成果填补了国内空白，为国内首创、国际先进，直接促进了国家艾滋病防治相关政策的制定，被纳入国家卫生健康委等十部门联合下发的《遏制艾滋病传播实施方案（2019—2022 年）》及《教育部办公厅　国家卫生健康委办公厅关于切实加强新时代学校预防艾滋病教育工作的通知》等重要政策文件，为促进艾滋病检测提供了创新手段。研究成果也为全球艾滋病检测发现提供了新型技术和策略，在国际上得到高度认可和广泛好评，具有重大应用价值。

巴贝虫病、疟疾等重要媒传疾病早诊、溯源和防控技术创新与应用

——中国疾病预防控制中心寄生虫病预防控制所

周晓农、王　恒、郑　直、陈家旭、周金林、胡　薇、陈木新、程训佳

疟疾、巴贝虫病是我国重点防治的重大媒传原虫病，疟疾属严重危害我国人民健康的乙类法定传染病，其中输入性恶性疟呈逐年增多趋势，常有非洲回归人员因患恶性疟而死亡的相关报告。蜱是传播巴贝虫和多种细菌、病毒的重要传播媒介，近年有关“蜱虫病”的暴发、蜱虫“咬死”人的报道屡见不鲜，人们可谓“谈蜱色变”。在经济贸易日益开放的今天，巴贝虫病和输入性疟疾等媒传原虫病的报告病例频繁发生，严重威胁着我国人民的身体健康。因此，研发快速、敏感、高通量检测媒传原虫病病原及相关防控技术尤为迫切。该项目联合多单位、多学科攻关，取得了重要成果，部分技术有重大突破。项目主要成果包括：①筛选有效生物标识分子；②研发早诊试剂盒；③建立溯源新技术；④研制监测新工具；⑤构建防控网络；⑥形成国际先进技术标准和队伍。

该项目成果已在云南等 8 个省推广应用，创建的我国最大血液原虫病检测和监测技术平台为疾病防控、科研教学、进出口检疫、食品安全风险监测等多个领域提供了技术支撑体系。该平台为基层开展大规模、大样本监测工作提供了新手段，为我国重大血液原虫病传播阻断及疟疾消除目标的实现发挥了不可或缺的作用，取得了显著的社会和经济效益。

个人获奖

奖励名称	所在单位	姓名	授奖单位	授奖时间
塞拉利昂共和国政府公共卫生合作奖章	寄生虫病预防控制所	薛垂召	塞拉利昂卫生部	2021 年 1 月
湖北省科技成果登记（项目名称：医疗卫生机构医用灭菌器性能检测评价指南）	环境与健康相关产品安全所	张流波、孙惠惠	湖北省科学技术厅	2021 年 1 月
中国轻工业联合会科学技术进步奖一等奖	营养与健康所	赖建强、王烨	中国轻工业联合会	2021 年 1 月
全国三八红旗手	卫生应急中心、性病艾滋病预防控制中心	王亚丽、王璐	中华全国妇女联合会	2021 年 3 月
全国巾帼建功标兵	病毒病预防控制所	武桂珍	中华全国妇女联合会	2021 年 3 月
全国五一劳动奖章	卫生应急中心	李群	中华全国总工会	2021 年 4 月
全国五一巾帼标兵	卫生应急中心	王亚丽	中华全国总工会	2021 年 4 月
中央和国家机关五一劳动奖章	环境与健康相关产品安全所	徐东群	中央和国家机关工会联合会	2021 年 4 月
民盟反映社情民意信息工作先进个人	寄生虫病预防控制所	曹淳力	中国民主同盟中央委员会	2021 年 4 月
中央和国家机关优秀共青团干部	职业卫生与中毒控制所	刘拓	中国共产主义青年团中央国家机关工作委员会	2021 年 4 月
“读讲一本书”活动暨“奋斗百年路　启航新征程”庆祝建党 100 周年青年演讲比赛一等奖	环境与健康相关产品安全所	刘玉舒	国家卫生健康委员会直属机关党委	2021 年 5 月
“读讲一本书”活动暨“奋斗百年路　启航新征程”庆祝建党 100 周年青年演讲比赛二等奖	病毒病预防控制所	黄保英	国家卫生健康委员会直属机关党委	2021 年 5 月
“书记讲党史”精品党课	传染病预防控制所	卢昕	国家卫生健康委员会直属机关党委	2021 年 5 月

续表

奖励名称	所在单位	姓名	授奖单位	授奖时间
“书记讲党史”精品党课	妇幼保健中心	王常合	国家卫生健康委员会直属机关党委	2021年7月
优秀党务工作者	病毒病预防控制所	何广学	国家卫生健康委员会直属机关党委	2021年6月
优秀共产党员	病毒病预防控制所、传染病预防控制所	王世文、王大燕、王文玲、阚飙、张建中、万康林	国家卫生健康委员会直属机关党委	2021年6月
中央和国家机关优秀共产党员	卫生应急中心	李超	中央和国家机关工作委员会	2021年6月
中央和国家机关优秀党务工作者	中国疾病预防控制中心	卢江	中央和国家机关工作委员会	2021年7月
优秀工会干部	群团工作处、审计处、办公室、职业卫生与中毒控制所、病毒病预防控制所、寄生虫病预防控制所、慢性非传染性疾病预防控制中心、营养与健康所、环境与健康相关产品安全所、妇幼保健中心	项春、袁灵华、王子军、张雁、王锋、徐毅雯、蔡小宁、李奇奇、苏杰、王林、曹进华、郑爱莹、张学清	国家卫生健康委员会直属机关工会委员会、国家卫生健康委直属机关妇女工作委员会	2021年7月
优秀工会积极分子	党委办公室、教育培训处（研究生院）、实验室管理处、结核病预防控制中心、传染病预防控制所、病毒病预防控制所、寄生虫病预防控制所、性病艾滋病预防控制中心、慢性非传染性疾病预防控制中心、营养与健康所、环境与健康相关产品安全所、职业卫生与中毒控制所、辐射防护与核安全医学所、农村改水技术指导中心、妇幼保健中心	路凯、刘学通、国原源、赵冰、任红宇、杨菲菲、朱炳立、陈操、王漪、葛利荣、杨振兴、侯仁傑、徐维盛、姚孝元、沈婵、吴文红、周羿、赵骅、王丽、张爱连	国家卫生健康委员会直属机关工会委员会、国家卫生健康委直属机关妇女工作委员会	2021年7月

续表

奖励名称	所在单位	姓名	授奖单位	授奖时间
优秀共产党员	卫生应急中心、职业卫生与中毒控制所、营养与健康所、妇幼保健中心、中国疾控中心、环境与健康相关产品安全所	任瑞琦、孙承业、寇子春、张继国、张学清、刘小秋、王林、徐东群、姚孝元	国家卫生健康委员会直属机关党委	2021 年 7 月
优秀党务工作者	职业卫生与中毒控制所	张雁	国家卫生健康委员会直属机关党委	2021 年 7 月
巾帼建功标兵	教育培训处（研究生院）	马会来	国家卫生健康委员会直属机关工会委员会、国家卫生健康委员会直属机关妇女工作委员会	2021 年 7 月
优秀妇女工作干部	群团工作处、性病艾滋病预防控制中心	韩璐、吴昱、李丹	国家卫生健康委员会直属机关工会委员会、国家卫生健康委员会直属机关妇女工作委员会	2021 年 7 月
最美家庭	病毒病预防控制所、传染病预防控制所	周海健、何小周	国家卫生健康委员会直属机关工会委员会、国家卫生健康委员会直属机关妇工委	2021 年 7 月
北京医学科技奖	环境与健康相关产品安全所	沈瑾、张流波	北京医学会	2021 年 7 月
广西科学技术奖二等奖	性病艾滋病预防控制中心	邵一鸣	广西壮族自治区人民政府	2021 年 7 月
新时代健康优秀科普图书类作品（《布鲁氏菌病防控知识问答》）	传染病预防控制所	姜海	国家卫生健康委员会、中共中央宣传部、科学技术部、中国科学技术协会	2021 年 8 月
第四届全国妇幼健康科学技术奖一等奖	教育培训处（研究生院）	屈水令	妇幼健康研究会	2021 年 9 月

续表

奖励名称	所在单位	姓名	授奖单位	授奖时间
第四届全国妇幼健康科学技术奖一等奖（项目名称：艾滋病、梅毒和乙肝感染妇女及暴露儿童健康管理策略研究及应用）	妇幼保健中心	王爱玲、王潇滟、王前、乔亚萍、李志新、王付曼	妇幼健康研究会	2021 年 10 月
第六届全国杰出专业技术人才	传染病预防控制所	徐建国	中共中央组织部、中共中央宣传部、人力资源和社会保障部、科技部	2021 年 10 月
“百年丰碑　健康印记”摄影展活动二等奖	职业卫生与中毒控制所	董一文等	国家卫生健康委员会直属机关工会委员会	2021 年 10 月
“百年丰碑　健康印记”摄影展活动优秀奖	职业卫生与中毒控制所	边洪英等	国家卫生健康委员会直属机关工会委员会	2021 年 10 月
“品读百年辉煌党史　讲述红色经典故事”诵读活动三等奖	职业卫生与中毒控制所	杜燮祎等	国家卫生健康委员会直属机关工会委员会	2021 年 10 月
最美科技工作者	性病艾滋病预防控制中心	吴尊友	中共中央宣传部、中国科学技术协会、科技部、中国科学院、中国工程院、国家国防科技工业局	2021 年 11 月
全国大学生健康科普大赛一等奖	性病艾滋病预防控制中心	蔡畅、牛丹丹、侯雨杉	中华预防医学会	2021 年 11 月
甘肃省新冠肺炎优秀防控工作人员	营养与健康所	张兵、苏畅、牛然	甘肃省新型冠状病毒肺炎疫情联防联控领导小组办公室	2021 年 11 月
全国科技系统抗击新冠肺炎疫情先进个人	寄生虫病预防控制所、性病艾滋病预防控制中心、传染病预防控制所	李中杰、吴尊友、徐建国	科技部	2021 年 12 月

续表

奖励名称	所在单位	姓名	授奖单位	授奖时间
各民主党派、工商联、无党派人士为全面建成小康社会作贡献先进个人	性病艾滋病预防控制中心	吴尊友	中共中央统一战线工作部、各民主党派中央委员会和中华全国工商业联合会	2021年12月
中华预防医学会科学技术奖一等奖（项目名称：全球脊灰病毒根除阶段关键疫苗sIPV和bOPV的研发及应用）	病毒病预防控制所	许文波	中华预防医学会	2021年12月
中华预防医学会科学技术奖一等奖（项目名称：三氯乙烯药疹样皮炎的发现、病因及防治研究）	职业卫生与中毒控制所	戴宇飞、郑玉新、段化伟、牛勇、沈美丽	中华预防医学会	2021年12月
中华预防医学会科学技术奖二等奖（项目名称：人朊病毒病流行特征和脑损伤分子机理研究）	病毒病预防控制所	董小平、石琦、陈操、高晨、周伟、肖康、韩俊、张瑾、王晶、高利萍	中华预防医学会	2021年12月
中华预防医学会科学技术奖二等奖（项目名称：我国艾滋病“治疗即预防”核心策略的关键技术研究与应用）	性病艾滋病预防控制中心	刘中夫、马烨、赵燕、豆智慧	中华预防医学会	2021年12月
中华预防医学会科学技术奖二等奖（项目名称：空气污染健康影响监测与风险评估技术及应用）	环境与健康相关产品安全所	徐东群	中华预防医学会	2021年12月
中华预防医学会科学技术奖三等奖（项目名称：北京市猩红热流行病学特征、临床特点及病原学特征研究）	传染病预防控制所	张建中、尤元海	中华预防医学会	2021年12月

续表

奖励名称	所在单位	姓名	授奖单位	授奖时间
中华预防医学会科学技术奖三等奖（项目名称：布鲁氏菌病快速诊断及溯源关键技术建立与应用）	传染病预防控制所	姜海、赵鸿雁、肖迪、田国忠、朴东日、张雯	中华预防医学会	2021 年 12 月
中华预防医学会科学技术奖三等奖（项目名称：巴贝虫病、疟疾等重要媒传疾病早诊、溯源和防控技术创新与应用）	寄生虫病预防控制所	周晓农、陈家旭、陈木新	中华预防医学会	2021 年 12 月
中华预防医学会科学技术奖三等奖（项目名称：创新型艾滋病传递检测关键技术研究及推广应用）	性病艾滋病预防控制中心	蒋岩、韩孟杰、吕毅、姚均、金聪	中华预防医学会	2021 年 12 月
中华预防医学会科学技术奖三等奖（项目名称：中国蘑菇中毒防控技术体系构建及应用研究）	职业卫生与中毒控制所	孙承业、李海蛟	中华预防医学会	2021 年 12 月
中华预防医学会科学技术奖三等奖（项目名称：基于医疗机构的全国伤害监测体系构建与应用推广研究）	慢性非传染性疾病预防控制中心	段蕾蕾、王临虹、吴静、汪媛、邓晓、叶鹏鹏、耳玉亮	中华预防医学会	2021 年 12 月
中华预防医学会科学技术奖三等奖（项目名称：中国人群血脂规范化监测、营养干预及管理关键技术研究与应用）	营养与健康所	张坚、赵文华、宋鹏坤、满青青、贾珊珊、王春荣	中华预防医学会	2021 年 12 月
中华医学科技奖三等奖（项目名称：巴贝虫病、疟疾等重要媒传疾病早诊、溯源和防控技术创新与应用）	寄生虫病预防控制所	周晓农、陈家旭、陈木新	中华医学会	2021 年 12 月

续表

奖励名称	所在单位	姓名	授奖单位	授奖时间
华夏医学科技奖二等奖	环境与健康相关产品安全所	金银龙、李永红、程义斌	中国医疗保健国际交流促进会	2021 年 12 月
第十六届人口文化奖三等奖	环境与健康相关产品安全所	王姣、莫杨	中国人口文化促进会	2021 年 12 月
河北省科学技术奖三等奖（项目名称：人唾液疲劳相关生物标志物的筛选与评价）	传染病预防控制所	张建中、肖迪	河北省人民政府	2021 年 1 月
浙江省科学技术进步奖三等奖（项目名称：10 种剧毒雷公藤活性单体的分离纯化及检测应用）	职业卫生与中毒控制所	何仟	浙江省人民政府	2021 年 6 月
健康传播影响力人物	控烟办公室	肖琳	健康报社	2022 年 1 月
贵州省科学技术进步奖二等奖（项目名称：钩端螺旋体病病原学、分子流行病学特征研究及其在防控中的应用）	传染病预防控制所	张翠彩、蒋秀高	贵州省科学技术厅	2022 年 1 月

集体获奖

奖励名称	获奖单位	评奖单位	授奖时间
第五届全国党员教育培训教材展示交流活动创新教材	中国疾病预防控制中心	中共中央组织部	2021 年 1 月
首都文明单位	传染病预防控制所、病毒病预防控制所	首都精神文明建设委员会	2021 年 1 月
职业健康传播作品征集活动图文类二等奖	辐射防护与核安全医学所	国家卫生健康委员会、中华全国总工会	2021 年 2 月
职业健康传播作品征集活动视频类三等奖	辐射防护与核安全医学所	国家卫生健康委员会、中华全国总工会	2021 年 2 月
委管出版物主题宣传优秀报刊	《中国疾病预防控制中心周报（英文）》编辑部、《疾病监测》编辑部	国家卫生健康委员会宣传司、中国健康教育中心	2021 年 3 月
委管出版物主题宣传作品类优秀成果	《环境卫生学杂志》编辑部	国家卫生健康委员会宣传司、中国健康教育中心	2021 年 3 月
委管报刊公益广告优秀原创作品	《中国媒介生物学及控制杂志》编辑部	国家卫生健康委员会宣传司、中国健康教育中心	2021 年 3 月
委管出版物主题宣传新媒体传播案例类	《环境卫生学杂志》编辑部	国家卫生健康委员会宣传司、中国健康教育中心	2021 年 3 月
全国巾帼文明岗	环境与健康相关产品安全所	中华全国妇女联合会	2021 年 3 月
中央和国家机关三八红旗集体	传染病预防控制所	中央和国家机关妇工委	2021 年 3 月
中华医学科技奖三等奖	性病艾滋病预防控制中心	中华医学会	2021 年 3 月
政务微博战“疫”优秀案例 –@12320	中国疾病预防控制中心	腾讯微博	2021 年 3 月
政务微博战“疫”优秀案例 –@ 疾控科普	中国疾病预防控制中心	腾讯微博	2021 年 3 月
中国健康科普大赛放射卫生主题一等奖	辐射防护与核安全医学所	中国疾病预防控制中心、中国健康教育中心、中华预防医学会、清华大学	2021 年 4 月

续表

奖励名称	获奖单位	评奖单位	授奖时间
中央和国家机关五四红旗团委	中国疾病预防控制中心团委	中国共产主义青年团中央国家机关工作委员会	2021 年 4 月
全国五四红旗团支部（团总支）	寄生虫病预防控制所	中国共产主义青年团中央委员会	2021 年 5 月
中央和国家机关先进基层党组织	传染病预防控制所	中央和国家机关工作委员会	2021 年 6 月
先进基层党组织	环境与健康相关产品安全所、传染病预防控制所、妇幼保健中心、职业卫生与中毒控制所	国家卫生健康委员会直属机关委员会	2021 年 7 月
模范职工之家	中国疾病预防控制中心工会、传染病预防控制所	国家卫生健康委员会直属机关工会委员会、国家卫生健康委员会直属机关妇女工作委员会	2021 年 7 月
模范职工小家	妇幼保健中心	国家卫生健康委员会直属机关工会委员会、国家卫生健康委员会直属机关妇女工作委员会	2021 年 7 月
先进基层工会组织	中国疾病预防控制中心工会	国家卫生健康委员会直属机关工会委员会、国家卫生健康委员会直属机关妇女工作委员会	2021 年 7 月
巾帼文明岗	传染病预防控制所、病毒病预防控制所	国家卫生健康委员会直属机关工会委员会、国家卫生健康委员会直属机关妇女工作委员会	2021 年 7 月
巾帼建功先进集体	免疫规划中心	国家卫生健康委员会直属机关工会委员会、国家卫生健康委员会直属机关妇女工作委员会	2021 年 7 月
先进基层妇女组织	性病艾滋病预防控制中心	国家卫生健康委员会直属机关工会委员会、国家卫生健康委员会直属机关妇女工作委员会	2021 年 7 月
“书记讲党史”优秀主题党日	病毒病预防控制所、妇幼保健中心	国家卫生健康委员会直属机关党委	2021 年 7 月

续表

奖励名称	获奖单位	评奖单位	授奖时间
第20届全国青年文明号	寄生虫病预防控制所	中国共产主义青年团中央委员会、国家卫生健康委员会	2021年8月
“七一”期间网络安全保障工作先进集体	网络和信息安全管理处	国家卫生健康委员会	2021年8月
健康中国政务新媒体平台优质公共卫生机构类健康号	中国疾病预防控制中心	健康中国/健康报	2021年9月
卫生健康财务年报编制工作二等奖	环境与健康相关产品安全所	国家卫生健康委员会办公厅	2021年10月
卫生健康财务年报编制工作三等奖	辐射防护与核安全医学所	国家卫生健康委员会办公厅	2021年10月
2021年中国国际影响力优秀学术期刊	《中华流行病学杂志》编辑部	《中国学术期刊（光盘版）》电子杂志社有限公司、清华大学图书馆、中国学术文献国际评价研究中心	2021年10月
全国科技系统抗击新冠肺炎疫情先进集体	传染病管理处、卫生应急中心	科技部	2021年12月
2021年中国最具国际影响力学术期刊	《生物医学与环境科学（英文版）》编辑部	中国期刊协会、中国科学技术期刊编辑学会、中国高校科技期刊研究会、全国高等学校文科学报研究会、《中国学术期刊（光盘版）》电子杂志社有限公司	2021年12月
百种中国杰出学术期刊	《中华放射医学与防护杂志》编辑部、《中华流行病学杂志》编辑部	中国科学技术信息研究所	2021年12月
健康知识普及行动——2021年新时代健康科普作品征集大赛视频类微视频优秀作品	健康传播中心	国家卫生健康委员会、中共中央宣传部、科技部、中国科学技术协会	2021年12月
健康知识普及行动——2021年新时代健康科普作品征集大赛图文类海报优秀作品	健康传播中心	国家卫生健康委员会、中共中央宣传部、科技部、中国科学技术协会	2021年12月
2020—2021年度部门预算工作考核三等奖	中国疾病预防控制中心（本级）	国家卫生健康委员会财务司	2021年12月
2020年度国有资产决算管理工作二等奖	妇幼保健中心	国家卫生健康委员会财务司	2021年12月

续表

奖励名称	获奖单位	评奖单位	授奖时间
2020 年度部门决算工作考核二等奖	环境与健康相关产品安全所	国家卫生健康委员会财务司	2021 年 12 月
2020 年度部门决算先进单位二等奖	妇幼保健中心	国家卫生健康委员会财务司	2021 年 12 月
2020—2021 年度部门预算工作考核三等奖	环境与健康相关产品安全所	国家卫生健康委员会财务司	2021 年 12 月
2020—2021 年度部门预算工作先进单位三等奖	职业卫生与中毒控制所	国家卫生健康委员会财务司	2021 年 12 月